国家级技工教育规划教材
全国技工院校医药类专业教材

中药鉴定技术

高秀清　费　娜　主编

中国劳动社会保障出版社

图书在版编目（CIP）数据

中药鉴定技术 / 高秀清，费娜主编 . -- 北京：中国劳动社会保障出版社，2024
全国技工院校医药类专业教材
ISBN 978-7-5167-6287-5

Ⅰ.①中… Ⅱ.①高… ②费… Ⅲ.①中药鉴定学 – 教材 Ⅳ.① R282.5

中国国家版本馆 CIP 数据核字（2024）第 069181 号

中国劳动社会保障出版社出版发行

（北京市惠新东街 1 号　邮政编码：100029）

*

北京市科星印刷有限责任公司印刷装订　新华书店经销

787 毫米 ×1092 毫米　16 开本　26 印张　565 千字
2024 年 6 月第 1 版　2024 年 6 月第 1 次印刷
定价：88.00 元

营销中心电话：400-606-6496
出版社网址：http://www.class.com.cn

版权专有　　侵权必究

如有印装差错，请与本社联系调换：（010）81211666
我社将与版权执法机关配合，大力打击盗印、销售和使用盗版图书活动，敬请广大读者协助举报，经查实将给予举报者奖励。
举报电话：（010）64954652

《中药鉴定技术》编审委员会

主　　编　高秀清　费　娜
副主编　于学芹　夏　超　朱鑫仙
编　　者　（以姓氏笔画为序）
　　　　　　于学芹（山东医药技师学院）
　　　　　　平振杰（河南医药健康技师学院）
　　　　　　朱鑫仙（江苏省常州技师学院）
　　　　　　汤　丽（杭州第一技师学院）
　　　　　　汤嫣然（湖南食品药品职业学院）
　　　　　　孙凤元（河南医药健康技师学院）
　　　　　　费　娜（河南医药健康技师学院）
　　　　　　夏　超（江西省医药技师学院）
　　　　　　高秀清（山东医药技师学院）

主　　审　肖庆青（江西省医药技师学院）
　　　　　　毛　羽（湖南食品药品职业学院）

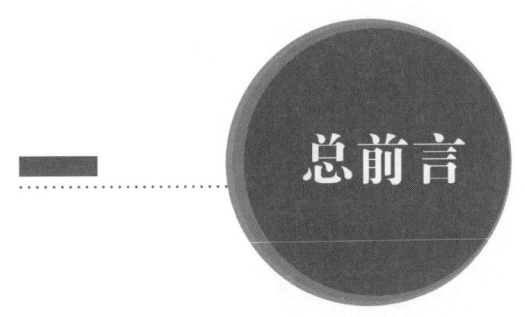

总前言

为了深入贯彻党的二十大精神和习近平总书记关于大力发展技工教育的重要指示精神，落实中共中央办公厅、国务院办公厅印发的《关于推动现代职业教育高质量发展的意见》，推进技工教育高质量发展，全面推进技工院校工学一体化人才培养模式改革，适应技工院校教学模式改革创新，同时为更好地适应技工院校医药类专业的教学要求，全面提升教学质量，我们组织有关学校的一线教师和行业、企业专家，在充分调研企业生产和学校教学情况、广泛听取教师意见的基础上，吸收和借鉴各地技工院校教学改革的成功经验，组织编写了本套全国技工院校医药类专业教材。

总体来看，本套教材具有以下特色：

第一，坚持知识性、准确性、适用性、先进性，体现专业特点。教材编写过程中，努力做到以市场需求为导向，根据医药行业发展现状和趋势，合理选择教材内容，做到"适用、管用、够用"。同时，在严格执行国家有关技术标准的基础上，尽可能多地在教材中介绍医药行业的新知识、新技术、新工艺和新设备，突出教材的先进性。

第二，突出职业教育特色，重视实践能力的培养。以职业能力为本位，根据医药专业毕业生所从事职业的实际需要，适当调整专业知识的深度和难度，合理确定学生应具备的知识结构和能力结构。同时，进一步加强实践性教学的内容，以满足企业对技能型人才的要求。

第三，创新教材编写模式，激发学生学习兴趣。按照教学规律和学生的认知规律，合理安排教材内容，并注重利用图表、实物照片辅助讲解知识点和技能点，为学生营造生动、直观的学习环境。部分教材采用工作手册式、新型活页式，全流程体现产教融合、校企合作，实现理论知识与企业岗位标准、技能要求的高度融合。部分教材在印刷工艺上采用了四色印刷，增强了教材的表现力。

本套教材配有习题册和多媒体电子课件等教学资源，方便教师上课使用，可以通过技工教育网（http://jg.class.com.cn）下载。另外，在部分教材中针对教学重点和难点制作了演示视频、音频等多媒体素材，学生可扫描二维码在线观看或收听相应内容。

本套教材的编写工作得到了河南、浙江、山东、江苏、江西、四川、广西、广东等省（自治区）人力资源社会保障厅及有关学校的大力支持，教材编审人员做了大量的工作，在此我们表示诚挚的谢意。同时，恳切希望广大读者对教材提出宝贵的意见和建议。

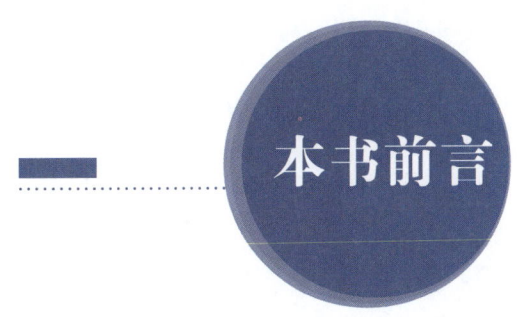

本书前言

本教材是为适应我国技工院校中医药职业教育的改革和发展，结合新时代对中医药技能人才的实际需求拟定编写而成。本教材涵盖了初中起点和高中起点医药类专业的中药鉴定技术课程内容，教学目的是使学生掌握中药鉴定技术的基础知识和基本技能，能正确鉴定中药，培养良好的职业能力和职业素养。

本教材注重"以学生为中心、以能力为本位"，遵循学生认知规律，将理论与实践相融合，践行"教、学、做"相统一。主要内容分四个模块：中药鉴定基础知识与方法、植物类中药的鉴定、动物类中药的鉴定、矿物类中药的鉴定。本教材共收载常用中药266种，并附有插图；每种中药收载了别名、来源、产地、采收加工、性状、品质要求、功效、贮藏要求等条目。性状鉴别以图表形式呈现，简洁明了，特征清晰，一目了然。每一个任务中有任务引入，注重实践，突出案例，并设置了对应的实训项目和练习内容，便于学生对知识学习的巩固和提高。需要注意的是，教材中插图与实物难免存在色差，开展鉴定工作时应当以实物为准。

本教材模块一中任务一由朱鑫仙编写，任务二由夏超编写，任务三由平振杰编写，任务四由汤丽和高秀清编写；模块二中任务一由高秀清、费娜、孙凤元、夏超和汤丽编写，任务二由朱鑫仙编写，任务三由平振杰编写，任务四由于学芹编写，任务五由夏超编写，任务六由汤嫣然编写；模块三由汤嫣然和费娜编写；模块四由汤丽编写。全书由高秀清、费娜负责统稿、定稿工作，其间得到相关院校和专业人士的大力支持和帮助，在此一并表示感谢！

本教材可供全国技工院校医药类专业教学使用，也可供医药行业从业人员继续教育和培训使用。

由于编写人员水平有限，如存有不妥之处，恳请广大师生在使用中提出宝贵意见，以便再版时修订提高。

编 者

2024年3月

目 录

模块一　中药鉴定基础知识与方法 ·· 001
　　任务一　中药鉴定概述 ··· 001
　　任务二　中药采收、加工与贮存 ·· 006
　　任务三　中药鉴定依据及基本程序 ······································ 012
　　任务四　中药鉴定方法 ··· 015

模块二　植物类中药的鉴定 ·· 031
　　任务一　根及根茎类中药的鉴定 ·· 031

大　黄（036）	何首乌（037）	牛　膝（039）	川牛膝（040）	川　乌（041）
草　乌（042）	附　子（043）	白　芍（044）	赤　芍（045）	黄　连（046）
威灵仙（047）	升　麻（049）	板蓝根（050）	甘　草（051）	黄　芪（053）
山豆根（055）	葛　根（056）	粉　葛（056）	人　参（057）	红　参（060）
西洋参（061）	三　七（063）	白　芷（064）	当　归（066）	羌　活（067）
川　芎（068）	防　风（070）	柴　胡（071）	北沙参（072）	紫　草（074）
丹　参（075）	黄　芩（076）	玄　参（078）	地　黄（079）	胡黄连（080）
巴戟天（081）	茜　草（082）	天花粉（083）	桔　梗（084）	党　参（086）
南沙参（088）	白　术（089）	苍　术（090）	木　香（091）	紫　菀（093）
细　辛（093）	太子参（095）	银柴胡（096）	防　己（097）	北豆根（098）
延胡索（099）	地　榆（100）	远　志（101）	龙　胆（102）	秦　艽（103）
白　前（105）	白　薇（106）	徐长卿（107）	续　断（108）	川贝母（109）
浙贝母（110）	黄　精（111）	玉　竹（112）	天　冬（113）	麦　冬（115）
知　母（116）	郁　金（117）	天　麻（118）	山　药（119）	香　附（121）
百　部（122）	半　夏（123）	天南星（124）	泽　泻（125）	三　棱（125）
狗　脊（126）	石菖蒲（127）	莪　术（128）	绵马贯众（129）	射　干（130）
重　楼（131）	姜　黄（132）	土茯苓（133）	白　及（134）	

实训一　根及根茎类中药的鉴定（一） ……………………………………………………… 135
实训二　根及根茎类中药的鉴定（二） ……………………………………………………… 137
任务二　茎木类、皮类中药的鉴定 …………………………………………………………… 140

苏　木（143）　　钩　藤（144）　　槲寄生（146）　　通　草（147）　　川木通（149）
木　通（150）　　鸡血藤（151）　　大血藤（152）　　桂　枝（153）　　桑　枝（154）
首乌藤（155）　　皂角刺（156）　　忍冬藤（157）　　海风藤（158）　　青风藤（159）
降　香（160）　　沉　香（161）　　厚　朴（163）　　肉　桂（164）　　杜　仲（166）
关黄柏（167）　　黄　柏（168）　　合欢皮（169）　　秦　皮（170）　　白鲜皮（171）
牡丹皮（172）　　香加皮（173）　　地骨皮（174）　　桑白皮（175）　　五加皮（176）

实训三　茎木类中药的鉴定 …………………………………………………………………… 177
实训四　皮类中药的鉴定 ……………………………………………………………………… 179
任务三　叶类、花类中药的鉴定 ……………………………………………………………… 182
项目一　叶类中药的鉴定 ……………………………………………………………………… 182

淫羊藿（185）　　大青叶（187）　　番泻叶（189）　　枇杷叶（191）　　紫苏叶（192）
罗布麻叶（193）　桑　叶（194）　　银杏叶（195）

项目二　花类中药的鉴定 ……………………………………………………………………… 196

辛　夷（198）　　红　花（200）　　丁　香（201）　　金银花（203）　　款冬花（205）
合欢花（206）　　旋覆花（207）　　蒲　黄（208）　　密蒙花（209）　　菊　花（210）
野菊花（211）

实训五　叶类、花类中药的鉴定 ……………………………………………………………… 212
任务四　种子类、果实类中药的鉴定 ………………………………………………………… 216
项目一　种子类中药的鉴定 …………………………………………………………………… 216

菟丝子（218）　　牵牛子（219）　　沙苑子（220）　　郁李仁（222）　　槟　榔（223）
苦杏仁（224）　　酸枣仁（225）　　决明子（226）　　王不留行（228）　肉豆蔻（229）
柏子仁（230）　　胖大海（231）　　薏苡仁（232）　　青葙子（233）　　车前子（234）
桃　仁（235）　　核桃仁（236）　　葶苈子（237）　　马钱子（238）　　草豆蔻（239）

项目二　果实类中药的鉴定 …………………………………………………………………… 241

五味子（242）　　山茱萸（244）　　枸杞子（245）　　木　瓜（246）　　山　楂（248）
瓜　蒌（249）　　补骨脂（250）　　吴茱萸（251）　　小茴香（252）　　连　翘（254）
栀　子（255）　　砂　仁（257）　　豆　蔻（258）　　草　果（259）　　金樱子（260）
枳　壳（261）　　枳　实（263）　　陈　皮（264）　　化橘红（266）　　佛　手（267）
使君子（268）　　火麻仁（269）　　女贞子（270）　　牛蒡子（271）　　乌　梅（273）
益　智（274）　　巴　豆（275）　　蛇床子（276）　　地肤子（277）　　红豆蔻（278）

实训六　种子类中药的鉴定 ·· 279

实训七　果实类中药的鉴定 ·· 281

任务五　全草类中药的鉴定 ·· 285

麻　黄（287）　金钱草（289）　广藿香（290）　荆　芥（291）　薄　荷（292）
益母草（293）　香　薷（294）　车前草（295）　穿心莲（296）　青　蒿（298）
茵　陈（299）　佩　兰（300）　蒲公英（301）　小　蓟（302）　石　斛（303）
紫花地丁（305）　肉苁蓉（306）　锁　阳（307）　瞿　麦（308）

实训八　全草类中药的鉴定 ·· 309

任务六　其他植物类中药的鉴定 ·· 313

昆　布（316）　海　藻（317）　冬虫夏草（318）　灵　芝（319）　茯　苓（320）
猪　苓（321）　雷　丸（322）　马　勃（323）　苏合香（324）　乳　香（325）
没　药（326）　阿　魏（327）　安息香（328）　血　竭（329）　海金沙（330）
青　黛（331）　儿　茶（332）　冰　片（333）　天竺黄（334）　芦　荟（335）
五倍子（336）　琥　珀（337）

实训九　其他植物类中药的鉴定 ·· 338

模块三　动物类中药的鉴定 ·· 343

地　龙（345）　水　蛭（347）　石决明（348）　珍　珠（349）　牡　蛎（351）
瓦楞子（352）　海螵蛸（353）　全　蝎（354）　蜈　蚣（355）　土鳖虫（356）
桑螵蛸（357）　蝉　蜕（358）　斑　蝥（359）　九香虫（360）　僵　蚕（361）
蜂　蜜（362）　海　马（363）　海　龙（364）　蟾　酥（365）　哈蟆油（366）
龟　甲（367）　鳖　甲（368）　蛤　蚧（369）　金钱白花蛇（370）　蕲　蛇（372）
乌梢蛇（373）　鸡内金（374）　阿　胶（375）　麝　香（376）　鹿　茸（377）
牛　黄（379）　羚羊角（379）

实训十　动物类中药的鉴定 ·· 381

模块四　矿物类中药的鉴定 ·· 387

朱　砂（392）　赭　石（393）　磁　石（394）　自然铜（395）　雄　黄（396）
石　膏（397）　芒　硝（398）　滑　石（399）　炉甘石（400）　硫　黄（401）

实训十一　矿物类中药的鉴定 ··· 402

模块一 中药鉴定基础知识与方法

任务一 中药鉴定概述

学习目标

1. 掌握中药、中药材、中药饮片、道地药材的概念。
2. 熟悉历代重要的本草著作。
3. 掌握中药鉴定的任务。

任务引入

中药专业学生小李放学回家，邻居王大爷拿来从市场买来的三七，来咨询他买的三七品质如何。小李刚好学完中药鉴定技术这门课程，他仔细观察了样品的性状，并刮了一些粉末品尝，告诉王大爷他买的是伪品。

小李是用什么样的方法来鉴定三七的真伪优劣呢？什么是中药鉴定技术呢？

一、中药鉴定的相关概念

（一）中药

中药是指在中医药理论指导下，用于预防、治疗、诊断疾病并具有康复与保健作用的物质。中药主要来源于天然的植物、动物、矿物及其加工品。由于中药以植物药居多，故有"诸药以草为本"的说法。

（二）中药材

中药材是指在中医药理论指导下，所采集的植物、动物、矿物经产地初加工后形成的原料药材，可供制成中药饮片、提取物及中成药。

（三）中药饮片

中药饮片广义是指用于中医临床调配处方或中成药生产的所有中药；狭义是指根据药材的性质和医疗的需要，把药材切成薄片、厚片、斜片、丝状、段状、块状等一定规格后得到的中药材。

（四）中成药

中成药是指在中医药理论指导下，以中药为原料，按规定的处方和工艺成批生产的具有确切的疗效和可控的质量标准，可以直接供临床辨证使用的制剂。它具有明确的功效与主治、严格的用法与用量、科学的命名和有效期，便于贮存和携带，包括处方药和非处方药。

（五）道地药材

所谓道地药材，又称地道药材，是指在特定自然条件、生态环境的地域内所产的药材，因产地较为集中，栽培技术、采收加工技术精良，以致较同种药材在其他地区所产者品质更佳、疗效更好。如四川的黄连、川芎、川贝母、川乌，云南的三七、茯苓，贵州的天麻，宁夏的枸杞，东北的人参、细辛、五味子、鹿茸，山东的阿胶，江苏的薄荷、苍术，广东的陈皮、广藿香，江西的枳壳，安徽的亳菊、木瓜等。

想一想：你知道道地药材的含义吗？

资料卡片

四大怀药：怀地黄、怀牛膝、怀山药、怀菊花。
四大北药：潞党参、北（西）大黄、北黄芪、岷当归。
四大南药：槟榔、益智仁、砂仁、巴戟天。
浙八味：浙贝母、玄参、杭白菊、白芍、浙麦冬、延胡索、白术、温郁金。

二、中药鉴定的任务

中药的真伪优劣，即中药的品种真伪和质量优劣。

"真"，即正品，凡是国家药品标准所收载的中药均为正品。

"伪"，即伪品，凡是不符合国家药品标准规定的品种以及以非中药冒充中药或以他种中药冒充正品的均为伪品。

"优",即质量优良,是指符合国家药品标准各项指标要求的中药。

"劣",即劣药,指虽然品种正确,但质量不符合国家药品标准规定的中药。

(一)鉴定中药的真伪

中药的真伪鉴定是指对中药品种的鉴定,是中药鉴定的首要任务,依据《中华人民共和国药典》(简称《中国药典》)等药品标准及有关专著和资料,对中药进行真实性、纯度等评价,以确保中药的真实性、安全性和有效性。

(二)鉴定中药的优劣

中药的优劣鉴定是指对中药质量的检验或评价。鉴定中药质量的优劣是保证其有效性、安全性和稳定性的关键,是中药鉴定的基本任务。中药的品种明确后,必须注意检查其质量,如果中药品种正确,但质量不符合标准要求,同样不能入药。

(三)考证和整理中药品种

考证和整理中药品种,发掘祖国药学遗产,是中药鉴定的历史任务。由于本草记载不详、品种变迁、一药多源等诸多原因,中药材品种混乱现象严重,长期以来存在同名异物和同物异名等诸多错综复杂的问题。因此,有必要对中药品种进行考证、分析和整理,尽量做到一药一名,互不混淆,从源头上保证中药质量。

(四)研究和制定中药质量标准

中药质量标准是国家对中药质量及其检验方法所作出的技术规定,是中药生产、经营、使用、检验和监督管理部门共同遵循的法定依据。质量是中药的生命,研究和制定中药质量标准,是中药鉴定的战略性任务。

(五)寻找和扩大新药源

在保护和合理开发中药资源的基础上,积极寻找和扩大新药源,是中药资源可持续利用的必备条件,也是中药鉴定的长期任务。

三、中药鉴定的发展

(一)历代重要的本草著作

《神农本草经》为我国已知最早的药物学专著,是中医四大经典著作之一。《神农本草经》全书分3卷,载药365种,以三品分类法分为上品、中品、下品,文字简练古朴,成为中药理论精髓。其结集成书年代自古就有不同考论,或谓成于秦汉时期,或谓成于战国时期。原书早佚,现行本为后世从历代本草书中集辑而成。《神农本草经》的历史地位不可低估,它将东汉以前零散的药学知识进行了系统总结,其中包含了许多具有科学价值的内容,被历代医家所珍视，而且其作为药物学著作的编撰体例也被长期沿用，作为我国第一部药物学专著，影响是极为深远的。

《吴普本草》是魏晋时期的吴普所著，该书收载的药物中40余种有性状记述，如白石英"形如紫石英，白泽，长者二三寸"，是最早在药物记载中有性状鉴别内容的本草著作。

《本草经集注》是南朝梁代的陶弘景将《神农本草经》整理补充编撰而成，共收载药物730种。首创按药物自然属性分类的方法，将所载药物分为玉石、草木、虫兽、果、菜、米食及有名未用7类（每类中又依《神农本草经》分为上、中、下3品），该书对药物的产地、采收、形态、鉴别等有所论述，有的还记载了火烧试验、对光照视的鉴别方法。

《新修本草》是唐代苏敬等22人集体编撰，由官府颁行的，是我国也是世界上最早的一部由国家颁布的药典。全书载药850种，新增药物114种，首次出现了图文鉴定的方法，为后世图文兼备的本草著作打下了基础。

北宋后期唐慎微将《嘉祐补注神农本草》和《本草图经》校订增补，编成本草、图经合一的《经史证类备急本草》，简称《证类本草》。该书内容丰富，图文并茂，共31卷，载药1 746种，新增药物500余种，为我国现存最早的完整本草著作。

《本草纲目》是明代李时珍在《证类本草》的基础上，进行全面修订，"岁历三十稔，书考八百余家，稿凡三易"编著而成的划时代本草巨著。全书载药1 892种，附图1 109幅，附方11 000余首。该书全面系统地总结了我国16世纪以前的药物学成就，彻底打破了自《神农本草经》以来的三品分类的旧框架，完全按自然属性，分为16部、60类，是当时世界上最先进的药物学分类方法。该书对药物的形态鉴别方法和内容编写也是较为完善的，并将所有的药材鉴定内容归于"集解"项下，使之条理化。

《本草纲目拾遗》由清代赵学敏编撰，对《本草纲目》作了拾遗补正，载药921种，其中新增716种《本草纲目》中未记载的药物，如冬虫夏草、西洋参、浙贝母、鸦胆子、银柴胡等，大大丰富了药物学内容。

《植物名实图考》和《植物名实图考长编》由清代吴其濬编撰，前者收载植物1 714种，后者描述植物838种，是很有科学价值的植物学名著，也是今日考证药用植物的重要典籍。

（二）近、现代中药鉴定工作

曹炳章所著《增订伪药条辨》（1927年），对110种中药的产地、形态、气味、主治等作了真伪对比；丁福保所著《中药浅说》（1933年），从化学角度分析和解释中药，引进了化学鉴定方法。1934年，赵燏黄、徐伯鋆合著了《现代本草——生药学》上编，1937年叶三多写出《生药学》下编，引进了现代科学鉴定药物的理论和方法，对后来应用生药学的现代鉴定知识和方法整理研究中药，起了先导作用。

1999年，由国家中医药管理局主持、南京中医药大学总编审、全国60多个单位协作编写的《中华本草》出版，全书共35卷，其中前30卷为中药，后5卷为民族药，中药部分共收载药物8 980味。该书全面总结了中华民族两千多年来传统药学成就，集中反映了20世纪中药学科发展水平，对中医药教学、科研、临床医疗、资源开发、新药研制均具有很大的指导作用和实用价值，并且对促进中医药走向世界具有十分重大的历史意义。

随着科学技术的发展，DNA 分子遗传标记技术、中药指纹图谱质量控制技术、计算机图像分析技术、薄层—生物自显影技术等多种新技术应用到中药鉴定中，使中药鉴定的方法不断创新，研究的范围不断拓宽。可以说，中药鉴定技术的发展经历了师承口授的原始时代、经验总结时代、形态学时代、化学时代，现已步入生命科学时代。中药鉴定技术正向着标准化、科学化和信息化的方向发展。

学完本任务，你应该知道

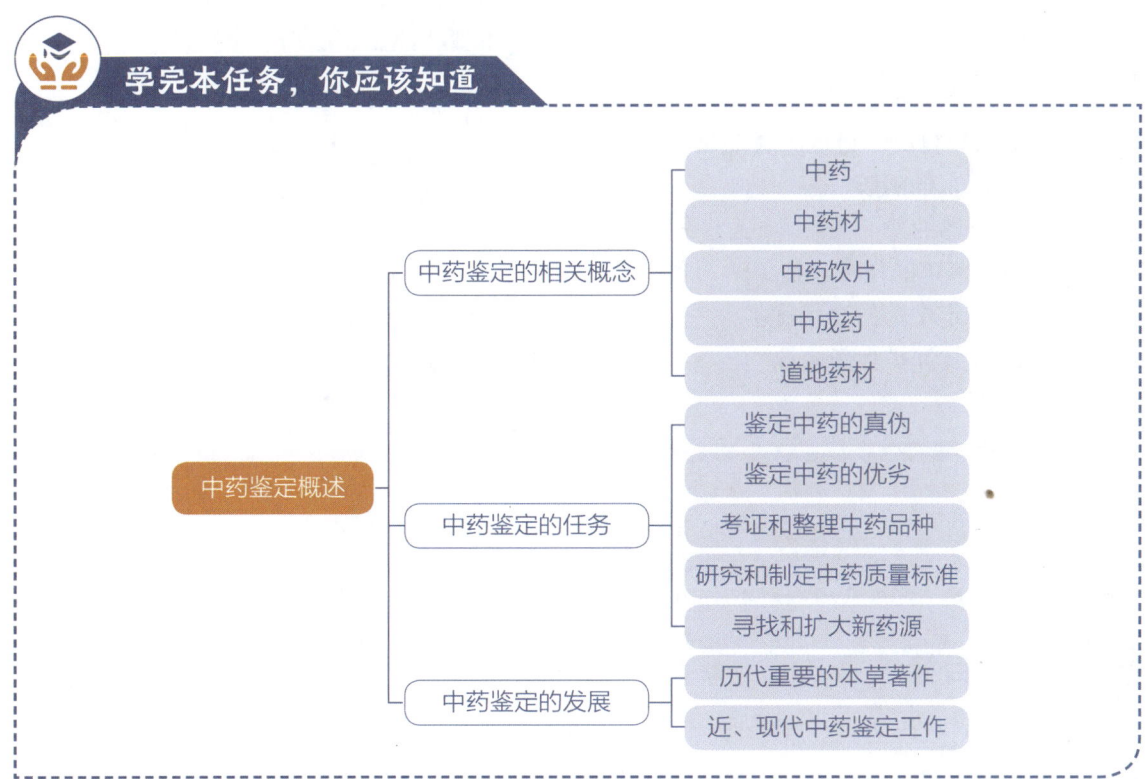

思考与练习*

一、单项选择题

1. 我国已知最早的药物学专著是（　　）。
   A.《本草纲目》　　B.《证类本草》　　C.《神农本草经》　　D.《新修本草》
2. 首创按药物自然属性分类的本草著作是（　　）。
   A.《神农本草经》　B.《本草纲目》　　C.《本草经集注》　　D.《证类本草》
3. 我国最早的一部具药典性质的本草著作是（　　）。
   A.《神农本草经》　B.《证类本草》　　C.《本草纲目》　　　D.《新修本草》

＊本教材思考与练习答案可扫封底二维码查阅。

4. 首次出现图文鉴定中药方法的本草著作是（　　）。
   A.《本草纲目拾遗》　　　　　　　B.《新修本草》
   C.《本草图经》　　　　　　　　　D.《神农本草经》
5. 四大怀药包括（　　）。
   A. 牛膝、地黄、山药、菊花　　　　B. 牛膝、地黄、山药、红花
   C. 牛膝、地黄、山药、芫花　　　　D. 牛膝、地黄、山药、金银花

二、多项选择题

1. 下列药材属于道地药材的是（　　）。
   A. 山东的阿胶　　　　　　　　　　B. 云南的三七
   C. 江苏的薄荷　　　　　　　　　　D. 广西的陈皮
2. 中药鉴定的任务包括（　　）。
   A. 鉴定中药的真伪优劣　　　　　　B. 考证和整理中药品种
   C. 寻找和扩大新药源　　　　　　　D. 研究和制定中药质量标准

任务二　中药采收、加工与贮存

 学习目标

1. 掌握中药采收的一般原则。
2. 熟悉中药加工的目的与方法。
3. 熟悉中药贮存中常见的变异现象及贮存方法。

 任务引入

清代潘荣陛编撰的《帝京岁时纪胜》有记载："青蒿为蔬菜，四月食之，三月则采入药为茵陈，七月小儿取作星灯。谚云：'三月茵陈四月蒿，五月六月当柴烧。'"
请说说你对文中描述的理解。

一、中药采收

（一）采收与质量的关系

中药品质的好坏，取决于有效成分含量的高低，有效成分的含量与中药产地、采收时间、采收方法有着密切关系。

确定适宜的采收期，必须把中药有效成分的累积动态与药用部位的产量变化结合起来考虑。

（二）采收的一般原则

1. 根及根茎类

根及根茎类药材多数是多年生宿根，是植物的营养器官，一般在秋季地上部分枯萎时或者春季植物未出苗之前采挖。

2. 茎木类和皮类

茎木类药材一般在秋、冬二季进行采收，若带叶使用，则在生长最旺盛时进行采收。皮类药材通常在春末夏初进行采收，此时树皮养分和液汁较多，形成层细胞分裂较快，皮部和木部容易剥离，且植株伤口较易愈合，有利于药材的再生长，如黄柏等，少数皮类药材在秋、冬二季进行采收，如肉桂等。

3. 叶类

叶类药材一般在植物光合作用旺盛期、开花前或果实未成熟前采收，此时植物叶片繁茂，颜色青绿。

4. 花类

花类药材一般不宜在花完全盛开后采收，开放过久接近衰败的花朵，有效成分的含量显著降低。有的在花初开时采收，如红花、洋金花等；有的在含苞待放时采收，如金银花、辛夷等；有的在花盛开时采收，如菊花、西红花等。

5. 果实类和种子类

一般果实类药材多在自然成熟或将近成熟时采收，有的采收幼果（如青皮、枳实、覆盆子）；种子类药材需在果实成熟时采收。

6. 全草类

全草类药材一般在植物茎叶茂盛时或花初开时采收。

7. 动物类

动物类药材一般在动物生长和活动季节适时采收。一般潜藏在地下的小动物如全蝎、土鳖虫、地龙等，在夏末秋初捕捉；含虫卵的在虫卵未孵化时采收（桑螵蛸在深秋至三月中旬前）；蛇蜕全年可采；蟾酥为蟾蜍的耳后腺分泌物，在春、秋二季采收；贝壳类多在夏、秋二季采收；林蛙在霜降前捕捉；鹿茸在春季清明节前后采收。

8. 矿物类

矿物类药材没有季节限制，全年可挖。

二、中药加工

中药多数来源于大自然中的植物、动物和矿物，在没有经过加工处理前，有些中药材含有毒性成分，有些中药材含有杂质，有些中药材质地坚硬等，不能直接应用于临床，需要加工处理后，才能用于制剂和临床。

中药加工是指在中医药理论的指导下，对作为中药材来源的植物、动物和矿物进行采收后的加工处理。除少数要求鲜用外（如生姜、鲜石斛等），绝大多数中药均需要在产地进行加工。

（一）加工的目的

1. 除去杂质和非药用部位，保证药材的洁净度

药材采收时残存的非药用部位，既会影响调配时剂量准确，又可能产生毒副作用，故须除去，如去粗皮、去瓤、去心等。

2. 分离不同药用部位

作用不同的药用部位，需区分开来使用，以更好地发挥疗效，如莲子与莲子心。

3. 除去泥沙杂质及虫蛀霉变品

主要是去除产地采收、加工、贮运过程中混入的泥沙杂质、虫蛀及霉变品。

4. 分级分档

通过净选加工，可以按照药材等级标准，将药材分开等级。

（二）加工的方法

1. 拣、洗

将采收的新鲜药材中的泥沙杂质和非药用部位除去。

2. 切片

较大的根及根茎类、藤木类和肉质的果实类药材大多趁鲜切成块、片，以利于干燥。

3. 熏、煮、烫

含浆汁、淀粉或糖分多的药材，用一般方法不易干燥，经熏、煮或烫后，则易干燥。

4. 去壳

种子类药材一般采收果实后晒干去壳，取出种子，或先去壳取出种子而后晒干。

5. 熏

有些药材为保持色泽洁白，防止霉烂，常在干燥前后用硫黄熏制，如山药。

6. 发汗

有些药材在加工过程中，需堆放起来发热、"回潮"，使其内部水分往外挥散，变软、变色，增加香味，有利干燥。这种方法称"发汗"。

7. 干燥

干燥的目的是及时除去新鲜药材中的大量水分，避免发霉、虫蛀以及有效成分的分解和破坏，保证药材质量，利于贮存。根据药材的性质不同，常用的干燥方法有晒干、烘干、阴干和冷冻干燥。

8. 撞

有些药材为了除去须根、泥沙、粗皮等，经干燥后装入特制的撞笼在麻袋中进行撞击加工。

9. 揉搓

一些药材在干燥过程中易皮肉分离或空枯,为了使其保持油润、饱满、柔软,在干燥过程中必须进行揉搓,如党参、麦冬等。

> **资料卡片**
>
> 早在汉代,医药学家张仲景就很重视药材的药用部位、品质和修治,在其著作《金匮玉函经》中指出:"(药物)或须皮去肉,或去皮须肉,或须根去茎,又须花须实,依方拣采、治削,极令净洁。"此后在历代医书中也有不少药材加工的记载,归纳起来,不外是清除杂质,除去非药用部位,或经过其他加工以去除毒、副作用,利于炮制,保证用药安全有效。净制理论自明代开始至清代才逐渐趋于完整。

三、中药贮存

中药是源于自然界的天然产物,不是工业化产品,质量不是均一的。中药材如果贮存不当,会出现虫蛀、发霉、泛油、气味散失、挥发等质量问题,导致药材质量劣化,所以贮存期间要注意中药材的养护,采用正确的贮存方法。常用中药贮存方法如下。

(一)通风贮存法

利用空气自然流动或机械产生的风,把库房内潮湿的空气置换出去,来控制和调节库房内的温度和湿度。在保证库房及其周围环境清洁卫生的基础上,要经常通风。

(二)吸湿贮存法

利用自然吸湿物,吸收潮湿空气中的水分,可以保持库房凉爽而干燥。传统常用的吸湿物有生石灰、木炭、草木灰等,现发展到采用氯化钙、硅胶等吸潮。

(三)密封(密闭)贮存法

采用密封或密闭贮存的方法可以使中药及其炮制品与外界的空气、温度、湿度、光线、细菌、害虫等隔离,尽量减少这些因素的影响,保持中药及其炮制品原有质量,以防虫蛀、霉变。当气温逐渐升高,空气相对湿度增大或当各种真菌、害虫处于繁殖生长旺季时,宜采用密封或密闭贮存法。含糖多的药材及蜜炙品宜密闭贮存,贵重药材宜密封处理。

(四)对抗贮存法

对抗贮存法是将两种或两种以上药材同贮或与一些有特殊气味的物品同贮,相互克制起到防止虫蛀、霉变的养护方法。一般适用于数量不多的药材,如牡丹皮与泽泻同贮,蛤蚧与花椒、吴茱萸或荜澄茄同贮,人参与细辛同贮,冰片与灯心草同贮,硼砂与绿豆同贮等。

中药贮存保管期间要注意贮存时间长短和季节性的变化，原则上要先进先出。同时养护方面要做到勤检查、勤通风、勤倒垛。

资料卡片

中药在生产、包装、贮存等各个环节，因外界温度、湿度、光照等作用，可能会出现各种变质现象。中药常见变质现象见表1-2-1。中药出现变质现象，表明其已经不符合药用要求，不能进入生产的下一环节，失去了药用价值。

表1-2-1　　　　　　　　　　中药常见变质现象

变质现象	说明
虫蛀	指中药及其炮制品被仓虫啃蚀的现象。药材中含有大量的蛋白质、脂肪、淀粉等，极易生虫，导致虫蛀，这是危害最严重的变质现象
发霉（霉变）	指药材受潮后，霉菌在适宜的温度下滋生和繁殖，在药材表面布满菌丝的现象。在夏季炎热、潮湿的环境下，加之药材本身富含水分、脂肪及蛋白质等营养物质，更易发霉
泛油（走油）	指含有挥发油、脂肪油的药材，如苦杏仁等，在一定的温度、湿度下，油脂外溢，质地返软、发黏，颜色变浑，并发出油败气味的现象
气味散失	指药材气味的变浓、变淡或失去，或变为其他味。气味的改变多是由泛油、发霉、虫蛀等造成的。含挥发油的药材易气味散失
挥发	指含挥发油的药材，如厚朴等，因受空气和温度等的影响，或贮存日久，挥发油散失，药材失去油润，变得干枯或出现破裂的现象
粘连	指熔点比较低的固体树脂类或动物胶类药材，如乳香、没药等，受潮、受热后易粘结成块的现象
变色	指药材的固有颜色发生了变化，或变为其他颜色，或失去原来颜色，如白芍久贮变成淡红色
风化	指某些含有结晶水的矿物药，经风吹日晒或过分干燥而逐渐失去结晶水成为粉末的现象，如芒硝风化形成玄明粉
潮解溶化	指某些盐类固体药材，如硇砂等，容易吸收潮湿空气中的水分，使其表面慢慢溶化成液体状态的现象
腐烂	因受温度、空气等的影响，微生物的繁殖和活动增加，导致动植物类药材，尤其是某些新鲜药材，如鲜生姜、鲜石斛等，变得酸败、臭腐的现象

学完本任务，你应该知道

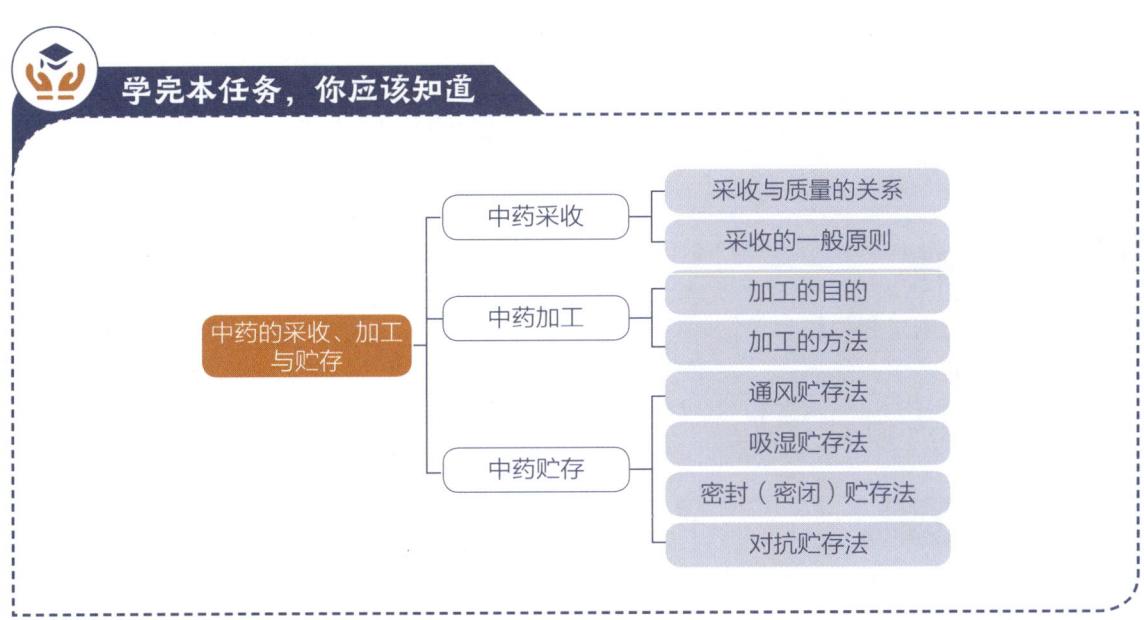

思考与练习

单项选择题

1. 适宜在花初开时采收的药材是（　　）。
   A. 菊花　　　　B. 金银花　　　　C. 红花　　　　D. 辛夷
2. 苦杏仁容易出现的变质现象是（　　）。
   A. 虫蛀　　　　B. 发霉　　　　C. 泛油　　　　D. 挥发
3. 硼砂容易（　　）。
   A. 发霉　　　　B. 风化　　　　C. 粘连　　　　D. 潮解溶化
4. 下列药材不是在含苞待放时采收的是（　　）。
   A. 菊花　　　　B. 辛夷　　　　C. 丁香　　　　D. 金银花
5. 下列关于对抗贮存的说法错误的是（　　）。
   A. 牡丹皮与泽泻同贮　　　　B. 蛤蚧与花椒同贮
   C. 冰片与荜澄茄同贮　　　　D. 硼砂与绿豆同贮

任务三　中药鉴定依据及基本程序

 学习目标

1. 了解中药鉴定的依据。
2. 熟悉中药鉴定的程序。
3. 掌握中药鉴定的取样操作。

 任务引入

某药厂新购进了一批中药，小刘作为质检员需要完成本批次中药的质量检验验收工作，并填写验收记录，将合格的中药入库，不合格中药则填写拒收报告单并进行退货处理。

中药鉴定依据及基本程序是什么呢？

一、中药鉴定依据

《中国药典》是国家的药品标准，由国家药典委员会组织编写，并由政府颁布施行，具有法律约束力，是国家对药品质量及检验方法所做的技术规定，是药品生产、经营、使用、检验和监督管理部门必须遵循的法定依据。新中国成立以来，先后颁布了11版《中国药典》，现行版为2020年版，分为四部，一部收载中药，二部收载化学药，三部收载生物制品，四部收载通用技术要求。其中药典一部中药部分规定了中药的来源、质量标准和检验方法等，是中药鉴定工作最基本的法定依据。

局颁药品标准是对现行药典内容的补充，也是国家的药品标准，由国家药品监督管理部门颁布，各有关单位也必须遵照执行。省、自治区及直辖市药品监督管理部门颁布的药品标准为地方药品标准，在该地区的药品生产、供应、使用和检验等单位必须遵照执行。某地区的地方药品标准对其他地区无约束力。国家药品标准一经颁布实施，地方药品标准收载的相同品种标准同时停止使用，2019年新修订的《中华人民共和国药品管理法》取消了地方药品标准，只保留了中药材和中药饮片标准，作为国家药品标准的补充。

我国中药资源丰富，品种繁多，对于国家药品标准和地方药品标准中没有收载的品种，在中药鉴定工作中，可参照有关中药品种和质量的研究资料和书籍，如《中药大辞典》《中药志》等进行分析、鉴定，但不具有法律效力。

二、中药鉴定基本程序

中药鉴定就是依据国家、地方药品标准等,对中药的真实性、纯度、质量进行检定和评价,其基本程序一般包括取样、鉴定、鉴定记录及报告3部分。

(一)取样

中药的取样是指选取供检验用的中药样品,所取样品应具有代表性、均匀性,并留样保存。取样直接影响到鉴定结果的正确性,因此必须重视取样的各个环节。

1. 取样原则

(1)取样前,应核对品名、产地、规格等级及包件式样,检查包装的完整性、清洁程度以及有无水迹、霉变或其他物质污染等情况,并详细记录。有异常情况的包件,必须单独检验并拍照。

(2)从同批药材和饮片包件中抽取供检验用样品,原则如下:总包件数不足5件的,逐件取样;5~99件的,随机取样5件;100~1 000件的,按5%比例取样;超过1 000件的,超过部分按1%比例取样;贵重药材和饮片,不论包件多少均逐件取样。

(3)对破碎的、粉末状的或大小在1 cm以下的药材、饮片,可用采样器(探子)抽取样品;每一包件至少在2~3个不同部位各取样品1份;包件大的应从10 cm以下的深处在不同部位分别抽取。

(4)每一包件的取样量:一般药材、饮片抽取100~500 g;粉末状药材、饮片抽取25~50 g;贵重药材、饮片抽取5~10 g。

2. 取样方法

(1)将抽取的样品混匀,即为样品总量。若抽取样品总量超过检验用量数倍时,按四分法取样,即将所有样品摊成正方形,依对角线画"×",分成四等份,取用对角两份;再如上操作,反复数次,直至最后剩余量足够完成所有必要的实验及留样为止,此为平均样品。

(2)最终抽取的供检验用样品量,一般不得少于检验所需用量的3倍,即1/3供实验室分析用,另1/3供复核用,其余1/3留样保存,保存期至少1年。

(二)鉴定

根据所抽取的不同样品及其检测要求,选择不同的鉴定方法进行鉴定。中药品种鉴定(真伪鉴定)的内容,包括原植(动)物鉴定、性状鉴定、显微鉴定及理化鉴定等。中药的质量鉴定(优劣鉴定)包括检查样品中有无杂质及其数量是否超过规定的限量、有效成分或指标性成分是否达标、可能存在的有害物质含量是否超过规定限度等,即杂质检查,水分、灰分、浸出物、有效成分的含量测定,有害物质检查等。

(三)鉴定记录及报告

检验人员接收样品后,应写明样品来源,包括抽检和送检单位、时间、数量等,检验过程中的一切数据、现象及结果必须详细记录，不得涂改。

检验完成后，要及时填写检验报告书，包括样品来源、检验依据、检验结论等。药品检验报告书是药品检验人员出具的对某药品检验结论的正式凭证，是对药品质量做出的技术鉴定。国家指定的检验机构出具的药品检验报告书具有法律效力，要求数据无误、依据准确、结论明确、格式规范、文字简洁、书写清晰、不得涂改。药品检验报告书须经部门主管审核后签发。每一个样品检验结束，应将记录本、样品及检验报告书存根交其他工作人员审核，检验结果经复查没有疑义后，抄送有关部门备案。

学完本任务，你应该知道

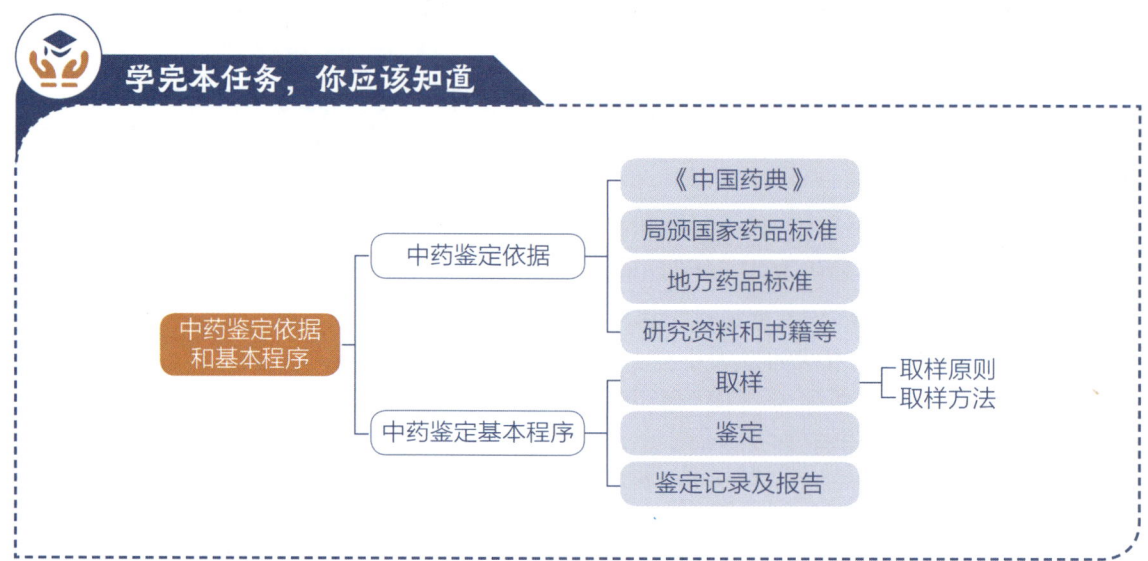

思考与练习

一、单项选择题

1. 现行版《中国药典》是（　　）。
   A. 2010 年版　　B. 2015 年版　　C. 2020 年版　　D. 2005 年版
2. 下列不具有法律效力的是（　　）。
   A.《中国药典》　　　　　　　　B. 局颁国家药品标准
   C. 地方药品标准　　　　　　　D. 研究资料和书籍
3. 从同批药材包件中抽取供检验用样品，药材总包件数不足 5 件的，应（　　）。
   A. 逐件取样　　　　　　　　　B. 随机抽 5 件取样
   C. 按 1% 比例取样　　　　　　D. 按 5% 比例取样
4. 从同批药材包件中抽取供检验用样品，药材包件数在 5～99 件的，应（　　）。
   A. 逐件取样　　　　　　　　　B. 随机抽 5 件取样

C. 按 1% 比例取样　　　　　　　　D. 按 5% 比例取样

5. 从同批药材包件中抽取供检验用样品，药材包件数在 100～1 000 件的，应（　　）。

　　A. 逐件取样　　　　　　　　　　B. 随机抽 5 件取样
　　C. 按 0.1% 比例取样　　　　　　D. 按 5% 比例取样

6. 从同批药材包件中抽取供检验用样品，药材包件数超过 1 000 件的，超过部分应（　　）。

　　A. 随机抽 5 件取样　　　　　　　B. 按 0.1% 比例取样
　　C. 按 1% 比例取样　　　　　　　D. 按 5% 比例取样

7. 中药材检验的取样量，一般不得少于检验所需用量的（　　）。
　　A. 2 倍　　　　B. 3 倍　　　　C. 5 倍　　　　D. 10 倍

8. 中药鉴定工作中，取样的样品要至少保存（　　）。
　　A. 1 年　　　　B. 2 年　　　　C. 3 年　　　　D. 4 年

二、简答题

1. 简要说明中药材的取样方法。
2. 填写药品检验报告书的要求有哪些？

任务四　中药鉴定方法

学习目标

1. 掌握中药鉴定常用的方法。
2. 掌握基原鉴定的步骤。
3. 掌握性状鉴定的内容。
4. 掌握显微鉴定的操作步骤。
5. 掌握常用的理化鉴定方法。

任务引入

目前，在中药材的交易或使用时，以假充真或掺伪的情况时有发生，小王是药品监督管理部门的工作人员，需要对从市场抽样的中药材进行鉴定，判断药材的真伪优劣。

中药鉴定的方法有哪些呢？

中药鉴定的方法主要有基原鉴定法、性状鉴定法、显微鉴定法、理化鉴定法和其他鉴定法。上述的中药鉴定方法各有其特点及主要适用对象，既可独立使用，又能互相配合。各种方法的采取，因鉴定对象和目的而异。

一、基原鉴定法

基原鉴定法，又称"来源鉴定法"，它是中药鉴定的基础，也是中药研究、生产、开发利用的主要依据。基原鉴定法就是应用植物、动物或矿物形态和分类学等方面的知识，对中药的来源或原料药进行鉴定，确定其正确的学名（或矿物的名称）或中成药的原料组成，以保证中药品种准确的一种方法。以植物药鉴定为例，其步骤如下。

（一）观察植物形态

对具有较完整植物体的中药检品，应注意对其根、茎、叶、花、果实等器官的观察，对花、果实、种子、孢子囊、子实体等繁殖器官的观察应特别仔细，借助放大镜或解剖显微镜可以观察微小物体的特征，如毛茸、腺点等形态构造。在实际工作中经常遇到检品不完整的情况，检品通常是植物体的一段或一块器官，除少数特征十分突出的品种可以进行鉴定外，一般都要追究其原植物，包括深入到产地调查，采集实物，进行对照鉴定。

（二）核对文献资料

通过对原植物形态的观察和描述，能初步确定科属的，可直接查阅有关植物分科分属的资料；若不能确定其科属，可查阅植物分类的检索表。对于某些鉴定特征不全或缺少有关资料的未知品种，也可以根据产地、别名、化学成分、效用等线索，直接查阅与中药鉴定、药用植物等相关的综合性书籍或图鉴，将描述的特征与书籍中记载的内容相比较，并加以分析，提供基本鉴别。

（三）核对标本

为了避免参考书刊的不足或进一步确证，可与中药标本室中收藏的已经确定学名的标本核对。在核对标本时，要注意同种植物在不同生长期的形态差异，必要时可参考更多标本，这样才能使鉴定的学名准确无误。在有条件的情况下，若能与模式标本（发表新种时所被描述的植物标本）核对，对正确鉴定更为有利。中药原植物标本经鉴定学名后，必须将其药用部分（全株入药者除外）标明相同的学名，作为药材的标准样品妥为保存，以供研究工作或性状对比鉴定之用。

（四）标本的采集与制备

为了能准确地鉴定中药的来源，采集和制备标本也是一个重要的环节。通常用于原植物鉴定的标本类型有腊叶标本、液浸标本和干燥标本。将制好的标本根据分类学方法进行排列，作为科研、检验或生产等的对照品，并编写名录索引，以便查阅。

中药的原植物鉴定，除了使用经典形态学和分类学的知识外，还可采用现代染色体技术、细胞分类和分子生物学技术、化学分类方法、数学分析手段等进行。

二、性状鉴定法

性状鉴定法就是通过眼观、手摸、鼻闻、口尝、水试、火试等十分简便的鉴定方法，来鉴别药材的外观性状，也叫"直观鉴定法"。这些方法在我国医药学宝库中积累了丰富的经验，具有简单、易行、迅速的特点。性状鉴定和基原鉴定一样，除仔细观察样品外，有时亦需核对标本和文献。对一些地区性或新增的品种，鉴定时常缺乏有关资料和标准样品，可寄送至生产该药材的省、自治区、直辖市药检部门了解情况或协助鉴定。必要时可到产地调查，采集实物标本，了解生产、加工、销售和使用等情况。熟练地掌握性状鉴定方法是非常重要的，它是中药鉴定工作者必备的基本功之一。但应该指出的是有些药材的野生品和栽培品有较大差异，新鲜药材与干燥药材也有区别。用于性状鉴定的药材和饮片不得有虫蛀、发霉及其他物质污染等异常现象。性状鉴定一般有以下内容。

（一）形状

形状是指药材和饮片的外形。观察时一般不需预处理，如观察很皱缩的全草、叶或花类药材，可浸湿使其软化后，展平，观察。观察某些果实、种子类药材时，如有必要可浸软后，取下果皮或种皮，以观察内部特征。中药的形状特征与药用部位密切相关，一般较为固定。如根类药材一般均呈圆柱形、圆锥形，其中部分块根呈纺锤形或不规则块状；根茎类药材的形状因来源不同而异，根状茎与根类同，块茎常呈长圆形或不规则形，球茎和鳞茎常呈球形、类球形或扁球形，鳞茎由鳞片构成且顶端常尖等；皮类药材常呈卷筒形、凹槽形或扁片状等。有些药材可用简单的语言概括其外形特征，使之便于记忆。如海马的外形为"马头蛇尾瓦楞身"，黄连（味连）呈鸡爪形等；有的则以形似物作为药材的名称，如酱瓜天麻、乌头、钩藤等。观察形状时，亦可用下列术语描述，如头（指根及根茎的上部）、芦（指根顶端短缩的根茎）、身（指根的主根）、梢（指根的下部或支根）、须（指小根或须根）、连珠（指根及根茎膨大部分呈连珠状）、疙瘩（指突起不规则）等。

（二）大小

大小是指药材和饮片的长短、粗细（直径）和厚薄。一般应测量较多的供试品，可允许有少量高于或低于规定的数值。对细小的种子或果实类，可每10粒种子紧密排成一行，测量后求其平均值。测量时应用毫米刻度尺。表示药材的大小，一般有一定的区间，当所测药材的大小很不一致时，要注意取样，取其最大值和最小值。较小的药材可在实体解剖镜或放大镜下测量。

（三）颜色

药材色泽的变化与质量有关。某些药材由于品种不同、加工条件变化、贮存时间不同或杀虫不当等，其色泽会发生改变。如绵马贯众因久贮，根茎和叶柄基部断面变为棕黑色而不能药用；枸杞子和牛膝变黑，说明其已变质。对药材颜色的观察与描述，应采用干燥的药材在白昼光下进行，才能得出比较准确的结果，必要时可用日光灯，但不得用其他灯光。药材的颜色，一般均为复合色调，描述的颜色应以后一种色调为主，前一种色调为辅。如小茴香呈黄绿色，即以绿色为主，黄色为辅。如果所描述的药材具有两种不同的颜色，一般将常见的颜色写在前面，少见的颜色写在后面，用"或"连接，如王不留行呈黑色或棕红色（未成熟）；若药材的颜色变化在一定的范围内时，可将两种颜色用"至"连接，如天冬的表面呈黄白色至黄棕色。

（四）表面特征

药材的表面特征包括表面光滑或粗糙，有无皮孔、毛茸及其他附属物，有无纹、皱、槽、沟（指表面皱纹的形状），有无节（包括细节、环节等）等。观察时，供试品一般不需要预处理。如枇杷叶的毛、苍耳子的刺、黄连的鳞叶、黄柏的栓皮、厚朴的皮孔、乌梅的皱纹纹理、紫苏子的网纹，还有天麻的鹦哥嘴、圆脐眼、点状环，白芷突起的皮孔和疙瘩状根痕。

（五）质地

质地是指用手折断药材和饮片时的感官感觉，如软、硬、坚韧、疏松、致密、黏性或粉性等特征。有些药材因加工方法不同，质地也不一样，如盐附子易吸潮变软，黑顺片则质硬而脆；含淀粉多的药材，经蒸煮加工干燥后，会因淀粉糊化而变得质地坚实。在经验鉴别中，用于形容药材质地的术语很多，质轻而松，断面多裂隙，谓之"松泡"，如南沙参；富含淀粉，折断时有粉尘散落，谓之"粉性"，如山药；质地柔软，含油而润泽，谓之"油润"，如当归；质地坚硬，断面半透明状或有光泽，谓之"角质"，如郁金等。

（六）断面

在日光下观察药材和饮片的断面色泽（颜色及光泽度）以及断面特征。如折断面不易观察到纹理，可削平后进行观察。断面包括自然折断面和刀横切（或削）的平面。

1. 折断面

要注意观察和描述药材折断时的现象，如折断的难易程度，折断时的声响，有无粉尘飞扬，新鲜的药材有无汁液流出等；折断后的断面特征包括平坦、纤维状、刺状、颗粒性、层状或呈胶丝状等，如杜仲折断时有胶丝相连，黄柏折断面显纤维性，苦楝皮折断面呈裂片状分层，厚朴折断面可见亮星。

2. 横切面

要注意观察和描述皮、木部的比例，以及色泽、射线与维管束的排列形状。常用的术语有："菊花心"，指根或根茎横切面的中心部位具有类似菊花瓣的放射状纹理，如黄芪等；"车轮纹"，指药材的断面纹理呈车轮状，如防己；"网纹"，指断面具网状花纹；"油点"或"朱砂点"，指断面具有红色或红棕色的油细胞或油室；"霜"或"毛"，指药材断面析出的结晶，如茅苍术；"星点"，指大黄断面髓部的异型复合维管束；"云锦花纹"，指何首乌断面的云朵状纹理（异型复合维管束，存在于皮层），又称"云纹"；"金井玉栏"，指某些根类药材断面中心（木部）黄色或淡黄色，形成层环浅棕色，皮部类白色，如桔梗。

（七）气

气指药材和饮片的嗅感。鉴定时可直接嗅闻，或折断、破碎、搓揉后进行，必要时可用热水湿润后检查。药材的气多是由其所含的挥发性物质产生。有些药材以其气命名，便于识别，如麝香、败酱草等。嗅法鉴别药材，一般比较可靠，如阿魏具有强烈的蒜样臭气，白鲜皮有羊膻气，檀香具有其固有的特异芳香气等。如果某些药材气不强烈，或干燥后不易嗅出时，可将样品砸碎、切断或揉搓后再嗅闻；或放在有盖的杯子里，用热水湿润或浸泡后再嗅，或用火烧后再嗅。

（八）味

味即鉴别药材时口尝的滋味。药材的味感与药材所含成分及含量有密切关系，每种药材的味感是比较固定的，也是评价质量的标准之一。如乌梅、木瓜、山楂均以味酸为好，黄连、黄柏以味越苦越好，甘草、党参以味甜为好等。若药材的味感改变，就要考虑其品种和质量是否有问题。通过尝味，可感知一些药材的特征，如当归和独活饮片较难区分，尝其味则可鉴别，当归先苦辛而后微甜，独活先苦辛而后麻辣。此外，尝味亦可用于鉴别某些药材是否符合炮制的要求，如半夏、乌头等。在描述时，对于无味者，可写味淡或不写。对于有强烈作用或毒性的药材，口尝时要特别小心，取样不可太多，尝后一定要吐出来，并用水漱口，以免中毒，如草乌、半夏等。

（九）水试

水试是利用药材在水中或遇水出现沉浮、溶解、颜色变化及透明度、膨胀性、旋转性、黏性、酸碱性变化等特殊现象进行鉴定的一种方法。如红花以水浸泡后，水液变成金黄色，其花色不褪；苏木投入热水中，呈鲜艳的桃红色透明溶液；熊胆仁投入水中，可逐渐盘旋而溶解，并有黄线下垂至杯底而短时间内不扩散。这些水试产生的现象与药材所含有的化学成分有关。采用水试法，亦可鉴别药材的优劣。水试所用的水一般指清水，描述时主要注意药材入水后所产生的现象，如沉浮情况、溶解与否、透明度、膨胀度、颜色变化、有无黏性、旋转与否等。

（十）火试

有些药材用火烧后，能产生特殊的臭气、颜色、烟雾、声响等，如降香用火烧之微有香气，点燃则香气浓烈并有油流出，烧完留有白灰；血竭粉末放在白纸上，下面用火烤即熔化浸入纸中，色泽鲜红如血，且透明无残渣；海金沙点燃可发出爆鸣声及闪光，可区别相似品松花粉及蒲黄；麝香少许用火烧之有轻微爆鸣声，起珠状油点，香气浓烈，无臭气，灰为白色。

除上述各项外，药材性状鉴定还可利用药材的某一突出特性进行鉴别。如用"磁石召铁"以鉴别含铁类药材;"琥珀拾芥",即指琥珀经摩擦可产生静电引力,吸得芥子者为真;牛黄鉴别时以清水湿润后涂于指甲上,指甲被染成黄色而不脱者为真,习称"透甲"或"挂甲";还有用器械敲击药材,听其声音判断药材优劣等方法。

> **想一想**:哪些中药能用水试?

> **资料卡片**
>
> 经验鉴定
>
> 经验鉴定系指用简便易行的传统方法观察药材和饮片的颜色变化、沉浮情况以及爆鸣、色焰等特征。

三、显微鉴定法

显微鉴定法就是利用显微镜和显微技术对药材和饮片的切片、粉末、解离组织或表面以及含有饮片粉末的制剂进行观察,并根据组织、细胞或内含物等特征进行相应鉴定的方法。进行显微鉴定,鉴定者必须具有植(动)物解剖的基本知识,掌握显微制片、显微观察和描述的基本技术。由于鉴定材料(完整、破碎、粉末)的不同和中药种类及药用部位的不同,显微鉴定选择的方法也不同。鉴定时,首先要根据观察的对象和目的,选择具有代表性的中药,制备不同的显微制片,然后依法进行观察、描述和鉴定。显微鉴定包括如下主要内容。

(一)药材(饮片)显微制片

1. 横切片或纵切片制片

取供试品欲观察部位,软化处理后,用徒手或滑走切片法,切成 10~20 μm 厚的薄片,必要时可包埋后切片。选取平整的薄片置载玻片上,根据观察对象不同,滴加甘油醋酸试液、水合氯醛试液或其他试液 1~2 滴,盖上盖玻片。必要时滴加水合氯醛试液后,在酒精灯上加热透化,并滴加甘油乙醇试液或稀甘油,盖上盖玻片。

2. 粉末制片

供试品粉末过四或五号筛,挑取少许置载玻片上,滴加甘油醋酸试液、水合氯醛试液或其他适宜的试液,盖上盖玻片。必要时,加热透化。

3. 表面制片

将供试品湿润软化后,剪取欲观察部位约 4 mm^2,一正一反置载玻片上,或撕取表皮,加适宜的试液或加热透化后,盖上盖玻片。

4. 解离组织制片

将供试品切成长约 5 mm、直径约 2 mm 的段或厚约 1 mm 的片,如供试品中薄壁组织占大部分，木化组织少或分散存在，采用氢氧化钾法；若供试品质地坚硬，木化组织较多或集成较大群束，采用硝铬酸法或氯酸钾法。

（1）氢氧化钾法。将供试品置试管中，加适量5%氢氧化钾溶液，加热至用玻璃棒挤压能离散为止，倾去碱液，加水洗涤后，取少量置载玻片上，用解剖针撕开，滴加稀甘油，盖上盖玻片。

（2）硝铬酸法。将供试品置试管中，加适量硝铬酸试液，放置至用玻璃棒挤压能离散为止，倾去酸液，加水洗涤后，照氢氧化钾法装片。

（3）氯酸钾法。将供试品置试管中，加硝酸溶液（1→2）及氯酸钾少量，缓缓加热，待产生的气泡减少时，再及时加入少量氯酸钾，以维持气泡稳定地发生，至用玻璃棒挤压能离散为止，倾去酸液，加水洗涤后，照氢氧化钾法装片。

5. 花粉粒与孢子制片

取花粉、花药（或小的花）、孢子或孢子囊群（干燥的供试品浸于冰醋酸中软化），用玻璃棒研碎，经纱布过滤至离心管中，离心，取沉淀加新配制的醋酐与硫酸（9∶1）的混合液1～3 mL，置水浴上加热2～3分钟，离心，取沉淀，用水洗涤2次，取沉淀少量置载玻片上，滴加水合氯醛试液，盖上盖玻片，或加50%甘油与1%苯酚各1～2滴，用品红甘油胶［取明胶1 g，加水6 mL，浸泡至溶化，再加甘油7 mL，加热并轻轻搅拌至完全混匀，用纱布过滤至培养皿中，加碱性品红溶液（碱性品红0.1 g，加无水乙醇600 mL及樟油80 mL，溶解）适量，混匀，凝固后即得］封藏。

6. 磨片制片

坚硬的动物、矿物类药，可采用磨片法制片。选取厚度1～2 mm的供试材料，置粗磨石（或磨砂玻璃板）上，加适量水，用食指、中指夹住或压住材料，在磨石上往返磨砺，待两面磨平，且厚度数百微米时，将材料移置细磨石上，加水，用软木塞压在材料上，往返磨砺至透明，用水冲洗，再用乙醇处理和甘油乙醇试液装片。

（二）含饮片粉末的制剂显微制片

按供试品不同剂型，散剂、胶囊剂（内容物为颗粒状，应研细），可直接取适量粉末；片剂取2～3片，水丸、糊丸、水蜜丸、锭剂等（包衣者除去包衣），取数丸或1～2锭，分别置乳钵中研成粉末，取适量粉末；蜜丸应将药丸切开，从切面由外至中央挑取适量样品或用水脱蜜后，吸取沉淀物少量。根据观察对象不同，分别按粉末制片法制片（1～5片）。

（三）细胞壁性质的鉴别

木质化细胞壁加间苯三酚试液1～2滴，稍放置，加盐酸1滴，因木质化程度不同，显红色或紫红色。木栓化或角质化细胞壁加苏丹Ⅲ试液，稍放置或微热，显橘红色至红色。纤维素细胞壁加氯化锌碘试液，或先加碘试液湿润后，稍放置，再加硫酸溶液（33→50），显蓝色或紫色。硅质化细胞壁加硫酸无变化。

（四）细胞内含物性质的鉴别

1. 淀粉粒

（1）加碘试液，显蓝色或紫色。

（2）用甘油醋酸试液装片，置偏光显微镜下观察，未糊化的淀粉粒显偏光现象，已糊化的无偏光现象。

2. 糊粉粒

（1）加碘试液，显棕色或黄棕色。

（2）加硝酸汞试液，显砖红色。材料中如含有多量脂肪油，应先用乙醚或石油醚脱脂。

3. 脂肪油、挥发油、树脂

（1）加苏丹Ⅲ试液，显橘红色、红色或紫红色。

（2）加90%乙醇，脂肪油和树脂不溶解（蓖麻油及巴豆油例外），挥发油则溶解。

4. 菊糖

加10% α-萘酚乙醇溶液，再加硫酸，显紫红色并溶解。

5. 黏液

加钌红试液，显红色。

6. 草酸钙结晶

（1）加稀醋酸不溶解，加稀盐酸溶解而无气泡发生。

（2）加硫酸溶液（1→2）逐渐溶解，片刻后析出针状硫酸钙结晶。

7. 碳酸钙结晶（钟乳体）

加稀盐酸溶解，同时有气泡发生。

8. 硅质

加硫酸不溶解。

（五）显微测量

显微测量系指用目镜测微尺，在显微镜下测量细胞及细胞内含物等的大小。将需测量的目的物显微制片置显微镜载物台上，用目镜测微尺测量目的物的小格数，乘以上述每一小格的微米数。通常是在高倍镜下测量，但欲测量较长的目的物，如纤维、导管、非腺毛等的长度时，需在低倍镜下测量。记录最大值与最小值（μm），允许有少量数值略高或略低于规定。

四、理化鉴定法

理化鉴定就是利用某些物理的、化学的或仪器分析的手段，鉴定中药的真伪、纯度和品质优良程度的方法。理化鉴定分为定性分析和定量分析两类：定性分析确定中药的真实性；定量分析说明中药有效成分的含量，确定中药的品质。理化鉴定一般是用少量的药材粗粉、切片或将药材初步提取分离后进行定性定量分析。现将常用的理化鉴定方法介绍如下。

（一）物理常数测定

物理常数测定包括相对密度、旋光度、折光率、硬度、黏稠度、沸点、凝固点、熔点等的测定。这对挥发油类、油脂类、树脂类、液体类（如蜂蜜等）及加工品类（如阿胶等）药材的真实性和纯度的鉴定具有特别重要的意义。药材中如掺有其他物质，物理常数就会随之改变，如蜂蜜中掺水就会使密度降低，同时影响黏稠度。所以《中国药典（2020年版）》对有些中药的物理常数做了规定，如蜂蜜的相对密度在1.349以上，肉桂油的折光率为1.602～1.614等。天竺黄规定了检查体积比，即取天竺黄粉末（过4号筛）10 g，轻轻装入量筒内，其体积不得少于35 mL；这是一种类似测定相对密度的方法，实际上也可推广用于测定其他中药，特别是对经验鉴定习用"质轻"或"质重"术语时，比较容易掌握轻重的标准。

（二）常规检查

1. 水分测定

水分测定是为了保证中药不因所含水分超限而霉烂变质。控制中药中水分的含量与保证中药质量有密切关系。《中国药典（2020年版）》规定了水分的含量限度，如牛黄不得过9.0%，红花不得过13.0%，阿胶不得过15.0%等。

《中国药典（2020年版）》规定水分测定的方法有5种，即费休氏法、烘干法、减压干燥法、甲苯法及气相色谱法。其中烘干法适用于不含或少含挥发性成分的中药，减压干燥法适用于含有挥发性成分的贵重中药，甲苯法适用于含挥发性成分的中药。测定用的供试品，一般先破碎成直径不超过3 mm的颗粒或碎片；直径和长度在3 mm以下的可不破碎；减压干燥法需通过二号筛。

也可应用红外线干燥法和导电法测定水分含量，迅速而简便。

2. 灰分测定

中药中灰分的来源，包括中药本身经灰化后遗留的不挥发性无机盐及中药表面附着的不挥发性无机盐类，即总灰分。中药一般都有一定的总灰分含量范围。如果总灰分超过一定限度，表明掺有泥土、砂石等无机物质。规定中药的总灰分限度，对于保证中药的纯净程度有重要意义。

有些中药本身的无机物含量差异较大，尤其是含多量草酸钙结晶的中药，测定总灰分有时不足以说明外来无机物的存在，还需要测定酸不溶性灰分，即不溶于10%盐酸中的灰分。因中药所含的无机盐类（包括钙盐）大多可溶于稀盐酸中而除去，而来自泥土、砂石等的硅酸盐类则不溶解而残留，故测定酸不溶性灰分能较准确地表明中药中是否有泥土、砂石等掺杂物及其含量。

3. 膨胀度测定

膨胀度是反映药品膨胀性能的指标，系指按干燥品计算，每1 g药品在水或其他规定的溶剂中，在一定的时间与温度条件下膨胀后所占有的体积（mL）。主要用于含黏液质、胶质或半纤维素类中药的鉴定。如车前子、葶苈子等种子类药材的种皮含有丰富的黏液质，其吸水膨胀的程度和其黏液含量成正比关系。葶苈子有南葶苈子和北葶苈子之分，外形有时不易区分，但两者的膨胀度差别较大，《中国药典（2020年版）》要求北葶苈子膨胀度不得低于12，南葶苈子膨胀度不得低于3，通过测定比较可以区别二者。

4. 杂质检查

中药混入的杂质，包括来源与规定相同，但其性状或部位与规定不符，或来源与规定不同的有机杂质，以及砂石、泥土、尘土等无机杂质。检查时可取规定量的样品，摊开，用肉眼或放大镜（5～10倍）观察，将杂质拣出，如其中有可以筛分的杂质，应通过适当的筛将杂质分出，然后将各类杂质分别称重，计算其在样品中的百分比（含量）。如中药中混存的杂质与正品相似，难以从外观鉴别时，可进行显微、理化鉴别，证明其为杂质后，计入杂质重量中。对个体较大的药材，必要时可破开，检查有无虫蛀、霉烂等变质情况。杂质检查所用的样品量，一般按药材取样法称取。

5. 有害物质检查

随着中药质量分析的内容不断扩大，对中药中无机成分和有害、有毒成分的分析愈加引起重视。药物的安全性和有效性同样重要。中药如果被有害物质如农药、霉菌和霉菌毒素及重金属、砷盐等污染会影响人体健康。在中药品质鉴定中，影响安全性的有害物质检查是一项重要内容。

《中国药典（2020年版）》规定，采用气相色谱法测定中药中部分有机氯、有机磷和拟除虫菊酯类农药残留量；采用高效液相色谱法测定中药中黄曲霉毒素 B_1、B_2、G_1、G_2 的总量；采用原子吸收分光光度法或电感耦合等离子体质谱法测定中药中铅、镉、汞、砷、铜的含量；采用硫代乙酰胺法、硫化钠法测定中药中重金属的限量；采用古蔡氏法和二乙基二硫代氨基甲酸银法测定中药中砷盐的限量或含量。

（三）一般理化鉴别

1. 化学反应定性

化学反应定性是利用中药中所含的化学成分能与某些特定试剂作用，产生不同颜色或沉淀的特性，来鉴别中药的真伪。一般于试管中或滤纸片上进行，或直接在药材表面、切片或粉末上进行。如山豆根外皮滴加10%氢氧化钠试液显橙红色，并逐渐变为血红色，久置不褪；甘草粉末加80%硫酸显橙黄色；白芍横切面加1%三氯化铁试液显蓝色等。

2. 微量升华

微量升华是利用中药中所含的某些化学成分在一定温度下能升华的性质，获得升华物，在显微镜下观察其形状、颜色以及化学反应现象，作为某一中药的鉴定特征。如大黄的升华物为黄色菱状针晶（低温时）或羽状结晶（高温时），加碱液则溶解并显红色。牡丹皮、徐长卿根的升华物为长柱状或针状、羽状丹皮酚结晶。斑蝥的升华物（升华温度130～140℃）为白色柱状或小片状斑蝥素结晶，加碱溶解，再加酸又析出结晶。

微量升华的具体方法是取金属片或载玻片，置石棉网上，金属片或载玻片上放一高约0.8 cm的金属圈，金属圈内放置适量供试品粉末，圈上覆盖载玻片，在石棉网下用酒精灯缓缓加热，至粉末开始变焦，去火待冷，载玻片上有升华物凝集。将载玻片反转后，置显微镜下观察结晶形状、色泽，或取升华物加试液观察反应。

3. 荧光分析

荧光分析是利用中药中所含的某些化学成分，在紫外光或日光下能产生一定颜色荧光的特性，作为鉴别中药的一种简易方法。如秦皮的水浸液在日光下即有碧蓝色荧光，紫外光下更加强烈；黄连断面在紫外光下产生金黄色荧光，木质部尤为显著。有的天然药物浸出液需加一定的试剂才能产生荧光，如芦荟水溶液加硼砂共热则有绿色荧光。有些中药表面附有地衣或真菌，也可能有荧光出现，故荧光分析还可用于检查某些中药的变质情况。

荧光分析时，一般将样品置于紫外光灯下约 10 cm 处观察所产生的荧光；紫外光波长一般为 365 nm，如用 254～265 nm 波长观察荧光，应加以说明，因两者荧光现象不同。

4. 显微化学反应

显微化学反应是将中药粉末、切片或浸出液，置于载玻片上，滴加某些化学试剂使其产生沉淀、结晶或特殊颜色，在显微镜下观察进行鉴定的一种方法。如黄连粉末滴加稀盐酸，可见针簇状小檗碱盐酸盐结晶析出；或滴加 30% 硝酸，可见针状小檗碱硝酸盐结晶析出。

（四）定量分析

1. 浸出物测定

对于有效成分尚不明确或尚无精确定量分析方法的中药，可根据已知成分的溶解性质，选用水、一定浓度的乙醇（或甲醇）、乙醚等为溶媒，测定中药中可溶性物质（浸出物）的含量，以示中药材的品质。通常选用《中国药典（2020 年版）》规定的溶剂，或根据已知成分的溶解性质选用溶剂。在一定条件下，中药浸出物的含量有一定的范围。如《中国药典（2020 年版）》规定，黄芪的水溶性浸出物不得少于 17.0%。

2. 含量测定

中药含有多种成分，可选择其中具生理活性的主要化学成分，作为有效成分或指标性成分之一，进行含量测定来鉴定中药的品质。有效成分或指标性成分清楚的可进行针对性定量分析；有效成分不清楚而化学上大类成分清楚的可对总成分（如总黄酮、总生物碱、总蒽醌、总皂苷等）进行含量测定；含挥发油成分的可测定挥发油含量。含量测定方法有化学定量法和仪器分析法等。

挥发油的含量测定是利用药材中所含挥发性成分能同水蒸气同时蒸馏出来的性质，在挥发油测定器中进行测定。如《中国药典（2020 年版）》规定，八角茴香中挥发油的含量不得少于 4.0%。

（五）色谱法

色谱法又称层析法，是将中药浸出物进行化学成分分离和鉴别的重要方法之一。该法用于中药的定性定量分析，具有分离能力强、分析速度快、定量准确等特点。根据分离原理不同，可分为吸附色谱法、分配色谱法、离子交换色谱法及排阻色谱法等；根据分离方法不同，又可分为柱色谱法（CC）、纸色谱法（PC）、薄层色谱法（TLC）、气相色谱法（GC）、高效液相色谱法（HPLC）等。现将常用的方法简要介绍如下。

1. 薄层色谱法

薄层色谱法是将适当的吸附剂或载体涂布在大小适宜的玻璃板、塑料或铝片上，使成一均匀的薄层，再将样品点加在薄层板上，用适当溶剂展开，形成一定的色谱，与适宜的对照物（对照品或对照中药）在相同条件下所得的斑点（或色谱图）做对比，用以进行中药鉴定的方法。薄层色谱法既可用于中药定性鉴别又可作含量测定。含量测定时，除可将薄层上主成分斑点刮取，经溶剂洗脱后进行测定外，也可在薄层板上直接测定含量，即薄层扫描法。

薄层扫描法是用一定波长的光照射在薄层斑点上，对吸收紫外光或可见光的斑点，或经激发后能产生荧光的斑点进行扫描，将扫描得到的图谱及积分数据用于生药的鉴别、杂质检查或含量测定的方法。常用的仪器为双波长薄层扫描仪。

薄层扫描的检测方法有吸收法和荧光法，测量方法有反射法和透射法，扫描方法有双波长和单波长扫描，方式有锯齿和线性扫描，可根据具体条件加以选择。薄层扫描法进行生药主成分的含量测定，虽然具有方便快速、测量灵敏度高的特点，但是影响薄层扫描结果的因素很多，只有得到分离度和重现性好的样品薄层色谱，才能获得满意的结果。

2. 气相色谱法

气相色谱的流动相为气体，称为载气；色谱柱分为填充柱和毛细管柱两种，填充柱内装吸附剂、高分子多孔小球或涂渍固定液的载体，毛细管柱内壁涂渍或交联固定液。注入进样口的供试品被加热气化，并被载气带入色谱柱，各成分在柱内被分离后，先后进入检测器，色谱信号用记录仪或数据处理器记录，可进行定性和定量分析。气相色谱法具有精度高、分离效果好的优点，但是对高温下不能气化的成分不能进行分析，故应用范围受到限制。

3. 高效液相色谱法

高效液相色谱将具有不同极性的单一溶剂或不同比例的混合溶剂、缓冲液等作为流动相，用泵将流动相压入装有固定相的色谱柱，经样品阀注入的供试品被流动相带入柱内，各成分在柱内被分离后，依次进入检测器，色谱信号由记录仪或积分记录仪记录后，可进行定性和定量分析，也可用于化合物的分离和纯化。色谱柱的填料有硅胶、化学键合硅胶、离子交换填料和凝胶等。根据被检测（或分离）物质的化学结构特征，选用不同的色谱柱及适宜的流动相。检测器有紫外吸收检测器、荧光检测器和示差检测器等。高效液相色谱法具有快速、灵敏和准确的特点，现已广泛用于中药的质量分析。

（六）分光光度法

分光光度法是通过测定被测物质在某些特定波长处或一定波长范围内对光的吸收度，对该物质进行定性和定量分析的方法。

1. 紫外分光光度法

紫外分光光度法是利用物质的紫外吸收光谱进行定性或定量的分析方法。中药主成分的分析，一般测量其在 200～400 nm 处的最大吸收波长，所用仪器为紫外分光光度计。紫外分光光度法灵敏度和精密度较高，一般每 1 mL 溶液中含有数微克的待测物质即可测定。在此区域内，物质对光的吸收主要系分子中电子的能级跃迁所致，同时伴随着分子振动和转动能级的变化。紫外吸收光谱一般比较简单平缓，选择性不如红外光区，故主要用于定量分析及物理常数的测定。

2. 比色法

比色法是比较溶液颜色深度以确定物质含量的方法。在可见光区（400～760 nm），有些物质对光有吸收，有些物质本身并没有吸收，但在一定条件下加入显色试剂或经过处理使其显色后，可用此法测定。由于显色时影响呈色深浅的因素较多，测定时需用标准品或对照品同时操作。常使用的仪器为可见分光光度计或比色计。比色法多用于生药的定量分析及物理常数的测定。

3. 红外分光光度法

红外分光光度法一般用波长 2.5～25 μm（或按波数计为 4 000～400 cm^{-1}）的红外区吸收光谱进行物质的定性、定量分析，所用仪器为红外分光光度计。红外分光光度法的灵敏度和精密度较低，一般需用数百微克的样品进行测定。在此区域内，物质对光的吸收系分子中振动和转动能级的跃迁所引起；红外光谱（或称振转光谱）的特征性很强，其中 7～25 μm 一段称为"指纹区"，吸收峰很多，而且尖锐，故主要用于物质的鉴别和结构分析。该法在牛黄、血竭、熊胆等的鉴别上，效果良好。

4. 原子吸收分光光度法

原子吸收分光光度法是基于从光源辐射出的待测元素特征光波通过样品蒸气时，被蒸气中待测元素的基态原子所吸收，测定辐射光强度减弱的程度，以求出供试品中待测元素含量的一种方法。原子吸收遵循一般分光光度法的吸收定律。比较标准品和供试品的吸收度，即可求得样品中待测元素的含量。所用仪器为原子吸收分光光度计。近年来用以测定中药中的微量金属元素的含量。

五、其他鉴定法

（一）中药的指纹图谱测定

中药的指纹图谱是指中药经过适当处理后，采用一定的分析方法和手段，得到的能够标示其成分特征的共有峰图谱。中药的指纹图谱用于中药质量控制和品种鉴定。目前，我国进行研究和采用的指纹图谱主要有色谱图谱、光谱图谱和 DNA 图谱等。

（二）生物鉴定法

生物鉴定法又称"生物测定法"，主要是利用中药或其所含的化合物对生物体作用强度的大小，以及用 DNA 特异性遗传标记特征和基因表达差异等来鉴别中药的品种和质量的一种方法。通常分为生物效应鉴定法和基因鉴定法两大类。

1. 生物效应鉴定法

生物效应鉴定法是以药物的生物效应为基础,以生物统计为工具,运用特定的实验设计,测定药物有效性,从而控制药品质量的一种方法。其测定方法包括生物效价测定法和生物活性限值测定法。中药的药材来源广泛、多变,制备工艺复杂,使得中药制剂的质量控制相对困难,此外中药含有多种活性成分,具有多种药理作用,因此仅控制少数成分不能完全控制其质量和反映临床疗效。为了使中药的质量标准能更好地保证每批药品的临床使用安全有效,有必要在含量测定的基础上增加生物活性测定,以综合评价其质量。常用的方法有免疫鉴定法、细胞生物学鉴定法、药物效价测定法和单纯指标测定法等。

2. 基因鉴定法

基因是一种叫脱氧核糖核酸(DNA)的物质片段,含有决定某个生物生存、繁殖的全部遗传密码,操纵着生物的诞生及生命的延续。中药的基因鉴定包括DNA遗传标记鉴定法和mRNA差异显示鉴定法等。

> **资料卡片**
>
> DNA条形码分子鉴定法
>
> DNA条形码分子鉴定法是利用基因组中一段公认的、相对较短的DNA序列来进行物种鉴定的一种分子生物学技术,是传统形态鉴别方法的有效补充。

(三)扫描电镜技术

扫描电镜技术是一种超微鉴定方法,扫描电子显微镜的分辨率较光学显微镜高数万倍,能够观察药材表面的细微特征,而且立体感强,样品制备简单。目前,它主要应用于药材花粉粒、叶表面、种皮表面的鉴定研究。

(四)计算机图像分析技术

计算机图像分析技术可将不同层次二维图像用计算机进行处理,获取此图像的三维定量数据。在中药鉴定方面,它可将果实、种子、花粉或组织切片中的某一特征的形态用计算机进行处理,比较其形态差异,从而达到鉴别的目的。

模块一　中药鉴定基础知识与方法

 **学完本任务，你应该知道**

```
                          ┌─ 观察植物形态
            ┌─ 基原鉴定法 ─┼─ 核对文献资料
            │             ├─ 核对标本
            │             └─ 标本的采集与制备
            │
            │             ┌─ 形状
            │             ├─ 大小
            │             ├─ 颜色
            │             ├─ 表面特征
            ├─ 性状鉴定法 ─┼─ 质地
            │             ├─ 断面
            │             ├─ 气
            │             ├─ 味
            │             ├─ 水试
            │             └─ 火试
中药鉴定方法 ─┤
            │             ┌─ 药材（饮片）显微制片
            │             ├─ 含饮片粉末的制剂显微制片
            ├─ 显微鉴定法 ─┼─ 细胞壁性质的鉴别
            │             ├─ 细胞内含物性质的鉴别
            │             └─ 显微测量
            │
            │             ┌─ 物理常数测定
            │             ├─ 常规检查
            │             ├─ 一般理化鉴别
            ├─ 理化鉴定法 ─┼─ 定量分析
            │             ├─ 色谱法
            │             └─ 分光光度法
            │
            │             ┌─ 中药的指纹图谱测定
            └─ 其他鉴定法 ─┼─ 生物鉴定法
                          ├─ 扫描电镜技术
                          └─ 计算机图像分析技术
```

思考与练习

单项选择题

1. 折断时有胶丝相连的药材是（　　）。
   A. 杜仲　　　　B. 黄柏　　　　C. 苦楝皮　　　　D. 厚朴
2. 断面纹理呈车轮状的药材是（　　）。
   A. 防己　　　　B. 茅苍术　　　　C. 黄芪　　　　D. 桔梗
3. 投入热水中，呈鲜艳的桃红色透明溶液的药材是（　　）。
   A. 苏木　　　　B. 熊胆仁　　　　C. 红花　　　　D. 血竭
4. 加碘试液，显棕色或黄棕色的物质是（　　）。
   A. 淀粉粒　　　　B. 糊粉粒　　　　C. 菊糖　　　　D. 黏液
5. 理化鉴定的常规检查不包括（　　）。
   A. 水分测定　　　B. 灰分测定　　　C. 膨胀度测定　　　D. 微量升华
6. 甲苯法测定中药中水分适用于（　　）。
   A. 不含挥发性成分的中药　　　　　B. 少含挥发性成分的中药
   C. 含挥发性成分的中药　　　　　　D. 含挥发性成分的贵重中药

模块二 植物类中药的鉴定

任务一　根及根茎类中药的鉴定

学习目标

1. 掌握双子叶根及根茎类中药的一般鉴定特征。
2. 掌握单子叶根及根茎类中药的一般鉴定特征。
3. 掌握蕨类植物根茎的一般鉴定特征。
4. 掌握根及根茎类中药常见品种的来源、性状及典型理化和显微鉴定特征。
5. 熟悉根及根茎类中药常见品种的产地、采收加工和主要功效。

任务引入

某药厂新购进了一批根及根茎类中药，小蔡作为质检员需要完成本批次中药的质量检验验收工作，并填写验收记录，将合格的中药入库，不合格中药则填写拒收报告单并进行退货处理。

根及根茎类中药应从哪些方面进行鉴定呢？

一、根及根茎类中药的概念

根和根茎是植物的两种不同器官，具有不同的外形和内部构造。根类中药包括药用部位为根或以根为主带有部分根茎的药材。就根部而言，没有节、节间，一般无芽和叶。根茎是一类变态茎，为地下茎的总称，包括根状茎、块茎、球茎及鳞茎等，药材中以根状茎多见。图 2-1-1 列举了不同入药部位的根及根茎类中药。

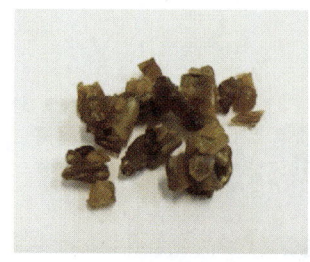
a) 天冬（块根入药）

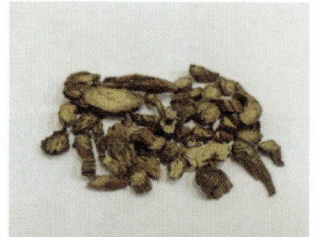
b) 拳参（根茎入药）

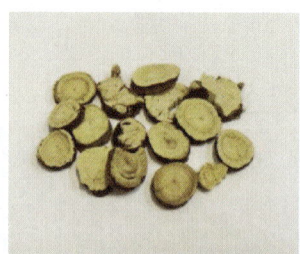
c) 甘草（根及根茎入药）

图 2-1-1　不同入药部位的根及根茎类中药

二、根及根茎类中药的采收加工

根及根茎类药材大多为多年生宿根，是植物的营养器官。一般在秋季地上部分枯萎时，或春季植物出苗之前采挖。这一段时间是植物的休眠期，养分都集中于地下器官根和根茎中贮存，所以药材肥大、结实，有效成分含量高，品质好，药用价值高。但是，由于根及根茎类药材都是地下器官，质地一般比较坚实，采挖后若加工不当会导致发霉、泥沙过多、地上非药用部位过多等常见的质量问题。有的药材因为含有酶类，其有效成分易被水解，加工时还应采取蒸、煮等方法，使酶失活，如黄芩。有的则需要进行净制处理，如刮去粗皮、抽去木心等。

三、根及根茎类中药的性状

（一）根类中药

根的形状通常为圆柱形或长圆锥形，有的肥大为块根，呈圆锥形或纺锤形等。双子叶植物根一般主根明显，常有分枝；少数根部细长，集生于根茎上，如威灵仙、龙胆等。根的表面常有纹理，有的可见皮孔；有的顶端带有根茎或茎基，根茎俗称"芦头"，上有茎痕，如人参等。根的质地和断面特征，常因品种而异，有的质重坚实，有的体轻松泡；折断时或有粉尘散落（淀粉粒），或呈纤维性、角质状等。

观察根的横切面，首先应注意区分双子叶植物根和单子叶植物根。一般说来，双子叶植物根有一圈形成层的环纹，环内的木质部范围较环外的皮部大；中央无髓部，自中心向外有放射状的射线纹理，木部尤为明显；外表常有栓皮。单子叶植物根有一圈内皮层的环纹，中柱一般较皮部为小；中央有髓部，自中心向外无放射状纹理；外表无木栓层，有的具较薄的栓化组织。双子叶与单子叶植物根类药材横切面区别见表 2-1-1。其次，应注意根的断面组织中有无分泌物散布，如伞形科植物当归、白芷等含有黄棕色油点。

表 2-1-1　　　　　　　　　双子叶与单子叶植物根类药材横切面区别

项目	双子叶植物	单子叶植物
放射状纹理（次生构造）	有，明显	无（初生构造）
栓皮（木栓层）	有	无，少数仅具薄的栓化组织
环纹	形成层（次生构造）	内皮层（初生构造）
中柱（木部）	木部大	中柱小
髓	一般无，次生构造不发达类型有	有，明显

（二）根茎类中药

根茎类中药系指以地下茎或带有少许根部的地下茎入药的药材，鳞茎常带有肉质鳞叶。根茎类中药在外形上与根类中药显著不同，与地上茎一样有节和节间，单子叶植物尤为明显，节上常有退化的鳞片状或膜质状小叶、叶柄基部残余物或叶痕，有时可见幼芽或芽痕。根茎上面或顶部常残存茎基或茎痕，侧面和下面常有细长的不定根或根痕。鳞茎的地下茎呈扁平凹盘状，节间极短缩。蕨类植物的根茎常有鳞片或密生棕黄色鳞毛。根茎的形状不一，有圆柱形、纺锤形、扁球形或不规则团块状等。

观察根茎的横切面，首先应注意区分双子叶植物根茎和单子叶植物根茎。一般说来，双子叶植物根茎外表常有木栓层，维管束环状排列，中央有明显的髓部。单子叶植物根茎通常可见内皮层环纹，皮层及中柱均有维管束小点散布，髓部不明显，外表无木栓层或具较薄的栓化组织。其次，应注意根茎断面组织中有无分泌物散布，如油点等。

想一想：如何区分根及根茎？

四、根及根茎类中药的鉴别

（一）根类中药

在显微镜下观察根横切面组织构造，可区分双子叶植物根和单子叶植物根。

1. 双子叶植物根

双子叶植物根一般均具次生构造。最外层大多为周皮，由木栓层、木栓形成层及栓内层组成。木栓形成层通常发生于中柱外方部位，形成周皮后原有的表皮及皮层细胞均已死亡脱落；栓内层通常为数列细胞，有的比较发达，又名次生皮层。少数根类中药的次生构造不发达，无周皮而有表皮，如龙胆；或表皮死亡脱落后由微木栓化的外皮层细胞行保护作用，称为后生表皮，如细辛；或由皮层的外部细胞木栓化起保护作用，称为后生皮层，如川乌。这些根的内皮层均较明显。

双子叶植物根的维管束一般为无限外韧型，由初生韧皮部、次生韧皮部、形成层、次生木质部和初生木质部组成。初生韧皮部细胞大多颓废；形成层连续成环，或束间形成层不明显；次生木质部占根的大部分，由导管、管胞、木薄壁细胞或木纤维组成，射线较明显；初生木质部位于中央，其原生木质部束呈星角状，星角的数目随科属种类而不同，有鉴定参考意义，如牛膝为两个角，属二原型。双子叶植物根一般无髓；少数次生构造不发达的根初生木质部未分化到中心，中央为薄壁组织区域，形成明显的髓部，如龙胆等。

双子叶植物根除上述正常构造外，还可形成异常构造，主要有如下几种类型。

（1）具多环性同心环维管束，如牛膝、商陆等。其异常生长是在中央正常维管束形成后，最初由中柱外方部位细胞分裂产生薄壁组织，从中发生新的形成层环，并形成第一轮同心环维管束，此后随着外方薄壁细胞继续分裂，又相继形成第二轮、第三轮等同心环维管束，如此构成多环性同心环维管束的异常构造。这是在不正常的位置上产生了新的形成层，进行异常次生生长的结果。

（2）具附加维管柱。当根中央正常维管束形成后，在木栓层的内方和韧皮部外侧的薄壁组织中产生新的形成层，形成异常的外韧型维管束，称附加维管柱。这也是在不正常的位置产生新的形成层，进行异常次生生长的结果，如何首乌。

（3）具内涵韧皮部，就是在次生木质部中包埋有次生韧皮部。这种异常构造是形成层活动不规则的结果，形成层不仅向外，也可向内产生韧皮部，如茄科植物华山参等。

2. 单子叶植物根

单子叶植物根一般均具初生构造。最外层通常为一列表皮细胞，无木栓层，有的细胞分化为根毛，细胞外壁一般无角质层。少数根的表皮细胞进行切线分裂为多层细胞，形成根被，如百部、麦冬等。皮层宽厚，占根的大部分，内皮层及其凯氏点通常明显。中柱与皮层的界限分明，直径较小。维管束为辐射型，韧皮部与木质部相间排列，呈辐射状，无形成层。髓部通常明显。

根类中药的横切面显微鉴别，首先应根据维管束的类型、有无形成层等，区分双子叶或单子叶植物根。其次应注意根中是否有分泌组织存在，如桔梗、党参等有乳管；人参、三七等有树脂道；当归、木香等有油室。草酸钙结晶也有可能看到，如人参有簇晶，甘草有方晶，牛膝有砂晶，麦冬有针晶。有的根含有多量淀粉粒，如葛根（甘葛藤）；有的根含有菊糖，不含淀粉粒，如桔梗等。厚壁组织的有无也应注意，通常根类中药可以见到韧皮纤维或木纤维，石细胞比较少见。

（二）根茎类中药

在显微镜下观察根茎横切面组织构造，可以区分双子叶植物根茎、单子叶植物根茎和蕨类植物根茎。

1. 双子叶植物根茎

双子叶植物根茎一般均具次生构造，与地上茎相似。外表常有木栓层，少数有表皮。如木栓形成层发生在皮层外方，则初生皮层仍然存在，如黄连等；有些根茎仅由栓内层细胞构成次生皮层。皮层中有根迹维管束或叶迹维管束斜向通过，内皮层多不明显。中柱外方部位有的具厚壁组织，如纤维和石细胞群，常排成不连续的环。草本植物的根茎维管束大多为无限外韧型,少数为双韧型,多呈环状排列,束间被髓射线分隔,中央有髓部。

双子叶植物根茎除上述正常构造外,还可形成异常构造,常见的有如下两种类型。

(1) 髓部有异常维管束,其韧皮部和木质部的位置常与外部正常维管束倒置,即韧皮部在内侧,木质部在外方,如大黄等。

(2) 具内生韧皮部,就是位于木质部里端的韧皮部。有的与木质部里端密切接触构成正常的双韧型维管束;有的在髓部的周围形成各个分离的韧皮部束。内生韧皮部存在的位置和形成方式均与内涵韧皮部不同,如茄科、葫芦科植物等。

2. 单子叶植物根茎

单子叶植物根茎一般均具初生构造。外表通常为一列表皮细胞,少数根茎皮层外部细胞木栓化形成后生皮层,代替表皮起保护作用,如藜芦等;皮层明显,常有叶迹维管束散布,内皮层通常可见,较粗大的根茎则不明显;中柱中有多数维管束散布,髓部不明显,维管束大多为有限外韧型,也有周木型。

鳞茎的肉质鳞叶横切面构造与单子叶植物的叶大体相似,表皮一般有气孔而无毛茸。

3. 蕨类植物根茎

蕨类植物根茎外表通常为一列表皮,表皮下面有下皮层,为数列厚壁细胞,内部为薄壁细胞组成的基本组织。一般具网状中柱,因根茎叶隙的纵向延伸和互相重叠,将维管系统分割成束,横切面可见断续环状排列的周韧型维管束,每一维管束外围有内皮层,网状中柱的一个维管束又称分体中柱。分体中柱的形状、数目和排列方式是鉴定品种的重要依据。在环列的分体中柱的外方,有叶迹维管束,如绵马贯众等。有的根茎具双韧管状中柱,木质部排成环状,其里外两侧均有韧皮部及内皮层环,中央有髓部,如狗脊。蕨类植物根茎的木质部无导管而有管胞,管胞大多为梯纹。在基本组织的细胞间隙中,有的具间隙腺毛,如绵马贯众。

根茎类中药的横切面显微鉴别,首先应根据维管束类型和排列形式判断其为双子叶植物或单子叶植物的根茎,还是蕨类植物根茎。其次应注意根茎中是否有分泌组织存在,如川芎、苍术等有油室,石菖蒲、干姜等有油细胞。单子叶植物根茎中常有黏液细胞,其中常含草酸钙针晶或针晶束,如半夏、白及等。厚壁组织也常存在,而且是重要的鉴别特征之一,如苍术的木栓层中有石细胞带;黄连(味连)的皮层及中柱外方部位均有石细胞。多数根茎类中药含有淀粉粒,有的含有菊糖而无淀粉粒,如苍术等。

五、根及根茎类中药的品质要求

根及根茎类中药一般要求干燥,无地上茎、须根、泥沙及其他非药用部位,无虫蛀和发霉。以结实、肥大、药材特有的气味浓郁者为佳。

六、根及根茎类中药的贮藏要求

根及根茎类中药的贮藏要求差异很大,应按照药材的性质进行贮藏。一般质地油润、香气浓者应存放于阴凉干燥处，不要过多通风，防止走油和散失气味，如当归；纤维性强，不易发霉的药材可以存放于通风干燥处，如柴胡、紫草等。

七、常见根及根茎类中药

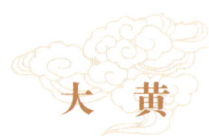

大 黄

【别名】将军、锦纹。

【来源】蓼科植物掌叶大黄、唐古特大黄或药用大黄的干燥根和根茎。

【产地】掌叶大黄主产于陕西、甘肃、青海、云南、四川、西藏等地，唐古特大黄主产于甘肃、青海、西藏等地，药用大黄主产于陕西、湖北、四川、贵州、云南等地。

【采收加工】秋末茎叶枯萎或次春发芽前采挖，除去细根，刮去外皮，切瓣或段，绳穿成串干燥或直接干燥。

【性状】大黄药材见图2-1-2a），性状描述见表2-1-2。

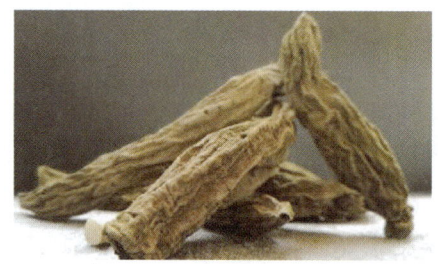

a）大黄药材　　　　　　b）大黄饮片

图 2-1-2　大黄

表 2-1-2　　　　　　　　　　　大黄药材性状描述

项目	性状描述
形状	呈类圆柱形、圆锥形、卵圆形或不规则块状，长3～17 cm，直径3～10 cm
形态	除尽外皮者表面黄棕色至红棕色，有的可见类白色网状纹理及星点（异型维管束）散在，残留的外皮棕褐色，多具绳孔及粗皱纹。断面淡红棕色或黄棕色，显颗粒性；根茎髓部宽广，有星点环列或散在；根木部发达，具放射状纹理，形成层环明显，无星点
质地	质坚实，有的中心稍松软，嚼之粘牙，有沙粒感
气味	气清香，味苦而微涩

【饮片性状】大黄饮片见图2-1-2b）。大黄片（块）为不规则类圆形厚片或块，大小不等。外表皮黄棕色或棕褐色，有纵皱纹及疙瘩状隆起。切面黄棕色至淡红棕色，较平坦，有明显散在或排列成环的星点，有空隙。

【鉴别】（1）横切面：根木栓层和栓内层大多已除去。韧皮部筛管群明显；薄壁组织发达。形成层成环。木质部射线较密，宽2～4列细胞，内含棕色物；导管非木化，常1至数个相聚，稀疏排列。薄壁细胞含草酸钙簇晶，并含多数淀粉粒。

根茎髓部宽广，其中常见黏液腔，内有红棕色物；异型维管束散在，形成层成环，木质部位于形成层外方，韧皮部位于形成层内方，射线呈星状射出。

粉末：黄棕色。草酸钙簇晶直径20～160 μm，有的至190 μm。具缘纹孔导管、网纹导管、螺纹导管及环纹导管非木化。淀粉粒甚多，单粒类球形或多角形，直径3～45 μm，脐点星状；复粒由2～8分粒组成。

（2）取本品粉末少量，进行微量升华，可见菱状针晶或羽状结晶。

【品质要求】以个大、质坚实、气清香、味苦而微涩者为佳。

【功效】泻下攻积，清热泻火，凉血解毒，逐瘀通经，利湿退黄。

【贮藏要求】置通风干燥处，防蛀。

想一想：大黄的鉴别要点是什么，在什么部位？

资料卡片

大黄使用注意事项

（1）大黄用于泻下时不宜久煎，久煎会导致泻下成分蒽醌苷解离成游离型蒽醌，失去泻下作用。

（2）同属植物藏边大黄、河套大黄、华北大黄、天山大黄等的根及根茎在部分地区称为土大黄或山大黄。泻下作用弱或无，但可使人腹痛。土大黄性状与正品大黄相似，作用不同。土大黄中含土大黄苷（属于二苯乙烯类化合物），其断面置紫外灯（365 nm）下呈持久的亮紫色荧光，使用时应注意鉴别。

何首乌

【别名】首乌。

【来源】蓼科植物何首乌的干燥块根。

【产地】主产于河南、湖北、广西、广东、贵州、四川、江苏等地。

【采收加工】秋、冬二季叶枯萎时采挖，削去两端，洗净，个大的切成块，干燥。

【性状】何首乌药材见图2-1-3a），性状描述见表2-1-3。

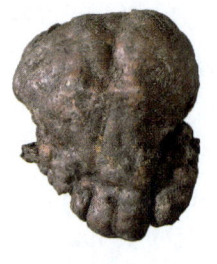
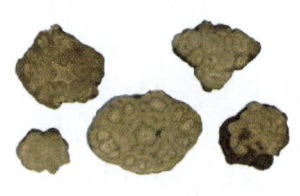

a）何首乌药材　　　　　　b）何首乌饮片

图 2-1-3　何首乌

表 2-1-3　　　　　　　　　　　何首乌药材性状描述

项目	性状描述
形状	呈团块状或不规则纺锤形，长 6～15 cm，直径 4～12 cm
形态	表面红棕色或红褐色，皱缩不平，有浅沟，并有横长皮孔样突起和细根痕。断面浅黄棕色或浅红棕色，显粉性，皮部有 4～11 个类圆形异型维管束环列，形成云锦状花纹，中央木部较大，有的呈木心
质地	体重，质坚实，不易折断
气味	气微，味微苦而甘涩

【饮片性状】何首乌饮片见图 2-1-3b）。何首乌片（块）为不规则的厚片或块。外表皮红棕色或红褐色，皱缩不平，有浅沟，并有横长皮孔样突起及细根痕。切面浅黄棕色或浅红棕色，显粉性；横切面有的皮部可见云锦状花纹，中央木部较大，有的呈木心。气微，味微苦而甘涩。

【品质要求】以个大、质坚实而重、色红褐、断面显云锦状花纹、粉性足者为佳。

【功效】解毒，消痈，截疟，润肠通便。

【贮藏要求】置干燥处，防蛀。

资料卡片

红药子

红药子是何首乌伪品，为蓼科植物翼蓼的块根。外皮棕褐色，有多数小疙瘩和须根，断面红色，粉性，无云锦花纹，味涩微苦。

牛　膝

【别名】怀牛膝、淮牛膝。
【来源】苋科植物牛膝的干燥根。
【产地】主产于河南武陟、沁阳等地，为"四大怀药"之一，河北、山西、山东、江苏及辽宁等地亦产。
【采收加工】冬季茎叶枯萎时采挖，除去须根和泥沙，捆成小把，晒至干皱后，将顶端切齐，晒干。
【性状】牛膝药材见图2-1-4a），性状描述见表2-1-4。

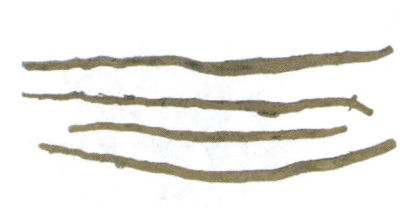

a）牛膝药材　　　　　　b）牛膝饮片

图 2-1-4　牛膝

表 2-1-4　牛膝药材性状描述

项目	性状描述
形状	呈细长圆柱形，挺直或稍弯曲，长 15～70 cm，直径 0.4～1 cm
形态	表面灰黄色或淡棕色，有微扭曲的细纵皱纹、排列稀疏的侧根痕和横长皮孔样的突起，断面平坦，淡棕色，中心维管束木质部较大，黄白色，其外周散有多数黄白色点状维管束，断续排列成 2～4 轮
质地	质硬脆，易折断，受潮后变软，断面略呈角质样而油润
气味	气微，味微甜而稍苦涩

【饮片性状】牛膝饮片见图2-1-4b）。牛膝段为圆柱形的段。外表皮灰黄色或淡棕色，有微细的纵皱纹及横长皮孔。质硬脆，易折断，受潮变软。切面平坦，淡棕色或棕色，略呈角质样而油润，中心维管束木部较大，黄白色，其外围散有多数黄白色点状维管束，断续排列成 2～4 轮。气微，味微甜而稍苦涩。

【品质要求】以根粗长、肉肥、皮细、色黄白者为佳。
【功效】逐瘀通经，补肝肾，强筋骨，利尿通淋，引血下行。

【贮藏要求】置阴凉干燥处，防潮。

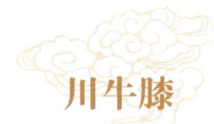

川牛膝

【别名】拐牛膝、大牛膝。
【来源】苋科植物川牛膝的干燥根。
【产地】主产于四川、云南、贵州等地。
【采收加工】秋、冬二季采挖，除去芦头、须根及泥沙，烘或晒至半干，堆放回润，再烘干或晒干。
【性状】川牛膝药材见图2-1-5a)，性状描述见表2-1-5。

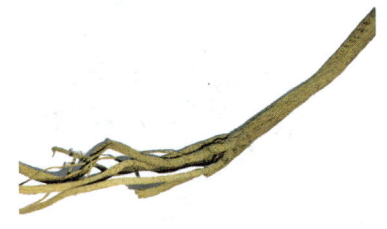
a）川牛膝药材

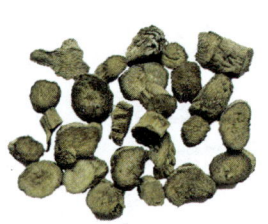
b）川牛膝饮片

图2-1-5　川牛膝

表2-1-5　　　　　　　　　　川牛膝药材性状描述

项目	性状描述
形状	呈近圆柱形，微扭曲，向下略细或有少数分枝，长30～60 cm，直径0.5～3 cm
形态	表面黄棕色或灰褐色，具纵皱纹、支根痕和多数横长的皮孔样突起。断面浅黄色或棕黄色，维管束点状，排列成数轮同心环
质地	质韧，不易折断
气味	气微，味甜

【饮片性状】川牛膝饮片见图2-1-5b)。川牛膝片为圆形或椭圆形薄片。外表皮黄棕色或灰褐色。切面浅黄色至棕黄色。可见多数排列成数轮同心环的黄色点状维管束。气微，味甜。

【品质要求】以条粗壮、质柔韧、分枝少、纤维性弱者为佳。
【功效】逐瘀通经，通利关节，利尿通淋。
【贮藏要求】置阴凉干燥处，防潮。

找一找：牛膝与川牛膝有何区别？

📖 资料卡片

麻牛膝

同属植物麻牛膝的根在四川、云南、贵州等省也称川牛膝。其植物形态与川牛膝相似，常有混用。但本品花球团干后呈暗褐色，退化雄蕊先端深裂或近流苏状。药材较粗短，外皮灰褐色或棕红色，折断面纤维性较强。味甘、后苦麻刺舌。

川 乌

【别名】川乌头、乌头。
【来源】毛茛科植物乌头的干燥母根。
【产地】主产于四川、陕西等地，湖北、湖南、云南、河南等地亦产。
【采收加工】6月下旬至8月上旬采挖，除去子根、须根及泥沙，晒干。
【性状】川乌药材及饮片见图 2-1-6，药材性状描述见表 2-1-6。

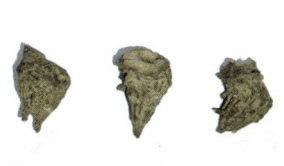 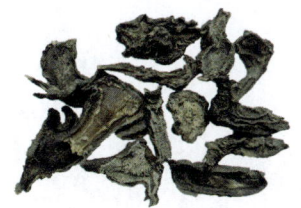

　　a）川乌药材　　　　　　　　b）川乌饮片

图 2-1-6　川乌

表 2-1-6　　　　　　　　　　　川乌药材性状描述

项目	性状描述
形状	呈不规则的圆锥形，稍弯曲，顶端常有残茎，中部多向一侧膨大，长 2～7.5 cm，直径 1.2～2.5 cm
形态	表面棕褐色或灰棕色，皱缩，有小瘤状侧根及子根脱离后的痕迹。断面类白色或浅灰黄色，形成层环纹呈多角形
质地	质坚实
气味	气微，味辛辣、麻舌

【品质要求】以饱满、质坚实、断面色白者为佳。
【功效】祛风除湿，温经止痛。
【贮藏要求】置通风干燥处，防蛀。

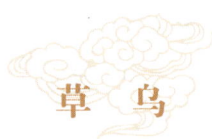

草乌

【来源】毛茛科植物北乌头的干燥块根。
【产地】主产于东北、华北等地。
【采收加工】秋季茎叶枯萎时采挖，除去须根和泥沙，干燥。
【性状】草乌药材及饮片见图 2-1-7，药材性状描述见表 2-1-7。

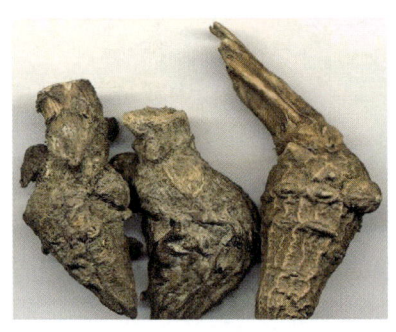 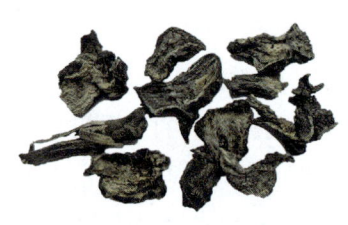

a）草乌药材　　　　　　　　　　　b）草乌饮片

图 2-1-7　草乌

表 2-1-7　　　　　　　　　　草乌药材性状描述

项目	性状描述
形状	呈不规则长圆锥形，略弯曲，长 2～7 cm，直径 0.6～1.8 cm
形态	顶端常有残茎和少数不定根残基，有的顶端一侧有一枯萎的芽，一侧有一圆形或扁圆形不定根残基。表面灰褐色或黑棕褐色，皱缩，有纵皱纹、点状须根痕及数个瘤状侧根。断面灰白色或暗灰色，有裂隙，形成层环纹多角形或类圆形，髓部较大或中空
质地	质硬
气味	气微，味辛辣、麻舌

【品质要求】均以个大、质坚实、断面色灰白者为佳。
【功效】祛风除湿，温经止痛。
【贮藏要求】置通风干燥处，防蛀。

附 子

【来源】毛茛科植物乌头的子根的加工品。

【产地】主产于四川、陕西等地,湖北、湖南、云南、河南等地亦产。

【采收加工】6月下旬至8月上旬采挖,除去母根、须根及泥沙,习称"泥附子",加工成如下规格。

(1)选择个大、均匀的泥附子,洗净,浸入胆巴的水溶液中过夜,再加食盐,继续浸泡,每日取出晒晾,并逐渐延长晒晾时间,直至附子表面出现大量结晶盐粒(盐霜)、体质变硬为止,习称"盐附子"。

(2)取泥附子,按大小分别洗净,浸入胆巴的水溶液中数日,连同浸液煮至透心,捞出,水漂,纵切成厚约0.5 cm的片,再用水浸漂,用调色液使附片染成浓茶色,取出,蒸至出现油面、光泽后,烘至半干,再晒干或继续烘干,习称"黑顺片"。

(3)选择大小均匀的泥附子,洗净,浸入胆巴的水溶液中数日,连同浸液煮至透心,捞出,剥去外皮,纵切成厚约0.3 cm的片,用水浸漂,取出,蒸透,晒干,习称"白附片"。

【性状】附子药材及饮片见图2-1-8,性状描述见表2-1-8。

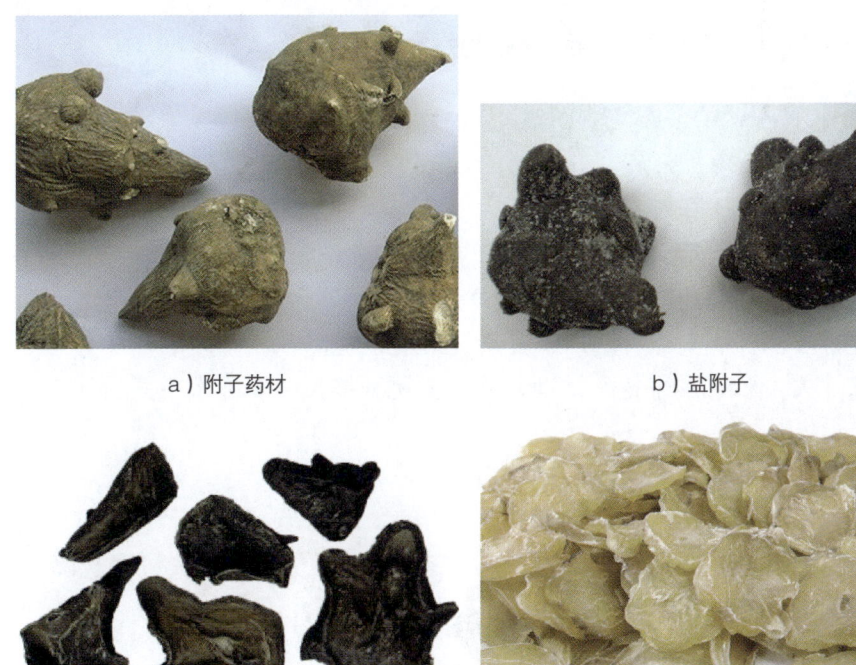

a)附子药材　　　　　　　　b)盐附子

c)黑顺片　　　　　　　　d)白附片

图2-1-8　附子

表 2-1-8　　　　　　　　　附子药材及饮片性状描述*

项目	性状描述		
	盐附子	黑顺片	白附片
形状	呈圆锥形，长 4～7 cm，直径 3～5 cm	为纵切片，上宽下窄，长 1.7～5 cm，宽 0.9～3 cm，厚 0.2～0.5 cm	厚约 0.3 cm
形态	表面灰黑色，被盐霜，顶端有凹陷的芽痕，周围有瘤状突起的支根或支根痕。横切面灰褐色，可见充满盐霜的小空隙和多角形形成层环纹，环纹内侧导管束排列不整齐	外皮黑褐色，切面暗黄色，油润具光泽，半透明状，并有纵向导管束	无外皮，黄白色，半透明
质地	体重	质硬而脆，断面角质样	
气味	气微，味咸而麻，刺舌	气微，味淡	

【品质要求】盐附子以个大、坚实、色灰黑、表面起盐霜者为佳。黑顺片以片大、厚薄均匀、表面油润光泽者为佳。白附片以片大、色白、半透明者为佳。

【功效】回阳救逆，补火助阳，散寒止痛。

【贮藏要求】盐附子：密闭，置阴凉干燥处；黑顺片及白附片：置干燥处，防潮。

找一找：川乌、草乌及附子药材的主要区别是什么？

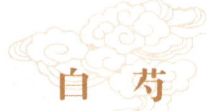

白　芍

【别名】杭白芍、东白芍、川白芍、亳芍。

【来源】毛茛科植物芍药的干燥根。

【产地】主产于浙江、安徽、四川、贵州、山东等地。

【采收加工】夏、秋二季采挖，洗净，除去头尾和细根，置沸水中煮后除去外皮或去皮后再煮，晒干。

【性状】白芍药材见图 2-1-9a），性状描述见表 2-1-9。

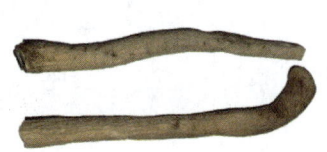 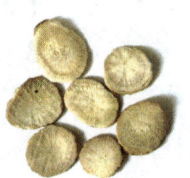

a）白芍药材　　　　　　b）白芍饮片

图 2-1-9　白芍

* 同一名称有多种来源或规格的药材，其性状有明显区别的均分别描述。先重点描述一种，其他仅分述其区别点。

表 2-1-9　　白芍药材性状描述

项目	性状描述
形状	呈圆柱形，平直或稍弯曲，两端平截，长 5～18 cm，直径 1～2.5 cm
形态	表面类白色或淡棕红色，光洁或有纵皱纹及细根痕，偶有残存的棕褐色外皮。断面较平坦，类白色或微带棕红色，形成层环明显，射线放射状
质地	质坚实，不易折断
气味	气微，味微苦、酸

【饮片性状】白芍饮片见图 2-1-9b）。白芍片为类圆形的薄片。表面淡棕红色或类白色。切面微带棕红色或类白色，形成层环明显，可见稍隆起的筋脉纹呈放射状排列。气微，味微苦、酸。

【品质要求】以根粗、坚实、无白心或裂隙者为佳。

【功效】养血调经，敛阴止汗，柔肝止痛，平抑肝阳。

【贮藏要求】置干燥处，防蛀。

赤　芍

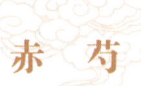

【来源】毛茛科植物芍药或川赤芍的干燥根。

【产地】芍药主产于内蒙古、河北及东北等地，川赤芍主产于四川。

【采收加工】春、秋二季采挖，除去根茎、须根及泥沙，晒干。

【性状】赤芍药材见图 2-1-10a），性状描述见表 2-1-10。

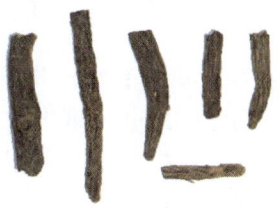
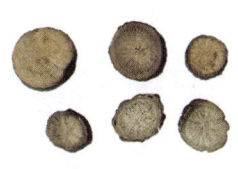

a）赤芍药材　　　　　　　　b）赤芍饮片

图 2-1-10　赤芍

表 2-1-10　　赤芍药材性状描述

项目	性状描述
形状	呈圆柱形，稍弯曲，长 5～40 cm，直径 0.5～3 cm
形态	表面棕褐色，粗糙，有纵沟和皱纹，并有须根痕和横长的皮孔样突起，有的外皮易脱落。断面粉白色或粉红色，皮部窄，木部放射状纹理明显，有的有裂隙

续表

项目	性状描述
质地	质硬而脆,易折断
气味	气微香,味微苦、酸涩

【饮片性状】赤芍饮片见图 2-1-10b)。赤芍片为类圆形切片,外表皮棕褐色。切面粉白色或粉红色,皮部窄,木部放射状纹理明显,有的有裂隙。

【品质要求】以根粗壮、断面色粉白、粉性大者为佳。

【功效】清热凉血,散瘀止痛。

【贮藏要求】置通风干燥处。

资料卡片

赤芍地方品种

有的地区尚用同属其他植物的根作赤芍用,但质量较差,如以下品种。
(1)草芍药,又名卵叶芍药(《东北药用植物志》)、山芍药(东北)、野芍药(通称)。
(2)毛叶草芍药,又名毛叶芍药(《中国高等植物图鉴》)。

黄 连

【别名】川连、鸡爪黄连。

【来源】毛茛科植物黄连、三角叶黄连或云连的干燥根茎。以上三种分别习称"味连""雅连""云连"。

【产地】味连主产于四川、重庆、湖北,陕西、湖南、甘肃、贵州等地也有栽培,商品有"北岸味连"(长江北岸)和"南岸味连"(长江南岸)之分;雅连主产于四川,均系栽培;云连主产于云南及西藏,原系野生,现有栽培。

【采收加工】秋季采挖,除去须根和泥沙,干燥,撞去残留须根。

【性状】黄连药材见图 2-1-11a),性状描述见表 2-1-11。

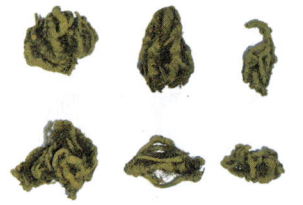
a)黄连药材(味连)

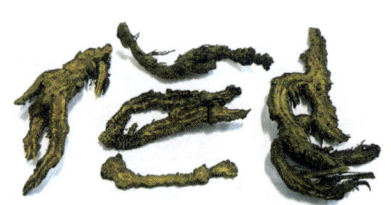
b)黄连饮片

图 2-1-11 黄连

表 2-1-11　　　　　　　　　　　　　　　黄连药材性状描述

项目	性状描述		
	味连	雅连	云连
形状	多集聚成簇，常弯曲，形如鸡爪，故名"鸡爪连"单枝根茎长3～6cm，直径0.3～0.8cm	多为单枝，略呈圆柱形，微弯曲，长4～8cm，直径0.5～1cm	弯曲呈钩状，多为单枝，较细小
形态	表面灰黄色或黄褐色，粗糙，有不规则结节状隆起、须根及须根残基，有的节间表面平滑如茎秆，习称"过桥"。上部多残留褐色鳞叶，顶端常留有残余的茎或叶柄。断面不整齐，皮部橙红色或暗棕色，木部鲜黄色或橙黄色，呈放射状排列，髓部有的中空	"过桥"较长。顶端有少许残茎	
质地	质硬		
气味	气微，味极苦		

【饮片性状】黄连饮片见图 2-1-11b）。黄连片为不规则的薄片。外表皮灰黄色或黄褐色，粗糙，有细小的须根。切面或碎断面鲜黄色或红黄色，具放射状纹理，气微，味极苦。

【显微鉴别】横切面：

（1）味连木栓层为数列细胞，其外有表皮，常脱落。皮层较宽，石细胞单个或成群散在。中柱鞘纤维成束或伴有少数石细胞，均显黄色。维管束外韧型，环列。木质部黄色，均木化，木纤维较发达。髓部均为薄壁细胞，无石细胞。

（2）雅连髓部有石细胞。

（3）云连皮层、中柱鞘及髓部均无石细胞。

【品质要求】均以粗壮、坚实、断面色红黄者为佳。

【功效】清热燥湿，泻火解毒。

【贮藏要求】置通风干燥处。

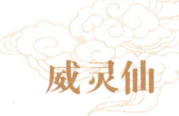

威灵仙

【别名】灵仙、铁脚威灵仙。

【来源】毛茛科植物威灵仙、棉团铁线莲或东北铁线莲的干燥根和根茎。

【产地】威灵仙主产于江苏、浙江、江西、安徽等地，棉团铁线莲主产于东北地区及山东等地，东北铁线莲主产于东北地区。

【采收加工】秋季采挖，除去泥沙，晒干。

【性状】威灵仙药材见图 2-1-12a）、b）、c），性状描述见表 2-1-12。

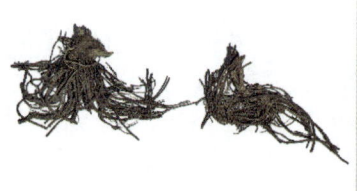
a）威灵仙药材

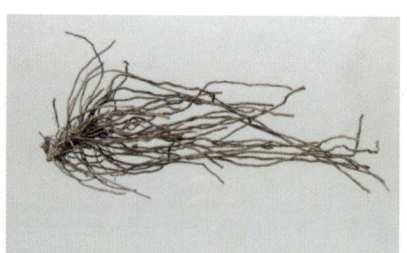
b）棉团铁线莲药材

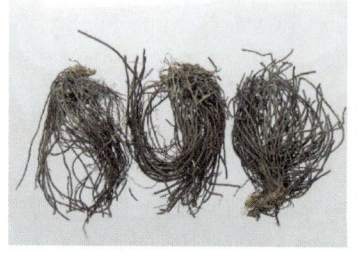
c）东北铁线莲药材

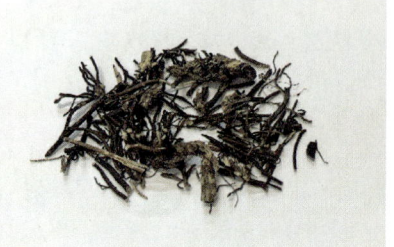
d）威灵仙饮片

图 2-1-12　威灵仙

表 2-1-12　　　　　　　　　　　　威灵仙药材性状描述

项目	性状描述		
	威灵仙	棉团铁线莲	东北铁线莲
形状	根茎呈柱状，长 1.5～10 cm，直径 0.3～1.5 cm。根呈细长圆柱形，稍弯曲，长 7～15 cm，直径 0.1～0.3 cm	根茎呈短柱状，长 1～4 cm，直径 0.5～1 cm。根长 4～20 cm，直径 0.1～0.2 cm	根茎呈柱状，长 1～11 cm，直径 0.5～2.5 cm。根较密集，长 5～23 cm，直径 0.1～0.4 cm
形态	根茎表面淡棕黄色，顶端残留茎基，断面纤维性，下侧着生多数细根。根表面黑褐色，有细纵纹，有的皮部脱落，露出黄白色木部；断面皮部较广，木部淡黄色，略呈方形，皮部与木部间常有裂隙	表面棕褐色至棕黑色，断面木部圆形	表面棕黑色，断面木部近圆形
质地	根茎质较坚韧。根质硬脆，易折断		
气味	气微，味淡	味咸	味辛辣

【饮片性状】威灵仙饮片见图 2-1-12d）。威灵仙段为不规则的段。表面黑褐色、棕褐色或棕黑色，有细纵纹，有的皮部脱落，露出黄白色木部。切面皮部较广，木部淡黄色，略呈方形或近圆形，皮部与木部间常有裂隙。

【品质要求】均以条粗壮、质坚硬、断面色灰白者为佳。

【功效】祛风湿，通经络。

> 📖 **资料卡片**
>
> 威灵仙地方品种
>
> 　　除上述三种外，铁线莲属尚有多种植物根作威灵仙用。
> 　　（1）毛柱铁线莲。又名南铁线莲、吹风藤、老虎须藤（广西），分布于浙江、江西、福建、台湾、湖南南部、广东、广西、四川、贵州、云南等地。
> 　　（2）铁线莲。分布于江苏、浙江、湖北、湖南、广东、广西等地。
> 　　（3）柱果铁线莲。分布于陕西南部、江苏宜兴、安徽南部、浙江、江西、福建、台湾、湖南、广东、广西、四川、贵州、云南南部等地。
> 　　（4）圆锥铁线莲。分布于江苏、安徽、浙江、江西、湖北等地。
> 　　（5）毛蕊铁线莲。又名丝瓜花，分布于陕西、甘肃、安徽、江西、浙江、湖南、广东、广西、四川、云南等地。
> 　　（6）山木通。又名铁皮威灵仙，分布于河南、江苏、安徽、浙江、江西、福建、湖北、湖南、贵州、四川、云南，其根茎也作威灵仙药用。
> 　　北方各省有用百合科植物短梗菝葜或华东菝葜等的根和根茎作威灵仙药用，别名铁丝威灵仙。

升　麻

【来源】毛茛科植物大三叶升麻、兴安升麻或升麻的干燥根茎。
【产地】主产于辽宁、吉林、黑龙江，河北、山西、陕西、四川、青海等地亦产。
【采收加工】秋季采挖，除去泥沙，晒至须根干时，燎去或除去须根，晒干。
【性状】升麻药材见图 2-1-13a），性状描述见表 2-1-13。

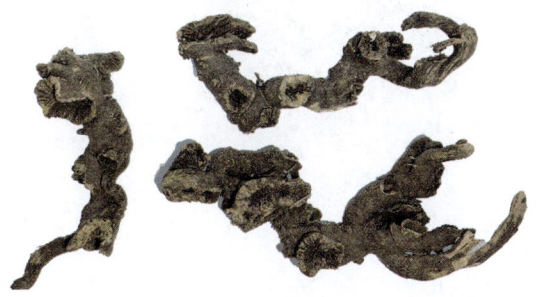　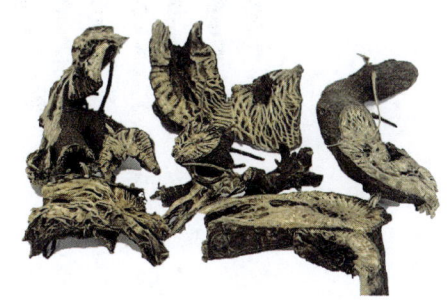

a）升麻药材　　　　　　　　　　　b）升麻饮片

图 2-1-13　升麻

表 2-1-13　　升麻药材性状描述

项目	性状描述
形状	为不规则的长形块状，多分枝，呈结节状，长 10～20 cm，直径 2～4 cm
形态	表面黑褐色或棕褐色，粗糙不平，有坚硬的细须根残留，上面有数个圆形空洞的茎基痕，洞内壁显网状沟纹；下面凹凸不平，具须根痕。断面不平坦，有裂隙，纤维性，黄绿色或淡黄白色
质地	体轻，质坚硬，不易折断
气味	气微，味微苦而涩

【饮片性状】升麻饮片见图 2-1-13b）。升麻片为不规则的厚片，厚 2～4 mm。外表面黑褐色或棕褐色，粗糙不平，有的可见须根痕或坚硬的细须根残留，切面黄绿色或淡黄白色，具有网状或放射状纹理。体轻，质硬，纤维性。气微，味微苦而涩。

【品质要求】以个大、质坚、无须根、表面色黑褐者为佳。

【功效】发表透疹，清热解毒，升举阳气。

【贮藏要求】置通风干燥处。

板蓝根

【别名】靛青根、蓝靛根、大青根。

【来源】十字花科植物菘蓝的干燥根。

【产地】主产于河北、江苏、河南、安徽、陕西、甘肃、黑龙江等地亦产。

【采收加工】秋季采挖，除去泥沙，晒干。

【性状】板蓝根药材见图 2-1-14a），性状描述见表 2-1-14。

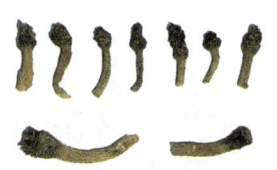
a）板蓝根药材

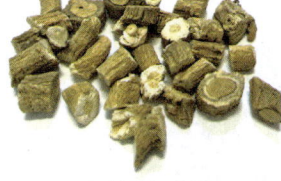
b）板蓝根饮片

图 2-1-14　板蓝根

表 2-1-14　　板蓝根药材性状描述

项目	性状描述
形状	呈圆柱形，稍扭曲，长 10～20 cm，直径 0.5～1 cm

续表

项目	性状描述
形态	表面淡灰黄色或淡棕黄色,有纵皱纹、横长皮孔样突起及支根痕。根头略膨大,可见暗绿色或暗棕色轮状排列的叶柄残基和密集的疣状突起。断面皮部黄白色,木部黄色,习称"金井玉栏"
质地	体实,质略软
气味	气微,味微甜后苦涩

【饮片性状】板蓝根饮片见图 2-1-14b)。板蓝根片为圆形的厚片。外表皮淡灰黄色至淡棕黄色,有纵皱纹。切面皮部黄白色,木部黄色。气微,味微甜后苦涩。

【品质要求】以条长、粗大、体实、"金井玉栏"明显者为佳。

【功效】清热解毒,凉血利咽。

【贮藏要求】置干燥处,防霉,防蛀。

> 📖 资料卡片
>
> ### 南板蓝根
>
> 本品为爵床科植物马蓝的干燥根茎和根。夏、秋二季采挖,除去地上茎,洗净,晒干。根茎呈类圆形,多弯曲,有分枝,长 10～30 cm,直径 0.1～1 cm。表面灰棕色,具细纵纹;节膨大,节上长有细根或茎残基;外皮易剥落,呈蓝灰色。质硬而脆,易折断,断面不平坦,皮部蓝灰色,木部灰蓝色至淡黄褐色,中央有髓。根粗细不一,弯曲有分枝,细根细长而柔韧。气微,味淡。具清热解毒、凉血消斑的功效。

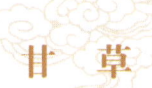

甘 草

【别名】国老、甜草、甜草根、红甘草、粉甘草、乌拉尔甘草。

【来源】豆科植物甘草、胀果甘草或光果甘草的干燥根和根茎。

【产地】甘草主产于内蒙古、陕西、甘肃、宁夏、青海、新疆,胀果甘草与光果甘草主产于新疆、甘肃。

【采收加工】春、秋二季采挖,除去须根,晒干。

【性状】甘草药材见图 2-1-15a)、b)、c),性状描述见表 2-1-15。

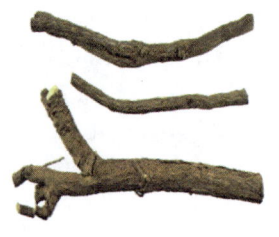
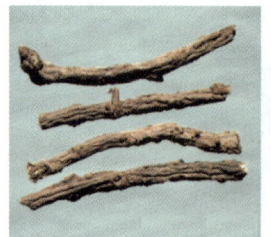
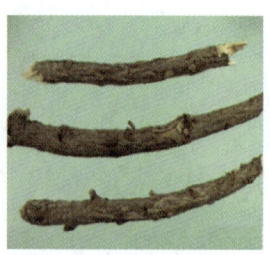
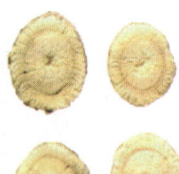
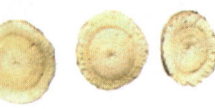

a）甘草药材　　　　b）胀果甘草药材　　　　c）光果甘草药材　　　　d）甘草饮片

图 2-1-15　甘草

表 2-1-15　甘草药材性状描述

项目	性状描述		
	甘草	胀果甘草	光果甘草
形状	根呈圆柱形，长 25～100 cm，直径 0.6～3.5 cm。根茎呈圆柱形	根和根茎木质粗壮，有的分枝	根和根茎有的分枝
形态	根外皮松紧不一。表面红棕色或灰棕色，具显著的纵皱纹、沟纹、皮孔及稀疏的细根痕。断面略显纤维性，黄白色，粉性，形成层环明显，射线放射状，有的有裂隙。根茎表面有芽痕，断面中部有髓	外皮粗糙，多灰棕色或灰褐色。木质纤维多，粉性小。根茎不定芽多而粗大	外皮不粗糙，多灰棕色，皮孔细而不明显
质地	质坚实	质坚硬	质较坚实
气味	气微，味甜而特殊		

【饮片性状】甘草饮片见图 2-1-15d）。甘草片为类圆形或椭圆形的厚片。外表皮红棕色或灰棕色，具纵皱纹。切面略显纤维性，中心黄白色，有明显放射状纹理及形成层环。质坚实，具粉性。气微，味甜而特殊。

【显微鉴别】横切面：木栓层为数列棕色细胞。栓内层较窄。韧皮部射线宽广，多弯曲，常现裂隙；纤维多成束，非木化或微木化，周围薄壁细胞常含草酸钙方晶；筛管群常因压缩而变形。束内形成层明显。木质部射线宽 3～5 列细胞；导管较多，直径约至 160 μm；木纤维成束，周围薄壁细胞亦含草酸钙方晶。根中心无髓；根茎中心有髓。甘草横切面见图 2-1-16。

粉末：淡棕黄色。纤维成束，直径 8～14 μm，壁厚，微木化，周围薄壁细胞含草酸钙方晶，形成晶纤维。草酸钙方晶多见。具缘纹孔导管较大，稀有网纹导管。木栓细胞红棕色，多角形，微木化。甘草粉末见图 2-1-17。

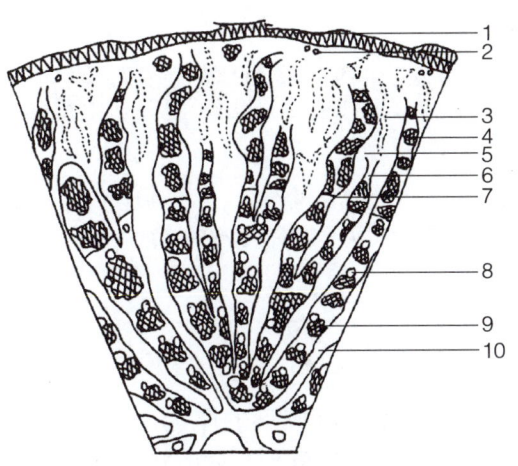
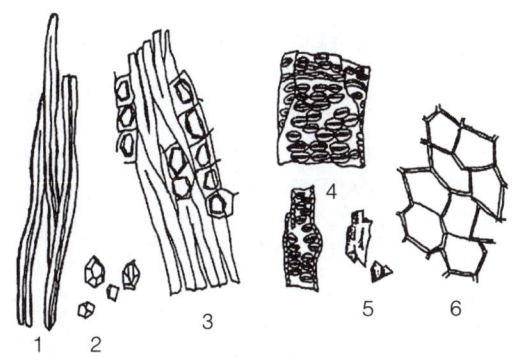

1—木栓层 2—草酸钙方晶 3—裂隙 4—韧皮纤维束
5—韧皮射线 6—韧皮部 7—形成层
8—导管 9—木纤维束 10—木射线

1—纤维 2—草酸钙方晶 3—晶纤维
4—导管 5—色素块 6—木栓细胞

图 2-1-16 甘草横切面　　　　图 2-1-17 甘草粉末

【品质要求】以外皮细紧、色红棕、质坚实、断面色黄白、粉性足、味甜者为佳。
【功效】补脾益气，清热解毒，祛痰止咳，缓急止痛，调和诸药。
【贮藏要求】置通风干燥处，防蛀。

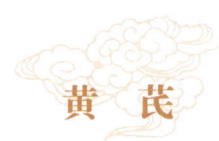

黄 芪

【别名】棉芪、黄耆、黄参。
【来源】豆科植物蒙古黄芪或膜荚黄芪的干燥根。
【产地】主产于山西、黑龙江、内蒙古等地。以栽培的蒙古黄芪质量为佳。
【采收加工】春、秋二季采挖，除去须根和根头，晒干。
【性状】黄芪药材见图 2-1-18a)，性状描述见表 2-1-16。

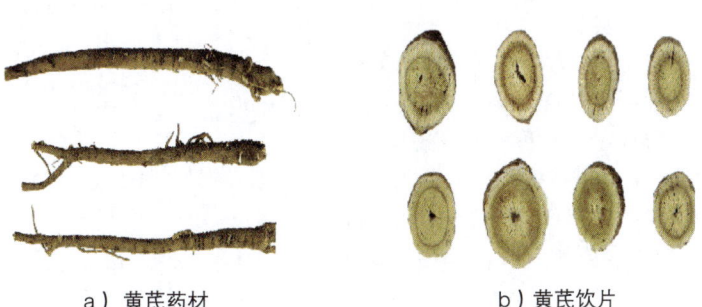

a) 黄芪药材　　　　b) 黄芪饮片

图 2-1-18 黄芪

表 2-1-16　　　　　　　　　　黄芪药材性状描述

项目	性状描述
形状	呈圆柱形，有的有分枝，上端较粗，长 30～90 cm，直径 1～3.5 cm
形态	表面淡棕黄色或淡棕褐色，有不整齐的纵皱纹或纵沟。断面纤维性强，并显粉性，皮部黄白色，木部淡黄色，有放射状纹理和裂隙，老根中心偶呈枯朽状，黑褐色或呈空洞
质地	质硬而韧，不易折断
气味	气微，味微甜，嚼之微有豆腥味

【饮片性状】黄芪饮片见图 2-1-18b）。黄芪片为类圆形或椭圆形的厚片，外表皮黄白色至淡棕褐色，可见纵皱纹或纵沟。切面皮部黄白色，木部淡黄色，有放射状纹理及裂隙，有的中心偶有枯朽状，黑褐色或呈空洞。气微，味微甜，嚼之有豆腥味。

【品质要求】以条粗长、皱纹少、断面色黄白、粉性足、味甜者为佳。

【功效】补气升阳，固表止汗，利水消肿，生津养血，行滞通痹，托毒排脓，敛疮生肌。

【贮藏要求】置阴凉干燥处，防潮，防蛀。

资料卡片

黄芪的商品分级

规格	等级	性状描述		
		共同点		区别点
栽培黄芪	大选	呈圆柱形，有的有分枝，上端较粗，表面淡棕黄色或棕褐色，有不整齐的纵皱纹或纵沟。质硬而韧，不易折断，断面纤维性强，并显粉性，皮部黄白色，有放射状纹理。气微，味微甜，嚼之微有豆腥味	外皮平滑，根皮较柔韧，断面致密，木心中央黄白色，质地坚实	长≥30 cm，头部斩口下 3.5 cm 处直径≥1.4 cm
	小选			长≥30 cm，头部斩口下 3.5 cm 处直径≥1.1 cm
	统货			长短不分，粗细不均匀，头部斩口下 3.5 cm 处直径≥1.0 cm
仿野生黄芪	特等		外皮粗糙，断面皮部有裂隙，木心黄，质地松泡，老根中心有的呈枯朽状，黑褐色或呈空洞	长≥40 cm，头部斩口下 3.5 cm 处直径≥1.8 cm
	一等			长≥45 cm，头部斩口下 3.5 cm 处直径 1.4～1.7 cm
	二等			长≥45 cm，头部斩口下 3.5 cm 处直径 1.2～1.4 cm
	三等			长≥30 cm，头部斩口下 3.5 cm 处直径 1.0～1.2 cm

山豆根

【别名】广豆根。

【来源】豆科植物越南槐的干燥根和根茎。

【产地】主产于广西、广东等地。

【采收加工】秋季采挖,除去杂质,洗净,干燥。

【性状】山豆根药材见图 2-1-19a),性状描述见表 2-1-17。

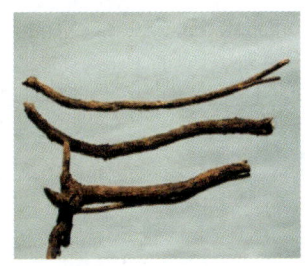
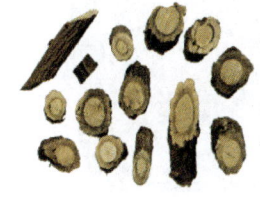

a)山豆根药材　　　　b)山豆根饮片

图 2-1-19　山豆根

表 2-1-17　　　　　　　　　　　　山豆根药材性状描述

项目	性状描述
形状	根茎呈不规则的结节状,顶端常残存茎基,其下着生根数条。根呈长圆柱形,常有分枝,长短不等,直径 0.7～1.5 cm
形态	表面棕色至棕褐色,有不规则的纵皱纹及横长皮孔样突起。断面皮部浅棕色,木部淡黄色
质地	质坚硬,难折断
气味	有豆腥气,味极苦

【饮片性状】山豆根饮片见图 2-1-19b)。山豆根片为不规则的类圆形厚片。外表皮棕色至棕褐色。切面皮部浅棕色,木部淡黄色。有豆腥气,味极苦。

【品质要求】以条粗壮、色棕褐、质坚硬、味极苦者为佳。

【功效】清热解毒,消肿利咽。

【贮藏要求】置干燥处。

葛 根

【别名】野葛、葛条。
【来源】豆科植物野葛的干燥根。
【产地】主产于湖南、河南等地。
【采收加工】秋、冬二季采挖,趁鲜切成厚片或小块,干燥。
【性状】葛根药材见图 2-1-20a),性状描述见表 2-1-18。

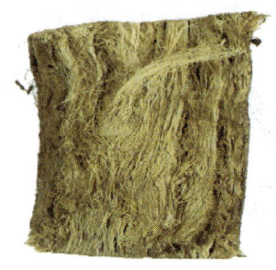
a)葛根药材

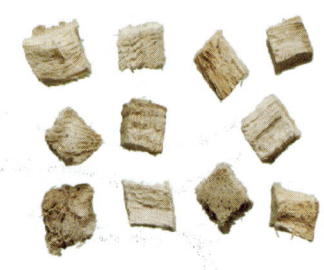
b)葛根饮片

图 2-1-20　葛根

表 2-1-18　　　　　　　　　　　　葛根药材性状描述

项目	性状描述
形状	呈纵切的长方形厚片或小方块,长 5～35 cm,厚 0.5～1 cm
形态	外皮淡棕色至棕色,有纵皱纹,粗糙。切面黄白色至淡黄棕色,有的纹理明显
质地	质韧,纤维性强
气味	气微,味微甜

【饮片性状】葛根饮片见图 2-1-20b)。葛根片(丝、块)为不规则的厚片、粗丝或边长为 0.5～1.2 cm 的方块。切面浅黄棕色至棕黄色。质韧,纤维性强。气微,味微甜。
【品质要求】以块大、质坚实、色白、粉性足、纤维少者为佳。
【功效】解肌退热,生津止渴,透疹,升阳止泻,通经活络,解酒毒。
【贮藏要求】置通风干燥处,防蛀。

粉 葛

【别名】甘葛、干葛。

【来源】豆科植物甘葛藤的干燥根。
【产地】主产于广东、广西、海南、江西、湖南、四川、云南等地。
【采收加工】秋、冬二季采挖，除去外皮，稍干，截段或再纵切两半或斜切成厚片，干燥。
【性状】粉葛药材见图 2-1-21a)，性状描述见表 2-1-19。

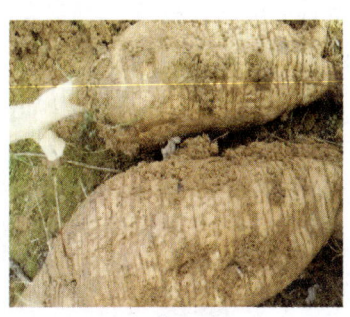 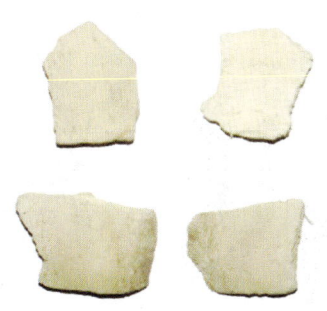

a) 粉葛药材　　　　　　　　　b) 粉葛饮片

图 2-1-21　粉葛

表 2-1-19　粉葛药材性状描述

项目	性状描述
形状	呈圆柱形、类纺锤形或半圆柱形，长 12～15 cm，直径 4～8 cm；有的为纵切或斜切的厚片，大小不一
形态	表面黄白色或淡棕色，未去外皮的呈灰棕色。横切面可见由纤维形成的浅棕色同心性环纹，纵切面可见由纤维形成的数条纵纹
质地	体重，质硬，富粉性
气味	气微，味微甜

【饮片性状】粉葛饮片见图 2-1-21b)。粉葛片（块）为不规则的厚片或立方块状。外表面黄白色或淡棕色。切面黄白色，横切面有时可见由纤维形成的浅棕色同心性环纹，纵切面可见由纤维形成的数条纵纹。体重，质硬，富粉性。气微，味微甜。
【品质要求】以块大、色白、质坚实、粉性足、纤维少者为佳。
【功效】解肌退热，生津止渴，透疹，升阳止泻，通经活络，解酒毒。
【贮藏要求】置通风干燥处，防蛀。

找一找：葛根、粉葛药材在来源、性状、功效上的区别是什么？

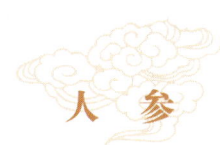

【别名】棒锤。

【来源】五加科植物人参的干燥根和根茎。栽培的俗称"园参";播种在山林野生状态下自然生长的称"林下山参",习称"籽海"。

【产地】主产于吉林、辽宁、黑龙江等地,朝鲜、韩国、日本亦产。

【采收加工】多于秋季采挖,洗净,园参除去支根晒干或烘干的,称"生晒参";不除去支根晒干或烘干的,称"全须生晒参";经蒸制后干燥的,称为"红参"。

【性状】人参药材见图 2-1-22a)、b),性状描述见表 2-1-20 和表 2-1-21。

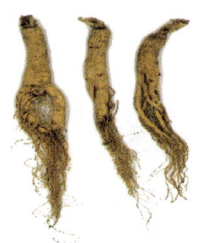
a)生晒参药材

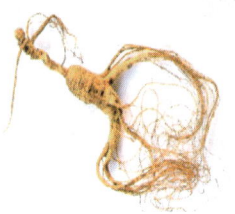
b)林下山参药材

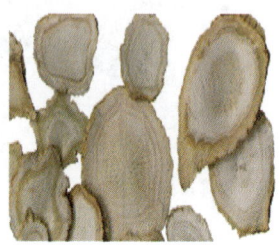
c)人参饮片

图 2-1-22　人参

表 2-1-20　　　　　　　　　　　　生晒参药材性状描述

项目	性状描述
形状	主根呈纺锤形或圆柱形,长 3～15 cm,直径 1～2 cm
形态	表面灰黄色,上部或全体有疏浅断续的粗横纹及明显的纵皱,下部有支根 2～3 条,并着生多数细长的须根,须根上常有不明显的细小疣状突出。根茎(芦头)长 1～4 cm,直径 0.3～1.5 cm,多拘挛而弯曲,具不定根(芋)和稀疏的凹窝状茎痕(芦碗)。断面淡黄白色,显粉性,形成层环纹棕黄色,皮部有黄棕色的点状树脂道及放射状裂隙
质地	质较硬
气味	香气特异,味微苦、甘

表 2-1-21　　　　　　　　　　　　林下山参药材性状描述

项目	性状描述
形状	主根多与根茎近等长或较短,呈圆柱形、菱角形或人字形,长 1～6 cm
形态	表面灰黄色,具纵皱纹,上部或中下部有环纹。支根多为 2～3 条,须根少而细长,清晰不乱,有较明显的疣状突起。根茎细长,少数粗短,中上部具稀疏或密集而深陷的茎痕。不定根较细,多下垂
质地	质较硬
气味	香气特异,味微苦、甘

【饮片性状】人参饮片见图 2-1-22c）。人参片为圆形或类圆形薄片。外表皮灰黄色。切面淡黄白色或类白色，显粉性，形成层环纹棕黄色，皮部有黄棕色的点状树脂道及放射性裂隙。体轻，质脆。香气特异，味微苦、甘。

【显微鉴别】横切面：木栓层为数列细胞。栓内层窄。韧皮部外侧有裂隙，内侧薄壁细胞排列较紧密，有树脂道散在，内含黄色分泌物。形成层成环。木质部射线宽广，导管单个散在或数个相聚，断续排列成放射状，导管旁偶有非木化的纤维。薄壁细胞含草酸钙簇晶。人参横切面见图 2-1-23。

粉末：淡黄白色。树脂道碎片易见，含黄色块状分泌物。草酸钙簇晶直径 20～68 μm，棱角锐尖。木栓细胞表面观类方形或多角形，壁细波状弯曲。网纹导管和梯纹导管直径 10～56 μm。淀粉粒甚多，单粒类球形、半圆形或不规则多角形，直径 4～20 μm，脐点点状或裂缝状；复粒由 2～6 分粒组成。人参粉末见图 2-1-24。

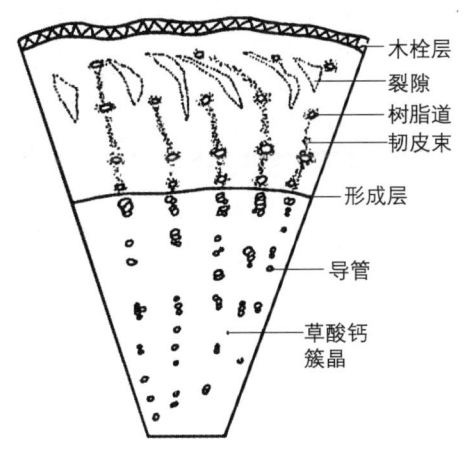

图 2-1-23　人参横切面

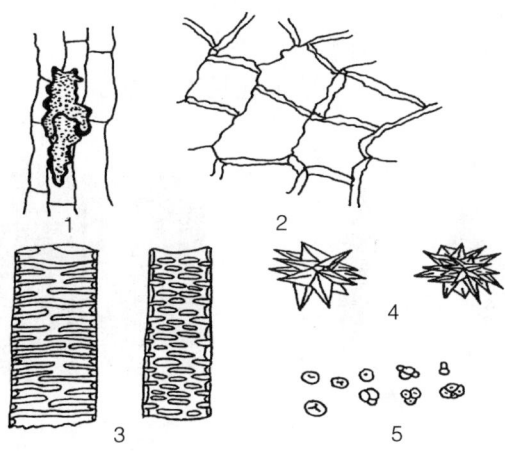

1—树脂道　2—木栓细胞　3—导管　4—草酸钙簇晶　5—淀粉粒
图 2-1-24　人参粉末

【品质要求】以条粗、质硬、气香、味浓、完整者为佳。
【功效】大补元气，复脉固脱，补脾益肺，生津养血，安神益智。
【贮藏要求】置阴凉干燥处，密闭保存，防蛀。

> 查一查：林下山参的商品分级是什么？

资料卡片

人参常见伪品

（1）桔梗：见本教材桔梗部分。

（2）牛蒡根：为菊科植物牛蒡的干燥根。根呈纺锤形至长圆锥形，少分枝。表面棕褐色，具明显的纵沟及纵皱纹。质柔韧，断面平坦，呈半透明角质状，皮部黄棕色，形成层明显，木部黄白色，具放射状纹理。气微，味微苦，具黏性。

（3）莨菪：为茄科植物莨菪的干燥根。呈圆柱形，分枝或不分枝。外表灰黄色，具横向突起皮孔状疤痕及纵皱纹。质坚实，易折断，断面不平坦，淡黄色，接近形成层的韧皮部呈棕色。气微，味淡、微苦。含有莨菪碱，有毒。

红　参

【来源】五加科植物人参的栽培品经蒸制后的干燥根和根茎。
【产地】主产于吉林、辽宁、黑龙江等地，朝鲜、韩国、日本亦产。
【采收加工】秋季采挖，洗净，蒸制后，干燥。
【性状】红参药材见图2-1-25a），性状描述见表2-1-22。

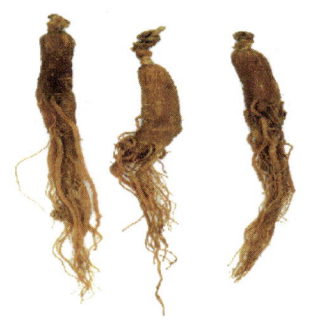
a）红参药材

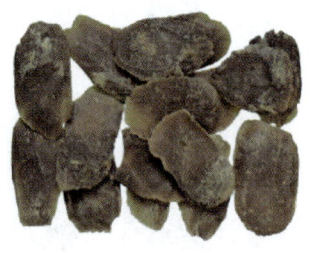
b）红参饮片

图 2-1-25　红参

表 2-1-22　　　　　　　　　　　红参药材性状描述

项目	性状描述
形状	主根呈纺锤形、圆柱形或扁方柱形，长 3～10 cm，直径 1～2 cm。根茎（芦头）长 1～2 cm
形态	表面半透明，红棕色，偶有不透明的暗黄褐色斑块，具纵沟、皱纹及细根痕；上部有时具断续的不明显环纹；下部有 2～3 条扭曲交叉的支根，并带弯曲的须根或仅具须根残迹。根茎上有数个凹窝状茎痕（芦碗），有的带有 1～2 条完整或折断的不定根（艼）。断面平坦
质地	质硬而脆，断面角质样
气味	气微香而特异，味甘、微苦

【饮片性状】红参饮片见图 2-1-25b）。红参片为类圆形或椭圆形薄片。外表皮红棕色，半透明。切面平坦，角质样。质硬而脆。气微香而特异，味甘、微苦。

【品质要求】以身长、条粗、色红、无黄皮、无抽沟及破痕、体坚实、气味浓者为佳。

【功效】大补元气，复脉固脱，益气摄血。

【贮藏要求】置阴凉干燥处，密闭，防蛀。

资料卡片

红参常见伪品

（1）豆科植物野豇豆的根：除去栓皮，并经蒸煮加工后充红参。
（2）商陆科植物商陆或垂序商陆的干燥根：除去栓皮经加工后充红参。
（3）茄科植物华山参的干燥根：除去粗皮，与甘草、冰糖水共煮后晒干充红参。
（4）菊科植物山莴苣的根：经加工蒸煮后充红参。
（5）马齿苋科植物栌兰的根：除去栓皮蒸煮后充红参。

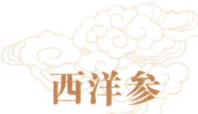

西洋参

【别名】洋参、花旗参。
【来源】五加科植物西洋参的干燥根。
【产地】原产于加拿大、美国等国，我国东北、华北、西北等地引种栽培成功。
【采收加工】秋季采挖，洗净，晒干或低温干燥。
【性状】西洋参药材见图 2-1-26a），性状描述见表 2-1-23。

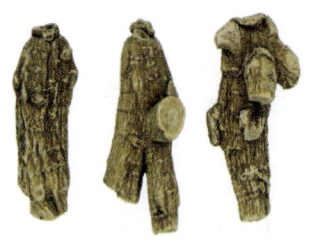
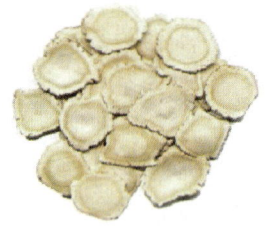

　　　　a）西洋参药材　　　　　　　　b）西洋参饮片

图 2-1-26　西洋参

表 2-1-23　　　　　　　　　西洋参药材性状描述

项目	性状描述
形状	呈纺锤形、圆柱形或圆锥形，长 3～12 cm，直径 0.8～2 cm
形态	表面浅黄褐色或黄白色，可见横向环纹和线形皮孔状突起，并有细密浅纵皱纹和须根痕。主根中下部有一至数条侧根，多已折断。有的上端有根茎（芦头），环节明显，茎痕（芦碗）圆形或半圆形，具不定根（艼）或已折断。断面平坦，浅黄白色，略显粉性，皮部可见黄棕色点状树脂道，形成层环纹棕黄色，木部略呈放射状纹理
质地	体重，质坚实，不易折断
气味	气微而特异，味微苦、甘

　　【饮片性状】西洋参饮片见图 2-1-26b）。西洋参片为长圆形或类圆形薄片。外表皮浅黄褐色。切面淡黄白至黄白色，形成层环棕黄色，皮部有黄棕色点状树脂道，近形成层环处较多而明显，木部略呈放射状纹理。气微而特异，味微苦、甘。

　　【品质要求】以表面色浅黄褐或色黄白、纵皱纹细密、气清香、味浓者为佳。

　　【功效】补气养阴，清热生津。

　　【贮藏要求】置阴凉干燥处，密闭，防蛀。

资料卡片

西洋参常见伪品

　　（1）南沙参。见本教材南沙参部分。

　　（2）白芷。见本教材白芷部分。

　　（3）劣质西洋参。已人工提取了有效成分的西洋参，再经干燥后伪充正品西洋参。外形同西洋参。断面灰白色，形成层环暗棕红色，韧皮部仍可见红棕色小点，干枯不显油性。质地僵硬。气味清淡，嚼之初先苦后甘，数咽后即淡而无味。

　　（4）人参的加工品。为五加科植物人参的干燥根，经加工冒充西洋参。呈圆柱形、纺锤形、颗粒状或片状，长 3.9～9.2 cm，直径 0.9～1.5 cm。芦头残存或已除去，无支根和须根。表面黄白色，皮粗糙，纵皱纹粗大而明显，有横长的皮孔样突起。质地较轻泡，断面平坦，放射状纹理不明显。皮部与木部中心多具裂隙。味淡，后稍苦。

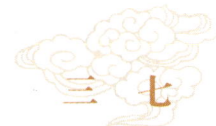

三七

【别名】参三七、田七、文州三七、猴头三七、铜皮铁骨、金不换、山漆。
【来源】五加科植物三七的干燥根和根茎。
【产地】主产于云南文山、广西田阳等地。
【采收加工】种植 3～4 年后，秋季开花前采挖，称为"春七"，根充实饱满，质佳。冬季结籽后采挖，称为"冬七"，根形瘦皱缩，质较松泡，质次。主根暴晒至半干，反复揉搓，边晒边搓，后置麻袋中冲撞、打蜡即得。支根习称"筋条"，根茎习称"剪口"，须根习称"绒根"。
【性状】三七药材见图 2-1-27，性状描述见表 2-1-24。

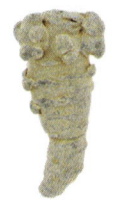 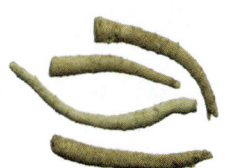 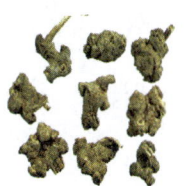 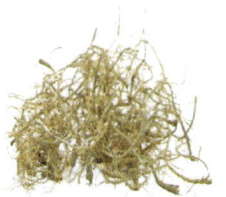

a）主根药材　　　b）筋条药材　　　c）剪口药材　　　d）绒根药材

图 2-1-27　三七

表 2-1-24　　　　　　　　　　　三七药材性状描述

项目	性状描述		
	主根	筋条	剪口
形状	呈类圆锥形或圆柱形，长 1～6 cm，直径 1～4 cm	呈圆柱形或圆锥形，长 2～6 cm，上端直径约 0.8 cm，下端直径约 0.3 cm	呈不规则的皱缩块状或条状
形态	表面灰褐色或灰黄色，有断续的纵皱纹和支根痕。顶端有茎痕，周围有瘤状突起。断面灰绿色、黄绿色或灰白色，木部微呈放射状排列		表面有数个明显的茎痕及环纹，断面中心灰绿色或白色，边缘深绿色或灰色
质地	体重，质坚实		
气味	气微，味苦回甜		

【饮片性状】三七粉为灰黄色的粉末。气微，味苦回甜。

【显微鉴别】粉末：灰黄色。淀粉粒甚多，单粒圆形、半圆形或圆多角形，直径4～30 μm；复粒由2～10余分粒组成。树脂道碎片含黄色分泌物。梯纹导管、网纹导管及螺纹导管直径15～55 μm。草酸钙簇晶少见，直径50～80 μm。三七粉末见图2-1-28。

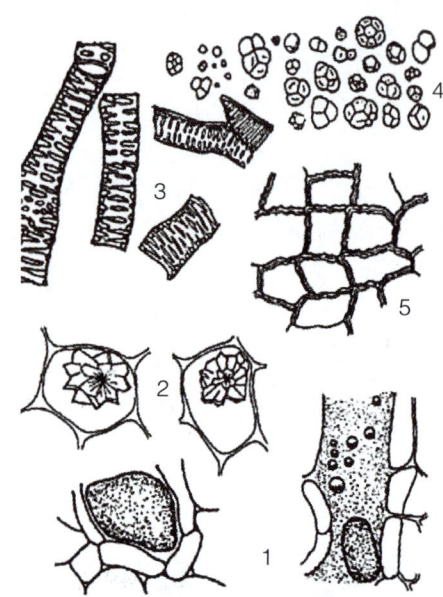

1—树脂道　2—草酸钙簇晶　3—导管　4—淀粉粒　5—木栓细胞

图2-1-28　三七粉末

【品质要求】以个大、质坚实而重、外皮细洁、光亮、断面色灰绿或黄绿者为佳。

【功效】散瘀止血，消肿定痛。

【贮藏要求】置阴凉干燥处，防蛀。

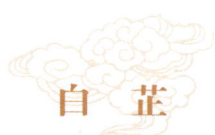

白　芷

【别名】香白芷、芷、苻蓠、泽芬、白臣、薜芷。

【来源】伞形科植物白芷或杭白芷的干燥根。

【产地】商品主要有杭白芷、川白芷、禹白芷、祁白芷、亳白芷等。杭白芷又称浙白芷，主产于浙江杭州、余姚、临海等地，气清香而不浊，质量最好；川白芷主产于四川绵阳、达县、内江和重庆南川等地，产量较大；禹白芷主产于河南禹县、长葛，产量仅次于川白芷；祁白芷主产于河北安国、定州等地；亳白芷主产于安徽亳州等地。

【采收加工】夏、秋间叶黄时采挖，除去须根和泥沙，晒干或低温干燥。

【性状】白芷药材见图2-1-29a），性状描述见表2-1-25。

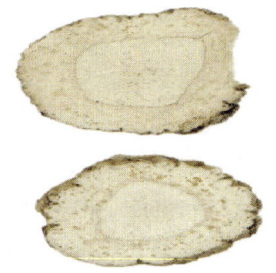

a) 白芷药材 b) 白芷饮片

图 2-1-29 白芷

表 2-1-25　　白芷药材性状描述

项目	性状描述
形状	呈长圆锥形，长 10～25 cm，直径 1.5～2.5 cm
形态	表面灰棕色或黄棕色，根头部钝四棱形或近圆形，具纵皱纹、支根痕及皮孔样的横向突起，有的排列成四纵行。顶端有凹陷的茎痕。断面白色或灰白色，粉性，形成层环棕色，近方形或近圆形，皮部散有多数棕色油点
质地	质坚实
气味	气芳香，味辛、微苦

【饮片性状】白芷饮片见图 2-1-29b）。白芷片为类圆形的厚片。外表皮灰棕色或黄棕色。切面白色或灰白色，具粉性，形成层环棕色，近方形或近圆形，皮部散有多数棕色油点。气芳香，味辛、微苦。

【品质要求】以条粗壮、质坚实、粉性足、油点多、香气浓郁者为佳。

【功效】解表散寒，祛风止痛，宣通鼻窍，燥湿止带，消肿排脓。

【贮藏要求】置阴凉干燥处，防蛀。

资料卡片

白芷的商品分级

等级		性状描述	
		共同点	区别点
选货	一等	呈圆锥形。根表皮呈淡棕色或黄棕色。断面黄白色，显粉性，有香气，味辛、微苦	每千克≤36 支
	二等		每千克≤60 支
	三等		每千克≥60 支以上，顶端直径不得小于 1.5 cm。间有白芷尾、异状，但总数不得超过 20%
统货			大小不等

当归

【别名】 秦归、云归、干归、西当归、岷当归。

【来源】 伞形科植物当归的干燥根。

【产地】 主产于甘肃省东南部,其中岷县当归产量大,质量好,又称"岷归",素有"中华当归甲天下,岷县当归甲中华"之美誉。云南、四川、陕西、湖北等地亦产。

【采收加工】 秋末采挖,除去须根和泥沙,待水分稍蒸发后,捆成小把,上棚,用烟火慢慢熏干。

【性状】 当归药材见图 2-1-30a),性状描述见表 2-1-26。

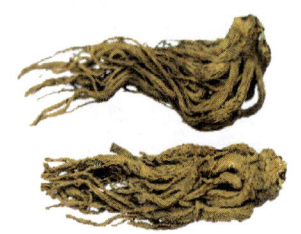
a)当归药材

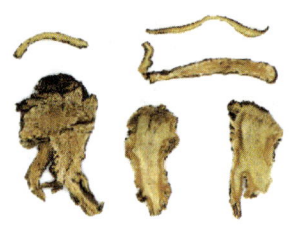
b)当归饮片

图 2-1-30　当归

表 2-1-26　当归药材性状描述

项目	性状描述
形状	略呈圆柱形,下部有支根 3～5 条或更多,长 15～25 cm
形态	表面浅棕色至棕褐色,具纵皱纹和横长皮孔样突起。根头(归头)直径 1.5～4 cm,具环纹,上端圆钝,或具数个明显突出的根茎痕,有紫色或黄绿色的茎和叶鞘的残基;主根(归身)表面凹凸不平;支根(归尾)直径 0.3～1 cm,上粗下细,多扭曲,有少数须根痕。断面黄白色或淡黄棕色,皮部厚,有裂隙和多数棕色点状分泌腔,木部色较淡,形成层环黄棕色
质地	质柔韧
气味	有浓郁的香气,味甘、辛、微苦

【饮片性状】 当归饮片见图 2-1-30b)。当归片为类圆形、椭圆形或不规则薄片。外表皮浅棕色至棕褐色。切面浅棕黄色或黄白色,平坦,有裂隙,中间有浅棕色的形成层环,并有多数棕色的油点,香气浓郁,味甘、辛、微苦。

【品质要求】 以主根粗大、身长尾少、质坚韧、油润、断面色黄白、气味浓厚者为佳。柴性大、干枯无油或断面呈绿褐色者不可供药用。

【功效】 补血活血,调经止痛,润肠通便。

【贮藏要求】 置阴凉干燥处,防潮,防蛀。

? **查一查**：当归的商品分级是什么？

📖 **资料卡片**

当归的常见伪品

（1）伞形科植物东当归的根。干时质脆，受潮则变软，有韧性，断面整齐，皮部类白色，木部黄白色或黄棕色。气芳香，味甜而后稍苦。伪品东当归较难鉴别，但是它的香气和正品当归有微妙区别，苦味和甜味比正品稍重，味甜而后稍苦，而且没有正品当归应有的辛味，这需要有丰富的经验才能鉴别出来。

（2）伞形科植物野当归的根。呈圆锥形，具1个或数个分枝，以二歧式分枝为常见。表面棕色、红棕色或黑棕色，根头部具横环纹，顶端有叶柄及茎的残痕或成枯洞，全体饱满。略有当归样香气，味微甜而后苦，稍麻舌。野当归的香气和正品当归类似，不同之处是甜度低于正品当归，苦味重于正品当归，而且稍有麻舌感。

（3）伞形科植物欧当归的根。呈圆柱形，有的有分枝。表面灰棕色或棕色。质柔韧，断面黄白色或棕黄色。气微，味微甜而麻舌。正品当归富有油性，而欧当归质干枯无油而略韧，易折断。此外，欧当归的香气较浊，味初微甘而后辛辣麻舌，而正品当归的香气纯正，味无辛辣麻舌感。

羌 活

【**别名**】羌青、护羌使者、胡王使者、羌滑、退风使者、黑药。
【**来源**】伞形科植物羌活或宽叶羌活的干燥根茎和根。
【**产地**】羌活主产于四川、云南、甘肃、青海等地，宽叶羌活主产于四川、青海、陕西、河南等地。以四川为主产区者称川羌，川羌中多为蚕羌；以西北地区为主产区者称西羌，西羌中多为大头羌、竹节羌和条羌。
【**采收加工**】春、秋二季采挖，除去须根及泥沙，晒干。
【**性状**】羌活药材见图2-1-31a），性状描述见表2-1-27。

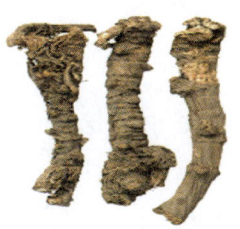
a）羌活药材（宽叶羌活）

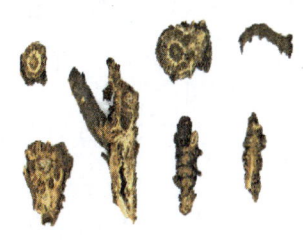
b）羌活饮片

图2-1-31 羌活

表 2-1-27　　　　　　　　　　　　羌活药材性状描述

项目	性状描述	
	羌活	宽叶羌活
形状	为圆柱状略弯曲的根茎，长 4～13 cm，直径 0.6～2.5 cm，顶端具茎痕	为根茎和根。根茎类圆柱形，顶端具茎和叶鞘残基，根类圆锥形，有纵皱纹和皮孔
形态	表面棕褐色至黑褐色，外皮脱落处呈黄色。节间缩短，呈紧密隆起的环状，形似蚕，习称"蚕羌"；节间延长，形如竹节状，习称"竹节羌"。节上有多数点状或瘤状突起的根痕及棕色破碎鳞片。断面不平整，有多数裂隙，皮部黄棕色至暗棕色，油润，有棕色油点，木部黄白色，射线明显，髓部黄色至黄棕色	表面棕褐色，近根茎处有较密的环纹，长 8～15 cm，直径 1～3 cm，习称"条羌"。有的根茎粗大，不规则结节状，顶部具数个茎基，根较细，习称"大头羌"。断面略平坦，皮部浅棕色，木部黄白色
质地	体轻，质脆，易折断	质松脆，易折断
气味	气香，味微苦而辛	气味较淡

【饮片性状】羌活饮片见图 2-1-31b）。羌活片为类圆形、不规则形横切或斜切片，表皮棕褐色至黑褐色，切面外侧棕褐色，木部黄白色，有的可见放射状纹理。体轻，质脆。气香，味微苦而辛。

【品质要求】以条粗、外皮色棕褐、断面朱砂点多、香气浓郁者为佳。

【功效】解表散寒，祛风除湿，止痛。

【贮藏要求】置阴凉干燥处，防蛀。

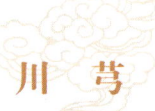

川　芎

【别名】京芎、贯芎、抚芎、台芎、西芎、山鞠穷、芎藭、胡藭、雀脑芎。

【来源】伞形科植物川芎的干燥根茎。

【产地】主产于四川灌县，江苏、浙江、江西、湖北、湖南、广西、贵州、云南、陕西、甘肃等地亦产。以四川产量大、质优。

【采收加工】夏季当茎上的节盘显著突出，并略带紫色时采挖，除去泥沙，晒后烘干，再去须根。

【性状】川芎药材见图 2-1-32a），性状描述见表 2-1-28。

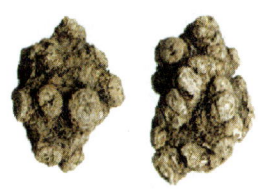
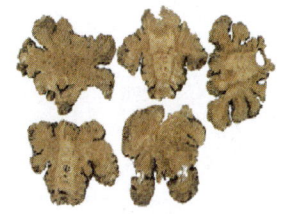

a）川芎药材　　　　　　　　b）川芎饮片

图 2-1-32　川芎

表 2-1-28　　　　　　　　　　　川芎药材性状描述

项目	性状描述
形状	不规则结节状拳形团块，直径 2～7 cm
形态	表面灰褐色或褐色，粗糙皱缩，有多数平行隆起的轮节，顶端有凹陷的类圆形茎痕，下侧及轮节上有多数小瘤状根痕。断面黄白色或灰黄色，散有黄棕色的油室，形成层环呈波状
质地	质坚实，不易折断
气味	气浓香，味苦、辛，稍有麻舌感，微回甜

【饮片性状】川芎饮片见图 2-1-32b）。川芎片为不规则厚片，习称"蝴蝶片"。外表皮灰褐色或褐色，有皱缩纹。切面黄白色或灰黄色，具有明显波状环纹或多角形纹理，散生黄棕色油点。质坚实。气浓香，味苦、辛，微甜。

【品质要求】以个大、饱满、断面色黄白、油性大、香气浓者为佳。

【功效】活血行气，祛风止痛。

【贮藏要求】置阴凉干燥处，防蛀。

资料卡片

川芎的商品分级

等级		性状描述	
		共同点	区别点
选货	一等	不规则结节状拳形团块，表面灰褐色或褐色，粗糙皱缩，有多数平行隆起的轮节，顶端有凹陷的类圆形茎痕，下侧及轮节上有多数小瘤状的根茎。质坚实，不易折断，断面黄白色或灰黄色，散有黄棕色的油室，形成层呈波状环纹。气浓香，味苦辛，稍有麻舌感，微回甜	每千克 40 个以内，单个重量不低于 20 g
	二等		每千克 70 个以内，单个重量不低于 12 g
	三等		每千克 70 个以外
统货		不分大小，不规则结节状拳形团块，表面灰褐色或褐色，粗糙皱缩，有多数平行隆起的轮节，顶端有凹陷的类圆形茎痕，下侧及轮节上有多数小瘤状的根茎。质坚实，不易折断，断面黄白色或灰黄色，散有黄棕色的油室，形成层呈波状环纹。气浓香，味苦辛，稍有麻舌感，微回甜	

防 风

【别名】屏风、关防风。

【来源】伞形科植物防风的干燥根。

【产地】主产于黑龙江、吉林、辽宁,商品称"关防风""东防风",以黑龙江产量最大;内蒙古、陕西、河南、山东、山西、宁夏等地亦产,商品称"西防风""口防风"。

【采收加工】春、秋二季采挖未抽花茎植株的根,除去须根和泥沙,晒干。

【性状】防风药材见图 2-1-33a),性状描述见表 2-1-29。

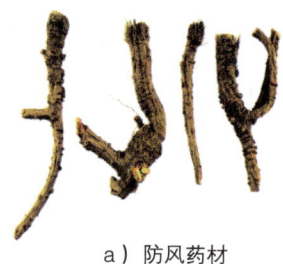
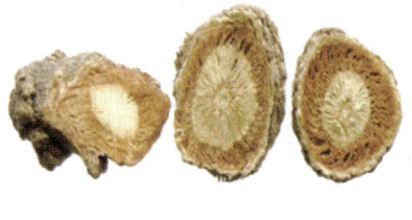

a)防风药材　　　　　　　　　b)防风饮片

图 2-1-33　防风

表 2-1-29　　　　　　　　　　防风药材性状描述

项目	性状描述
形状	呈长圆锥形或长圆柱形,下部渐细,有的略弯曲,长 15～30 cm,直径 0.5～2 cm
形态	表面灰棕色或棕褐色,粗糙,有纵皱纹、多数横长皮孔样突起及点状的细根痕。根头部有明显密集的环纹,习称"蚯蚓头",有的环纹上残存棕褐色毛状叶基,习称"帚把头"(又称"扫帚头")。断面不平坦,皮部棕黄色至棕色,有裂隙,习称"凤眼圈",木部黄色
质地	体轻,质松,易折断
气味	气特异,味微甘

【饮片性状】防风饮片见图 2-1-33b)。防风片为圆形或椭圆形的厚片。外表皮灰棕色或棕褐色,有纵皱纹,有的可见横长皮孔样突起、密集的环纹或残存的毛状叶基。切面皮部棕黄色至棕色,有裂隙,木部黄色,具放射状纹理。气特异,味微甘。

【品质要求】以条粗壮、断面皮部色棕、木部色黄、气味浓者为佳。

【功效】祛风解表,胜湿止痛,止痉。

【贮藏要求】置阴凉干燥处,防蛀。

资料卡片

防风的商品分级

规格	等级	性状描述				
		共同点	区别点			
			形状	断面	芦头下直径/cm	长度/cm
野生防风	选货 一等	主根粗大，长圆柱形至圆锥形，单枝，略弯曲。有的具"扫帚头"，体轻，松泡，易折断，断面不平坦，气略香，味微甘	表皮黑褐色至灰褐色，粗糙，具"蚯蚓头"	有"凤眼圈"	0.6～2.0	15.0～30.0
	选货 二等				0.3～0.6	8.0～15.0
	统货				大小不等	
栽培防风	选货 一等	主根较粗大，长圆柱形，单枝或多分枝，略弯曲。有的具"扫帚头"。体坚实，质硬脆，易折断，气略香，味微甘	表皮灰黄色至黄白色，紧致，有多而深的纵皱纹，横向突起皮孔较小而密，"蚯蚓头"不明显	无"凤眼圈"	0.8～2.0	20.0～30.0
	选货 二等				0.5～0.8	15.0～20.0
	统货				大小不等	

柴 胡

【别名】地熏、山菜、柴草。

【来源】伞形科植物柴胡或狭叶柴胡的干燥根。按性状不同，分别习称"北柴胡"和"南柴胡"。

【产地】北柴胡主产于河北、辽宁、吉林、黑龙江、河南、陕西等地，南柴胡主产于江苏、安徽、湖北、四川等地。

【采收加工】春、秋二季采挖，除去茎叶和泥沙，干燥。

【性状】柴胡药材见图 2-1-34a)，性状描述见表 2-1-30。

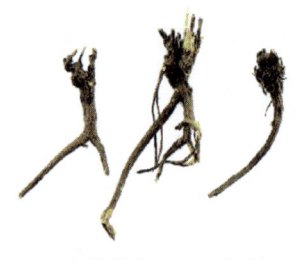
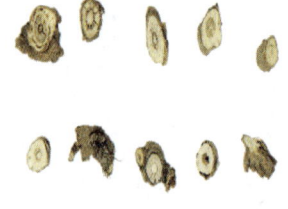

a) 柴胡药材（北柴胡）　　　　　　b) 柴胡饮片（南柴胡）

图 2-1-34　柴胡

表 2-1-30　　　　　　　　　　柴胡药材性状描述

项目	性状描述	
	北柴胡	南柴胡
形状	呈圆柱形或长圆锥形，长 6～15 cm，直径 0.3～0.8 cm	根较细，圆锥形
形态	根头膨大，顶端残留 3～15 个茎基或短纤维状叶基，下部分枝。表面黑褐色或浅棕色，具纵皱纹、支根痕及皮孔。断面显纤维性，皮部浅棕色，木部黄白色	顶端有多数细毛状枯叶纤维，下部多不分枝或稍分枝。表面红棕色或黑棕色，靠近根头处多具细密环纹。断面略平坦，不显纤维性
质地	质硬而韧，不易折断	质稍软，易折断
气味	气微香，味微苦	具败油气

【饮片性状】柴胡饮片见图 2-1-34b）。北柴胡片为不规则厚片。外表皮黑褐色或浅棕色，具纵皱纹和支根痕。切面淡黄白色，纤维性。质硬。气微香，味微苦。南柴胡片为类圆形或不规则片。外表皮红棕色或黑褐色。有时可见根头处具细密环纹或有细毛状枯叶纤维。切面黄白色，平坦。具败油气。

【品质要求】以条粗长、残留苗茎短、须根少者为佳。

【功效】疏散退热，疏肝解郁，升举阳气。

【贮藏要求】置通风干燥处，防蛀。

找一找：北柴胡、南柴胡药材在性状上的区别是什么？

北沙参

【别名】莱阳沙参、银条参、珊瑚菜、辽沙参、东沙参。

【来源】伞形科植物珊瑚菜的干燥根。

【产地】主产于山东、江苏、河北、辽宁。以山东莱阳产品质最佳，河北秦皇岛及辽宁大连产量大,品质亦佳。

【采收加工】夏、秋二季采挖,除去须根,洗净,稍晾,置沸水中烫后,除去外皮,干燥。或洗净直接干燥。

【性状】北沙参药材及饮片见图 2-1-35,药材性状描述见表 2-1-31。

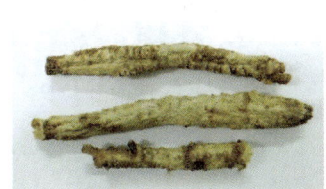 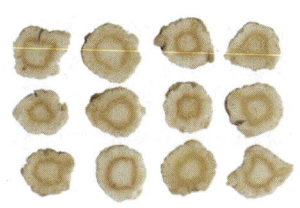

a)北沙参药材　　　　　　　　b)北沙参饮片

图 2-1-35　北沙参

表 2-1-31　　　　　　　　　　北沙参药材性状描述

项目	性状描述
形状	呈细长圆柱形,偶有分枝,长 15～45 cm,直径 0.4～1.2 cm
形态	表面淡黄白色,略粗糙,偶有残存外皮,不去外皮的表面黄棕色。全体有细纵皱纹和纵沟,并有棕黄色点状细根痕;顶端常留有黄棕色根茎残基;上端稍细,中部略粗,下部渐细。断面皮部浅黄白色,木部黄色
质地	质脆,易折断
气味	气特异,味微甘

【品质要求】以条细长、圆柱形、质坚、味甘者为佳。

【功效】养阴清肺,益胃生津。

【贮藏要求】置通风干燥处,防蛀。

资料卡片

北沙参的商品分级

规格	等级	性状描述	
		共同点	区别点
河北北沙参	选货	呈细长圆柱形,偶有分枝,表面淡黄白色至黄棕色,略粗糙。全体有细纵皱纹和纵沟,并有棕黄色点状细根痕;顶端常留有黄棕色根茎残基;上端稍细,中部略粗,下部渐细。质脆,易折断,断面皮部浅黄白色,木部黄色。气特异,味微甘	条长≥15 cm,上中部直径≥1cm;偶有残存外皮
	统货		大小不等;残存外皮较多,表面黄棕色

续表

规格	等级	性状描述	
		共同点	区别点
内蒙古北沙参	选货	呈细长圆柱形,偶有分枝,表面淡黄白色,略粗糙,偶有残存外皮。全体有细纵皱纹和纵沟,并有棕黄色点状细根痕;顶端常留有黄棕色根茎残基;上端稍细,中部略粗,下部渐细。质脆,易折断,断面皮部浅黄白色,木部黄色。气特异,味微甘	条长≥20 cm,上中部直径≥0.5 cm
	统货		大小不等

紫 草

【别名】紫丹、地血、紫草根、山紫草。

【来源】紫草科植物新疆紫草或内蒙紫草的干燥根。

【产地】新疆紫草(软紫草)主产于新疆,产量大;内蒙紫草主产于内蒙古、甘肃等地。

【采收加工】春、秋二季采挖,除去泥沙,干燥。

【性状】紫草药材见图2-1-36,性状描述见表2-1-32。

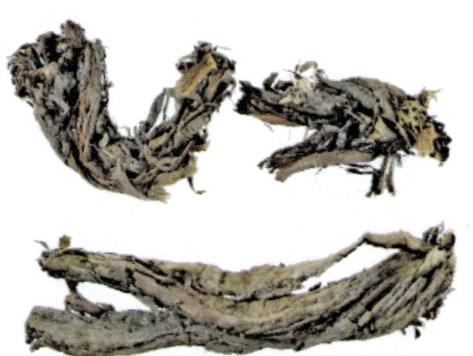

图 2-1-36 紫草药材(新疆紫草)

表 2-1-32   紫草药材性状描述

项目	性状描述	
	新疆紫草(软紫草)	内蒙紫草
形状	呈不规则的长圆柱形,多扭曲,长7~20 cm,直径1~2.5 cm	呈圆锥形或圆柱形,扭曲,长6~20 cm,直径0.5~4 cm

续表

项目	性状描述	
	新疆紫草（软紫草）	内蒙紫草
形态	表面紫红色或紫褐色，皮部疏松，呈条形片状，常10余层重叠，易剥落。顶端有的可见分歧的茎残基。断面不整齐，木部较小，黄白色或黄色	根头部略粗大，顶端有残茎1或多个，被短硬毛。表面紫红色或暗紫色，皮部略薄，常数层相叠，易剥离。断面较整齐，皮部紫红色，木部较小，黄白色
质地	体轻，质松软，易折断	质硬而脆，易折断
气味	气特异，味微苦、涩	气特异，味涩

【饮片性状】新疆紫草片为不规则的圆柱形切片或条形片状，直径1～2.5 cm。紫红色或紫褐色。皮部深紫色。圆柱形切片，木部较小，黄白色或黄色。内蒙紫草片为不规则的圆柱形切片或条形片状，有的可见短硬毛，直径0.5～4 cm，质硬而脆。紫红色或紫褐色。皮部深紫色。圆柱形切片，木部较小，黄白色或黄色。

【品质要求】以根条粗长、色紫、皮厚、木心小者为佳。

【功效】清热凉血，活血解毒，透疹消斑。

【贮藏要求】置干燥处。

查一查：紫草的常见伪品硬紫草在性状上的特征是什么？

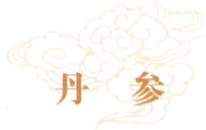

丹　参

【别名】紫丹参、活血根。

【来源】唇形科植物丹参的干燥根和根茎。

【产地】主产于四川、安徽、江苏、山西、河北等地。

【采收加工】春、秋二季采挖，除去泥沙，干燥。

【性状】丹参药材见图2-1-37a)、b)，性状描述见表2-1-33。

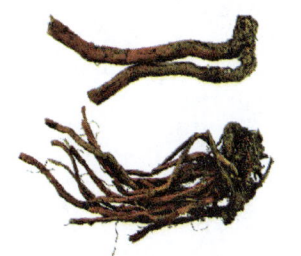 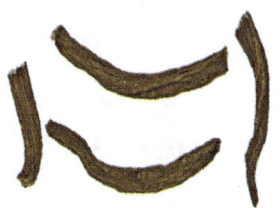 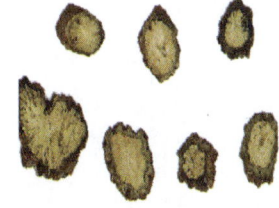

a）野生丹参药材　　　　b）栽培丹参药材　　　　c）丹参饮片

图 2-1-37　丹参

表 2-1-33　丹参药材性状描述

项目	性状描述	
	野生品	栽培品
形状	根茎短粗，顶端有时残留茎基。根数条，长圆柱形，略弯曲，有的分枝并具须状细根，长 10～20 cm，直径 0.3～1 cm	较粗壮，直径 0.5～1.5 cm
形态	表面棕红色或暗棕红色，粗糙，具纵皱纹。老根外皮疏松，多显紫棕色，常呈鳞片状剥落。断面有裂隙或略平整而致密，皮部棕红色，木部灰黄色或紫褐色，导管束黄白色，呈放射状排列	表面红棕色，具纵皱纹，外皮紧贴不易剥落。断面较平整，略呈角质样
质地	质硬而脆，断面疏松	质坚实
气味	气微，味微苦涩	

【饮片性状】丹参饮片见图 2-1-37c）。丹参片为类圆形或椭圆形的厚片。外表皮棕红色或暗棕红色，粗糙，具纵皱纹。切面有裂隙或略平整而致密，有的呈角质样，皮部棕红色，木部灰黄色或紫褐色，有黄白色放射状纹理。气微，味微苦涩。

【品质要求】以条粗壮、表面色砖红或红褐者为佳。

【功效】活血祛瘀，通经止痛，清心除烦，凉血消痈。

【贮藏要求】置干燥处。

> 📖 资料卡片
>
> 丹参常见伪品
>
> （1）南丹参。为唇形科植物南丹参的干燥根和根茎。表面灰红色，质较硬，易折断，断面不平坦。味微苦。
>
> （2）甘西鼠尾。为唇形科植物甘西鼠尾的干燥根和根茎，四川称"红秦艽"。根呈长圆锥形，扭曲成辫子状，外皮常有部分脱落而显红褐色。质松而脆，易折断，断面可见浅黄色维管束。

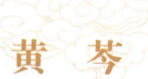

黄　芩

【别名】子芩、条芩、枯芩、片芩、腐肠。

【来源】唇形科植物黄芩的干燥根。

【产地】主产于河北、山西、河南、陕西、内蒙古及东北地区。以山西产量大，河北质佳。

【采收加工】春、秋二季采挖，除去须根和泥沙，晒后撞去粗皮，晒干。

【性状】黄芩药材见图 2-1-38a），性状描述见表 2-1-34。

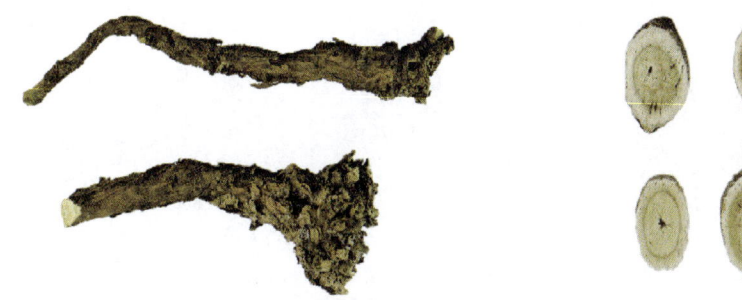

a）黄芩药材（野生品）　　　　　　b）黄芩饮片

图 2-1-38　黄芩

表 2-1-34　　　　　　　　　　黄芩药材性状描述

项目	性状描述	
	野生品	栽培品
形状	呈圆锥形，扭曲，长 8～25 cm，直径 1～3 cm	较细长，多有分枝
形态	表面棕黄色或深黄色，有稀疏的疣状细根痕，上部较粗糙，有扭曲的纵皱纹或不规则的网纹，下部有顺纹和细皱纹。断面黄色、中心红棕色；老根中心呈枯朽状或中空，暗棕色或棕黑色	表面浅黄棕色，外皮紧贴，纵皱纹较细腻。断面黄色或浅黄色，略呈角质样
质地	质硬而脆，易折断	
气味	气微，味苦	味微苦

【饮片性状】黄芩饮片见图 2-1-38b）。黄芩片为类圆形或不规则形薄片。外表皮黄棕色或棕褐色。切面黄棕色或黄绿色，具放射状纹理。

【品质要求】以体粗长、质坚实、色鲜黄者为佳。

【功效】清热燥湿，泻火解毒，止血，安胎。

【贮藏要求】置通风干燥处，防潮。

 查一查：黄芩储存不当变成绿色的原因是什么？

资料卡片

黄芩的商品分级

规格	等级	性状描述			
		共同点	区别点		
			形状	直径/cm	长度/cm
栽培	一等	呈圆锥形,上部皮较粗糙,有明显的网纹及扭曲的纵皱。下部皮细有顺纹或皱纹。表面棕黄色或深黄色,断面黄色或浅黄色。质坚脆。气微、味苦。去净粗皮	上端中央出现黄绿色、暗棕色或棕褐色的枯心	≥1.5	≥10
	二等		—	1.0～1.5	≥10
	三等		—	0.7～1.0	5～10
	统货	性状同选货。大小不等			
野生	统货	多为枯芩。表面较粗糙,棕黄色或深黄色。中心多呈暗棕色或棕黑色,枯朽状或已成空洞。气微、味苦。去净粗皮			

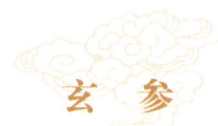

玄 参

【别名】元参、黑参。

【来源】玄参科植物玄参的干燥根。

【产地】主产于浙江,产量大,质量优;四川、湖北、湖南、广东、河南、河北、陕西等地亦产。

【采收加工】冬季茎叶枯萎时采挖,除去根茎、幼芽、须根及泥沙,晒或烘至半干,堆放3～6天,反复数次至干燥。

【性状】玄参药材见图2-1-39a),性状描述见表2-1-35。

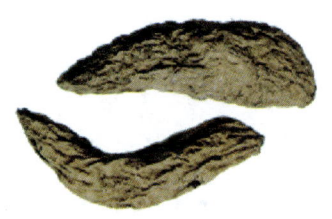
a)玄参药材

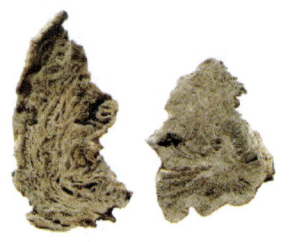
b)玄参饮片

图2-1-39 玄参

表 2-1-35　玄参药材性状描述

项目	性状描述
形状	呈类圆柱形，中间略粗或上粗下细，有的微弯曲，长 6～20 cm，直径 1～3 cm
形态	表面灰黄色或灰褐色，有不规则的纵沟、横长皮孔样突起和稀疏的横裂纹和须根痕。断面黑色，微有光泽
质地	质坚实，不易折断
气味	气特异似焦糖，味甘、微苦

【饮片性状】玄参饮片见图 2-1-39b）。玄参片为类圆形或椭圆形的薄片。外表皮灰黄色或灰褐色。切面黑色，微有光泽，有的具裂隙。气特异似焦糖，味甘、微苦。

【品质要求】以条肥、皮细、质坚、无芦、内部色黑者为佳。

【功效】清热凉血，滋阴降火，解毒散结。

【贮藏要求】置干燥处，防霉，防蛀。

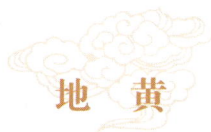

地　黄

【别名】干地黄、生地黄、生地。

【来源】玄参科植物地黄的新鲜或干燥块根。

【产地】主产于河南，以焦作地区（温县、博爱县、孟州等地，古称"怀庆府"）产量大，质量佳，故称"怀地黄"；河北、山东、山西、陕西等地亦产。

【采收加工】秋季采挖，除去芦头、须根及泥沙，鲜用；或将地黄缓缓烘焙至约八成干。前者习称"鲜地黄"，后者习称"生地黄"。

【性状】地黄药材见图 2-1-40a）、b），性状描述见表 2-1-36。

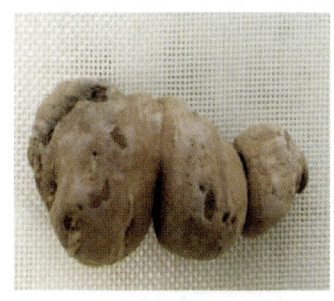

a）鲜地黄药材

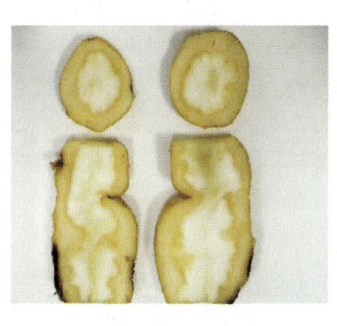

b）鲜地黄药材断面

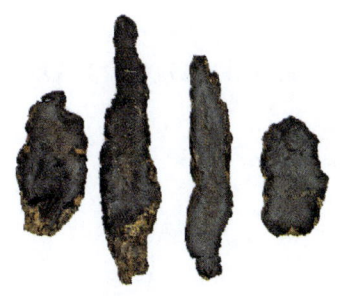

c）地黄饮片

图 2-1-40　地黄

表 2-1-36　地黄药材性状描述

项目	性状描述	
	鲜地黄	生地黄
形状	呈纺锤形或条状，长 8～24 cm，直径 2～9 cm	多呈不规则的团块状或长圆形，中间膨大，两端稍细，有的细小，长条状，稍扁而扭曲，长 6～12 cm，直径 2～6 cm
形态	外皮薄，表面浅红黄色，具弯曲的纵皱纹、芽痕、横长皮孔样突起及不规则疤痕。断面皮部淡黄白色，可见橘红色油点，木部黄白色，导管呈放射状排列	表面棕黑色或棕灰色，极皱缩，具不规则的横曲纹。断面棕黄色至黑色或乌黑色，有光泽，具黏性
质地	肉质，易断	体重，质较软而韧，不易折断
气味	气微，味微甜、微苦	气微，味微甜

【饮片性状】地黄饮片见图 2-1-40c）。地黄片为类圆形或不规则的厚片。外表皮棕黑色或棕灰色，极皱缩，具不规则的横曲纹。切面棕黄色至黑色或乌黑色，有光泽，具黏性。气微，味微甜。

【品质要求】鲜地黄以根粗壮、色红黄者为佳，生地黄以无芦头、块大、体重、断面乌黑者为佳。

【功效】鲜地黄清热生津，凉血，止血；生地黄清热凉血，养阴生津。

【贮藏要求】鲜地黄埋在沙土中，防冻；生地黄置通风干燥处，防霉，防蛀。

资料卡片

熟地黄

本品为生地黄经酒炖或蒸制而得的炮制加工品，为不规则的块片、碎块，大小、厚薄不一；表面乌黑色，有光泽，黏性大；质柔软而带韧性，不易折断，断面乌黑色，有光泽；气微，味甜。老药工将熟地黄的特征形象地描述为"色黑如漆，味甘如饴"。其具有补血滋阴，益精填髓之功效。

找一找：鲜地黄、生地黄和熟地黄药材在性状上的区别是什么？

胡黄连

【别名】胡连、假黄连。

【来源】玄参科植物胡黄连的干燥根茎。
【产地】主产于西藏、四川、云南。
【采收加工】秋季采挖，除去须根和泥沙，晒干。
【性状】胡黄连药材见图 2-1-41a）、b），性状描述见表 2-1-37。

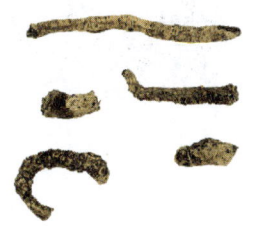 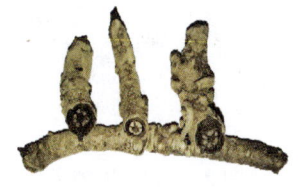 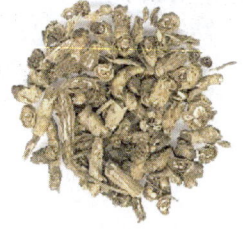

a）胡黄连药材　　　　　b）胡黄连药材断面　　　　c）胡黄连饮片

图 2-1-41　胡黄连

表 2-1-37　　　　　　　　　　　　　胡黄连药材性状描述

项目	性状描述
形状	呈圆柱形，略弯曲，偶有分枝，长 3～12 cm，直径 0.3～1 cm
形态	表面灰棕色至暗棕色，粗糙，有较密的环状节，具稍隆起的芽痕或根痕，上端密被暗棕色鳞片状的叶柄残基。断面略平坦，淡棕色至暗棕色，木部有 4～10 个类白色点状维管束排列成环
质地	体轻，质硬而脆，易折断
气味	气微，味极苦

【饮片性状】胡黄连饮片见图 2-1-41c）。胡黄连片为不规则的圆形薄片。外表皮灰棕色至暗棕色。切面灰黑色或棕黑色，木部有 4～10 个类白色点状维管束排列成环，气微，味极苦。
【品质要求】以条粗、体轻、质脆、苦味浓者为佳。
【功效】退虚热，除疳热，清湿热。
【贮藏要求】置干燥处。

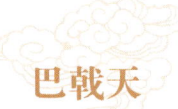

巴戟天

【别名】巴戟肉、鸡肠风、兔儿肠、鸡眼藤、三角藤。
【来源】茜草科植物巴戟天的干燥根。
【产地】主产于福建、广东、广西、海南等地。
【采收加工】全年均可采挖，洗净除去须根，晒至六七成干，轻轻捶扁，晒干。

【性状】巴戟天鲜品及药材见图2-1-42a）、b），药材性状描述见表2-1-38。

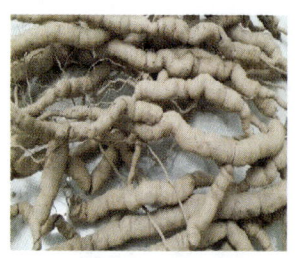
a）巴戟天鲜品

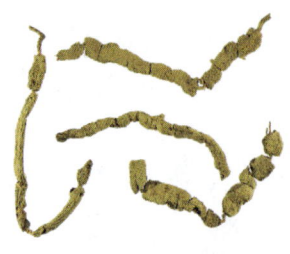
b）巴戟天药材

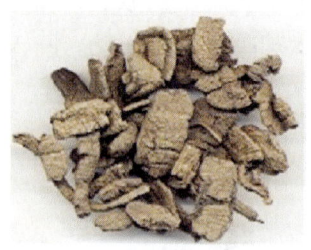
c）巴戟天饮片

图2-1-42　巴戟天

表2-1-38　　　　　　　　　　　巴戟天药材性状描述

项目	性状描述
形状	扁圆柱形，略弯曲，长短不等，直径0.5～2 cm
形态	表面灰黄色或暗灰色，具纵纹和横裂纹，有的皮部横向断离露出木部；断面皮部厚，紫色或淡紫色，易与木部剥离；木部黄棕色或黄白色，直径1～5 mm
质地	质韧，木部坚硬
气味	气微，味甘而微涩

【饮片性状】巴戟天饮片见图2-1-42c）。巴戟肉为扁圆柱形短段或不规则块。表面灰黄色或暗灰色，具纵纹和横裂纹。切面皮部厚，紫色或淡紫色，中空。气微，味甘而微涩。

【品质要求】以根条粗壮、呈连珠状、断面肉厚、色紫、木心小者为佳。

【功效】补肾阳，强筋骨，祛风湿。

【贮藏要求】置通风干燥处，防霉，防蛀。

　查一查：巴戟天药材的常见伪品有哪些？

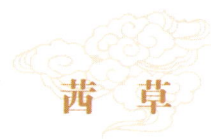

茜　草

【别名】红茜草。
【来源】茜草科植物茜草的干燥根和根茎。
【产地】主产于陕西、河南、安徽、河北、山东等地。
【采收加工】春、秋二季采挖，除去泥沙，干燥。
【性状】茜草药材见图2-1-43a），性状描述见表2-1-39。

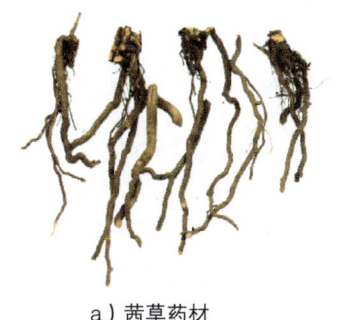
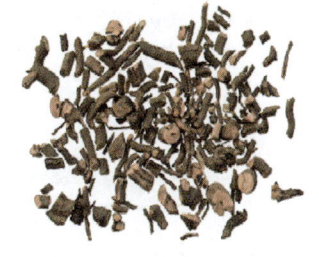

a）茜草药材　　　　　　　　　b）茜草饮片

图 2-1-43　茜草

表 2-1-39　　　　　　　　　　茜草药材性状描述

项目	性状描述
形状	根茎呈结节状，丛生粗细不等的根。根呈圆柱形，略弯曲，长 10～25 cm，直径 0.2～1 cm
形态	表面红棕色或暗棕色，具细纵皱纹和少数细根痕；皮部脱落处呈黄红色。断面平坦，皮部狭，紫红色，木部宽广，浅黄红色，导管孔多数
质地	质脆，易折断
气味	气微，味微苦，久嚼刺舌

【饮片性状】茜草饮片见图 2-1-43b）。茜草片（段）为不规则的厚片或段。根呈圆柱形，外表皮红棕色或暗棕色，具细纵纹；皮部脱落处呈黄红色。切面皮部狭，紫红色，木部宽广，浅黄红色，导管孔多数。气微，味微苦，久嚼刺舌。

【品质要求】以根条粗长、表面红棕、断面橙红、无茎基、细须根少者为佳。

【功效】凉血，祛瘀，止血，通经。

【贮藏要求】置干燥处。

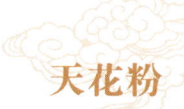

天花粉

【别名】栝楼根、蒌根、天瓜粉、花粉、栝楼粉。

【来源】葫芦科植物栝楼或双边栝楼的干燥根。

【产地】栝楼主产于山东、河南，双边栝楼主产于四川。

【采收加工】秋、冬二季采挖，洗净，除去外皮，切段或纵剖成瓣，干燥。

【性状】天花粉药材见图 2-1-44a），性状描述见表 2-1-40。

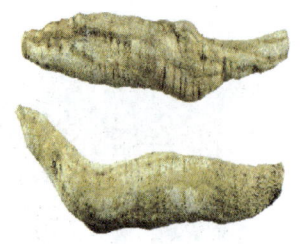
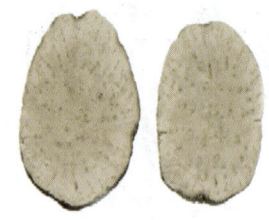

a）天花粉药材　　　　　b）天花粉饮片

图 2-1-44　天花粉

表 2-1-40　天花粉药材性状描述

项目	性状描述
形状	呈不规则圆柱形、纺锤形或瓣块状，长 8～16 cm，直径 1.5～5.5 cm
形态	表面黄白色或淡棕黄色，有纵皱纹、细根痕及略凹陷的横长皮孔，有的有黄棕色外皮残留。断面白色或淡黄色，富粉性，横切面可见黄色木质部，略呈放射状排列，纵切面可见黄色条纹状木质部
质地	质坚实
气味	气微，味微苦

【饮片性状】天花粉饮片见图 2-1-44b）。天花粉片为类圆形、半圆形或不规则形的厚片。外表皮黄白色或淡棕黄色。切面可见黄色木质部小孔，略呈放射状排列。气微，味微苦。

【品质要求】以块大、色白、粉性足者为佳。

【功效】清热泻火，生津止渴，消肿排脓。

【贮藏要求】置干燥处，防蛀。

桔　梗

【别名】荠苨、苦桔梗。

【来源】桔梗科植物桔梗的干燥根。

【产地】我国大部分地区均产。东北、华北产量大，称"北桔梗"；华东质量优，称"南桔梗"。

【采收加工】春、秋二季采挖，洗净，除去须根，趁鲜剥去外皮或不去外皮，干燥。

【性状】桔梗药材见图 2-1-45a），性状描述见表 2-1-41。

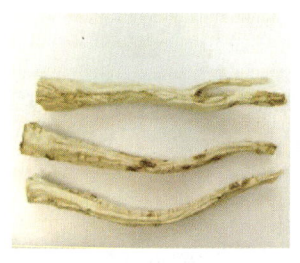
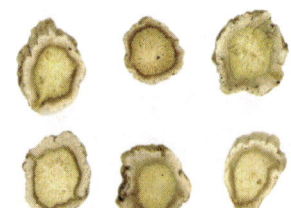

a) 桔梗药材　　　　　　b) 桔梗饮片

图 2-1-45　桔梗

表 2-1-41　　　　　　　　　　桔梗药材性状描述

项目	性状描述
形状	呈圆柱形或略呈纺锤形，下部渐细，有的有分枝，略扭曲，长 7～20 cm，直径 0.7～2 cm
形态	表面淡黄白色至黄色，不去外皮者表面黄棕色至灰棕色，具纵扭皱沟，并有横长的皮孔样斑痕及支根痕，上部有横纹。有的顶端有较短的根茎或不明显，其上有数个半月形茎痕。断面不平坦，形成层环棕色，皮部黄白色，有裂隙，木部淡黄色
质地	质脆
气味	气微，味微甜后苦

【饮片性状】桔梗饮片见图 2-1-45b）。桔梗片为椭圆形或不规则厚片。外皮多已除去或偶有残留。切面皮部黄白色，较窄；形成层环纹明显，棕色；木部宽，有较多裂隙。气微，味微甜后苦。

【品质要求】以根粗长均匀、质坚实、白肉黄心、味苦者为佳。

【功效】宣肺，利咽，祛痰，排脓。

【贮藏要求】置通风干燥处，防蛀。

资料卡片

桔梗的商品分级

规格	等级	性状描述	
		共同点	区别点
去皮桔梗	选货	呈圆柱形或略呈纺锤形。除去须根，趁鲜剥去外皮。表面淡黄白色至黄色，具纵扭皱沟，并有横长的皮孔样斑痕及支根痕，上部有横纹。质脆，断面不平坦，形成层环棕色，皮部黄白色，木部淡黄色。气微，味微甜后苦	芦下直径 1.0～2.0 cm，长 12～20 cm。质充实，少有断节
	统货		芦下直径≥0.7 cm，长度≥7 cm

续表

规格	等级	性状描述	
		共同点	区别点
带皮桔梗	选货	呈圆柱形或略呈纺锤形。除去须根，不去外皮。表面黄棕色至灰棕色，具纵扭皱沟，并有横长的皮孔样斑痕及支根痕，上部有横纹。质脆，断面不平坦，形成层环棕色，皮部黄白色，木部淡黄色。气微，味微甜后苦	芦下直径1.0～2.0 cm，长12～20 cm。质充实，少有断节
	统货		芦下直径≥0.7 cm，长度≥7 cm

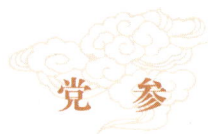

党 参

【别名】东党、台党、潞党、口党。
【来源】桔梗科植物党参、素花党参或川党参的干燥根。
【产地】党参主产于山西（野生品称"台党"，栽培品称"潞党"）、东北（称"东党"）等地，素花党参（称"西党参"）主产于甘肃、四川等地，川党参（称"条党"）主产于四川、重庆、湖北等地。
【采收加工】秋季采挖，洗净，晒干。
【性状】党参药材见图2-1-46a）、b）、c），性状描述见表2-1-42。

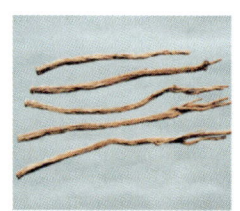 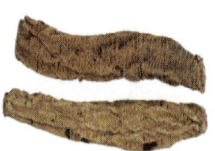 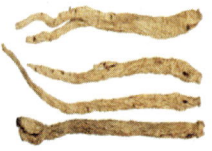 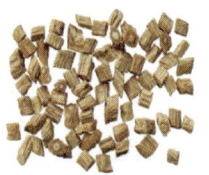

a）党参药材　　　b）素花党参药材　　　c）川党参药材　　　d）党参饮片

图2-1-46　党参

表2-1-42　　　　　　　　党参药材性状描述

项目	性状描述		
	党参	素花党参（西党参）	川党参
形状	呈长圆柱形，稍弯曲，长10～35 cm，直径0.4～2 cm	长10～35 cm，直径0.5～2.5 cm	长10～45 cm，直径0.5～2 cm

续表

项目	性状描述		
	党参	素花党参（西党参）	川党参
形态	表面灰黄色、黄棕色至灰棕色，根头部有多数疣状突起的茎痕及芽，习称"狮子盘头"，每个茎痕的顶端呈凹下的圆点状；根头下有致密的环状横纹，向下渐稀疏，有的达全长的一半，栽培品环状横纹少或无；全体有纵皱纹和散在的横长皮孔样突起，支根断落处常有黑褐色胶状物。断面稍平坦，有裂隙或放射状纹理，皮部淡棕黄色至黄棕色，木部淡黄色至黄色	表面黄白色至灰黄色，根头下致密的环状横纹常达全长的一半以上。断面裂隙较多，皮部灰白色至淡棕色	表面灰黄色至黄棕色，有明显不规则的纵沟。断面裂隙较少，皮部黄白色
质地	质稍柔软或稍硬而略带韧性		质较软而结实
气味	有特殊香气，味微甜		

【饮片性状】党参饮片见图 2-1-46d）。党参片为椭圆形或不规则厚片。外皮多已除去或偶有残留。切面皮部黄白色，较窄；形成层环纹明显，棕色；木部宽，有较多裂隙。气微，味微甜后苦。

【显微鉴别】横切面：木栓细胞数列至十数列，外侧有石细胞，单个或成群。栓内层窄。韧皮部宽广，外侧常现裂隙，散有淡黄色乳管群，并常与筛管群交互排列。形成层成环。木质部导管单个散在或数个相聚，呈放射状排列。薄壁细胞含菊糖。党参横切面见图 2-1-47。

粉末：淡黄色。乳管甚多，为有节乳管，含淡黄色颗粒状物。石细胞较多，近无色，呈方形、长方形或多角形，壁不甚厚，大多一端尖突。菊糖呈扇形、类圆形、不规则形，表面可见放射状线纹。导管主为具缘纹孔导管、网纹导管。淀粉粒稀少。党参粉末见图 2-1-48。

【品质要求】以根条粗、皮松肉紧、狮子盘头较大、横纹多、气香味甜、嚼之无渣者为佳。

【功效】健脾益肺，养血生津。

【贮藏要求】置通风干燥处，防蛀。

❓ 找一找：党参、素花党参、川党参药材在性状上的区别是什么？

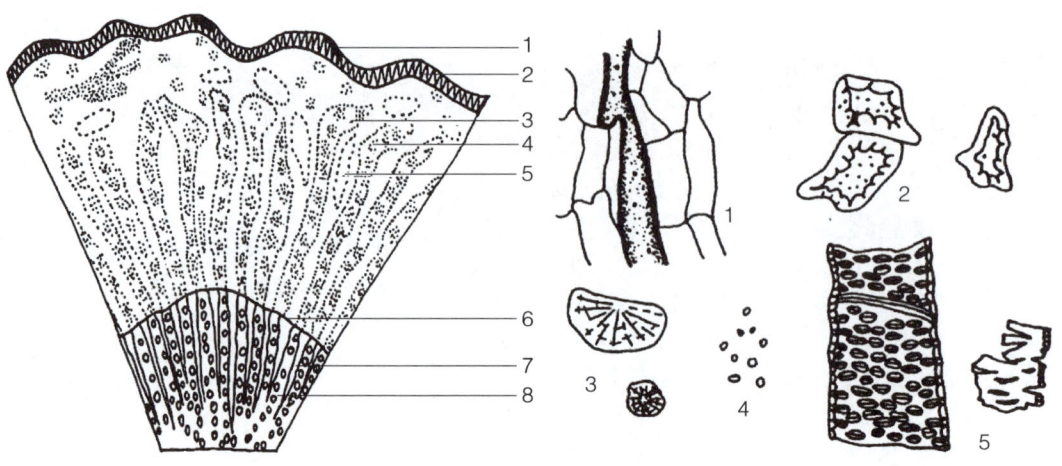

1—石细胞 2—木栓层 3—韧皮部 4—乳汁管群
5—裂隙 6—形成层 7—射线 8—木质部

图 2-1-47 党参横切面

1—乳汁管 2—石细胞 3—菊糖
4—淀粉类 5—导管

图 2-1-48 党参粉末

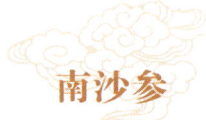

南沙参

【别名】泡沙参、泡参、沙参。
【来源】桔梗科植物轮叶沙参或沙参的干燥根。
【产地】轮叶沙参主产于东北、内蒙古、河北等地，沙参主产于江苏、安徽、浙江等地。
【采收加工】春、秋二季采挖，除去须根，洗后趁鲜刮去粗皮，洗净，干燥。
【性状】南沙参药材见图2-1-49a），性状描述见表2-1-43。

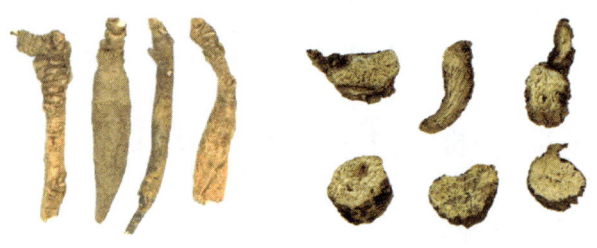

a）南沙参药材　　　b）南沙参饮片

图 2-1-49 南沙参

表 2-1-43　　　　　　　　　　南沙参药材性状描述

项目	性状描述
形状	呈圆锥形或圆柱形，略弯曲，长 7～27 cm，直径 0.8～3 cm
形态	表面黄白色或淡棕黄色，凹陷处常有残留粗皮，上部多有深陷横纹，呈断续的环状，下部有纵纹和纵沟。顶端具1或2个根茎。断面不平坦，黄白色，多裂隙

续表

项目	性状描述
质地	体轻，质松泡，易折断
气味	气微，味微甘

【饮片性状】南沙参饮片见图 2-1-49b）。南沙参片为圆形、类圆形或不规则形厚片。外表皮黄白色或淡棕黄色，切面黄白色，有不规则裂隙。气微，味微甘。

【品质要求】以根粗长、无外皮、色淡黄白者为佳。

【功效】养阴清肺，益胃生津，化痰，益气。

【贮藏要求】置通风干燥处，防蛀。

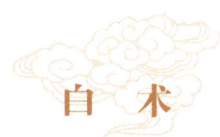

白 术

【来源】菊科植物白术的干燥根茎。

【产地】主产于浙江，安徽、湖北、江西、福建等地亦产。

【采收加工】冬季下部叶枯黄、上部叶变脆时采挖，除去泥沙，烘干或晒干，再除去须根。

【性状】白术药材见图 2-1-50a），性状描述见表 2-1-44。

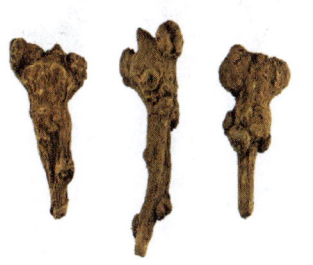
a）白术药材

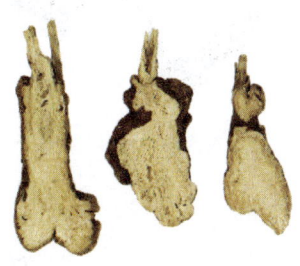
b）白术饮片

图 2-1-50　白术

表 2-1-44　　　　　　　　　　白术药材性状描述

项目	性状描述
形状	为不规则的肥厚团块，长 3～13 cm，直径 1.5～7 cm
形态	表面灰黄色或灰棕色，有瘤状突起及断续的纵皱和沟纹，并有须根痕，顶端有残留茎基和芽痕。断面不平坦，黄白色至淡棕色，有棕黄色的点状油室散在；烘干者断面角质样，色较深或有裂隙
质地	质坚硬不易折断，嚼之略带黏性
气味	气清香，味甘、微辛

【饮片性状】白术饮片见图 2-1-50b）。白术片为不规则的厚片。外表皮灰黄色或灰棕色。切面黄白色至淡棕色，散生棕黄色的点状油室，木部具放射状纹理；烘干者切面角质样，色较深或有裂隙。气清香，味甘、微辛，嚼之略带黏性。

【品质要求】以个大、体重、无空心、断面色黄白、香气浓者为佳。

【功效】健脾益气，燥湿利水，止汗，安胎。

【贮藏要求】置阴凉干燥处，防蛀。

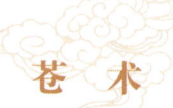

苍 术

【来源】菊科植物茅苍术或北苍术的干燥根茎。

【产地】茅苍术主产于江苏、湖北、河南等地，北苍术主产于河北、内蒙古、陕西等地。

【采收加工】春、秋二季采挖，除去泥沙，晒干，撞去须根。

【性状】苍术药材见图 2-1-51a），性状描述见表 2-1-45。

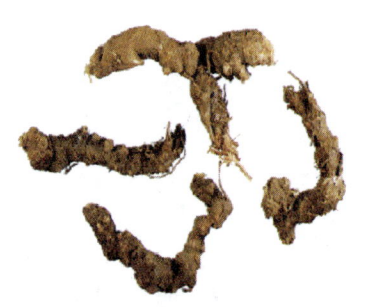 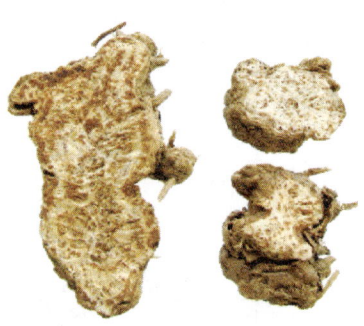

a) 苍术药材（茅苍术）　　　　　　　　b) 苍术饮片

图 2-1-51　苍术

表 2-1-45　　　　　　　　　　苍术药材性状描述

项目	性状描述	
	茅苍术	北苍术
形状	呈不规则连珠状或结节状圆柱形，略弯曲，偶有分枝，长 3～10 cm，直径 1～2 cm	呈疙瘩块状或结节状圆柱形，长 4～9 cm，直径 1～4 cm
形态	表面灰棕色，有皱纹、横曲纹及残留须根，顶端具茎痕或残留茎基。断面黄白色或灰白色，散有多数橙黄色或棕红色油室，习称"朱砂点"；暴露稍久，可析出白色细针状结晶，习称"起霜"或"吐脂"	表面黑棕色，除去外皮者黄棕色。断面散有黄棕色油室，习称"雄黄点"
质地	质坚实	质较疏松
气味	气香特异，味微甘、辛、苦	香气较淡，味辛、苦

【饮片性状】苍术饮片见图2-1-51b）。苍术片为不规则类圆形或条形厚片。外表皮灰棕色至黄棕色，有皱纹，有时可见根痕。切面黄白色或灰白色，散有多数橙黄色或棕红色油室，有的可析出白色细针状结晶。气香特异，味微甘、辛、苦。

【品质要求】以个大、饱满、质坚实、断面油点多、香气浓者为佳。

【功效】燥湿健脾，祛风散寒，明目。

【贮藏要求】置阴凉干燥处。

找一找：茅苍术、北苍术药材在性状上的区别是什么？

资料卡片

苍术的商品分级

规格	等级	性状描述	
		共同点	区别点
茅苍术	选货	野生品呈不规则连珠状或结节状圆柱形，略弯曲，偶有分枝。栽培品呈不规则团块状或疙瘩状，有瘤状突起。表面灰黑色或灰棕色。质坚实。断面黄白色或灰白色，散有橙黄色或棕红色朱砂点，露出稍久，可析出白色细针状结晶。气浓香，味微甘、辛、苦	无残留茎基及碎屑，每500 g ≤ 70头
	统货		偶见残留茎基及碎屑，不分大小
北苍术	选货	呈不规则的疙瘩状或结节状。表面黑棕色或黄棕色。质较疏松。断面黄白色或灰白色，散有黄棕色雄黄点。气香。味辛、苦	无残留茎基及碎屑，每500 g ≤ 40头
	统货		偶见残留茎基及碎屑，不分大小

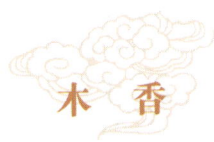

木 香

【别名】广木香、云木香。

【来源】菊科植物木香的干燥根。

【产地】主产于云南，广西、四川、湖北、西藏等地亦产。

【采收加工】秋、冬二季采挖，除去泥沙和须根，切段，大的再纵剖成瓣，干燥后撞去粗皮。

【性状】木香药材见图2-1-52a），性状描述见表2-1-46。

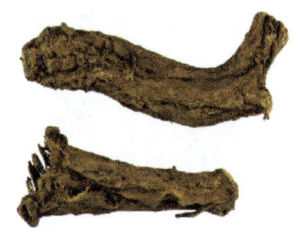
a）木香药材

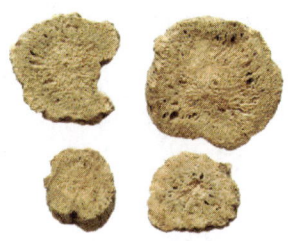
b）木香饮片

图 2-1-52　木香

表 2-1-46　木香药材性状描述

项目	性状描述
形状	呈圆柱形或半圆柱形，长 5～10 cm，直径 0.5～5 cm
形态	表面黄棕色至灰褐色，有明显的皱纹、纵沟及侧根痕。断面灰褐色至暗褐色，周边灰黄色或浅棕黄色，形成层环棕色，有放射状纹理及散在的褐色点状油室
质地	质坚，不易折断
气味	气香特异，味微苦

【饮片性状】木香饮片见图 2-1-52b）。木香片为类圆形或不规则的厚片。外表皮黄棕色至灰褐色，有纵皱纹。切面棕黄色至棕褐色，中部有明显菊花心状的放射纹理，形成层环棕色，褐色油点（油室）散在。气香特异，味微苦。

【品质要求】以质坚实、色黄棕、油性足、香气浓者为佳。

【功效】行气止痛，健脾消食。

【贮藏要求】置干燥处，防潮。

资料卡片

红木香、川木香

红木香为木兰科植物长梗南五味子的干燥根。呈淡棕红色，外表面紫褐色，易剥落。质坚，不易折断，断面纤维性强，韧皮部较窄，形成层环纹明显，木质部浅棕色，密布导管孔洞。气微香而特异，味甜而后苦辛。

川木香为菊科植物川木香或灰毛川木香的干燥根。呈圆柱形，习称"铁杆木香"；或有纵槽的半圆柱形，习称"槽子木香"。稍弯曲，长 10～30 cm，直径 1～3 cm。表面黄褐色或棕褐色，具纵皱纹，外皮脱落处可见丝瓜络状细筋脉；根头偶有黑色发黏的胶状物，习称"油头"。体较轻，质硬脆，易折断，断面黄白色或黄色，有深黄色稀疏油点及裂隙，木部宽广，有放射状纹理；有的中心呈枯朽状。气微香，味苦，嚼之粘牙。

紫 菀

【别名】辫子紫菀。
【来源】菊科植物紫菀的干燥根和根茎。
【产地】主产于东北、华北、安徽等地。
【采收加工】春、秋二季采挖,除去有节的根茎(习称"母根")和泥沙,编成辫状晒干,或直接晒干。
【性状】紫菀药材见图 2-1-53a),性状描述见表 2-1-47。

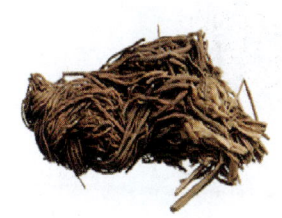
a)紫菀药材

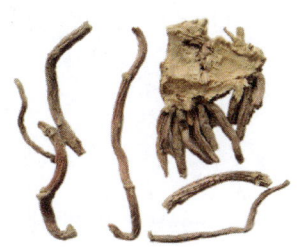
b)紫菀饮片

图 2-1-53 紫菀

表 2-1-47　　　　　　　　　　紫菀药材性状描述

项目	性状描述
形状	根茎呈不规则块状,大小不一
形态	顶端有茎、叶的残基;根茎簇生多数细根,长 3～15 cm,直径 0.1～0.3 cm,多编成辫状;表面紫红色或灰红色,有纵皱纹
质地	根茎质稍硬,细根质较柔韧
气味	气微香,味甜、微苦

【饮片性状】紫菀饮片见图 2-1-53b)。紫菀片(段)为不规则的厚片或段。根外表皮紫红色或灰红色,有纵皱纹。切面淡棕色,中心具棕黄色的木心。气微香,味甜,微苦。
【品质要求】以根多而长、色紫红、质柔韧、味甜者为佳。
【功效】润肺下气,消痰止咳。
【贮藏要求】置阴凉干燥处,防潮。

细 辛

【来源】马兜铃科植物北细辛、汉城细辛或华细辛的干燥根和根茎。前二种习称"辽细辛"。

【产地】北细辛与汉城细辛主产于东北地区，华细辛主产于陕西、河南、山东、浙江等地。

【采收加工】夏季果熟期或初秋采挖，除净地上部分和泥沙，阴干。

【性状】细辛药材见图2-1-54，性状描述见表2-1-48。

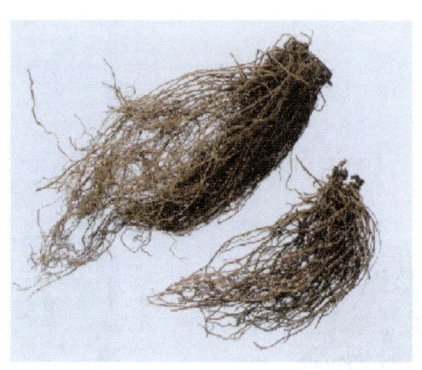

图2-1-54 细辛药材（北细辛）

表2-1-48　　　　　　　　　　细辛药材性状描述

项目	性状描述		
	北细辛	汉城细辛	华细辛
形状	常卷曲成团		
形态	根茎横生呈不规则圆柱状，具短分枝，长1～10 cm，直径0.2～0.4 cm；表面灰棕色，粗糙，有环形的节，节间长0.2～0.3 cm，分枝顶端有碗状的茎痕。根细长，密生节上，长10～20 cm，直径0.1 cm；表面灰黄色，平滑或具纵皱纹；有须根和须根痕；断面平坦，黄白色或白色	根茎直径0.1～0.5 cm，节间长0.1～1 cm	根茎长5～20 cm，直径0.1～0.2 cm，节间长0.2～1 cm
质地	质脆，易折断		
气味	气辛香，味辛辣、麻舌		气味较弱

【饮片性状】细辛段为不规则的段。根茎呈不规则圆形，外表皮灰棕色，有时可见环形的节。根细，表面灰黄色，平滑或具纵皱纹。切面黄白色或白色。气辛香，味辛辣、麻舌。

【品质要求】以根灰黄、辛香气浓、味辛辣麻舌者为佳。

【功效】解表散寒，祛风止痛，通窍，温肺化饮。

【贮藏要求】置阴凉干燥处。

找一找：北细辛、汉城细辛、华细辛药材在性状上的区别是什么？

太子参

【别名】孩儿参、童参。
【来源】石竹科植物孩儿参的干燥块根。
【产地】主产于江苏、山东、安徽等地。
【采收加工】夏季茎叶大部分枯萎时采挖,洗净,除去须根,置沸水中略烫后晒干或直接晒干。
【性状】太子参药材见图 2-1-55,性状描述见表 2-1-49。

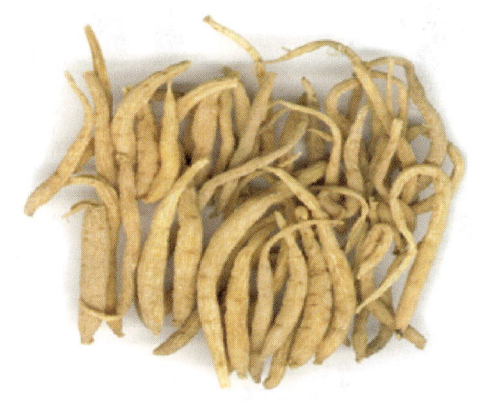

图 2-1-55　太子参药材

表 2-1-49　　　　　　　　　　太子参药材性状描述

项目	性状描述
形状	呈细长纺锤形或细长条形,稍弯曲,长 3～10 cm,直径 0.2～0.6 cm
形态	表面灰黄色至黄棕色,较光滑,微有纵皱纹,凹陷处有须根痕。顶端有茎痕。断面较平坦,周边淡黄棕色,中心淡黄白色,角质样
质地	质硬而脆
气味	气微,味微甘

【品质要求】以条粗、色黄白、无须根者为佳。
【功效】益气健脾,生津润肺。
【贮藏要求】置通风干燥处,防潮,防蛀。

银柴胡

【来源】石竹科植物银柴胡的干燥根。

【产地】主产于宁夏、甘肃、陕西、内蒙古等地。

【采收加工】春、夏间植株萌发或秋后茎叶枯萎时采挖；栽培品于种植后第三年9月中旬或第四年4月中旬采挖，除去残茎、须根及泥沙，晒干。

【性状】银柴胡药材及饮片见图2-1-56，药材性状描述见表2-1-50。

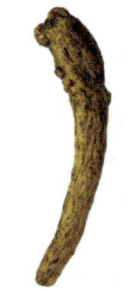
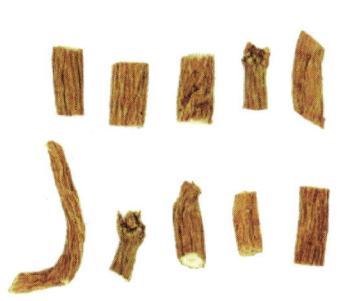

a）银柴胡药材（野生品）　　　　b）银柴胡饮片

图2-1-56　银柴胡

表2-1-50　　银柴胡药材性状描述

项目	性状描述	
	野生品	栽培品
形状	呈类圆柱形，偶有分枝，长15～40 cm，直径0.5～2.5 cm	有分枝，下部多扭曲，直径0.6～1.2 cm
形态	表面浅棕黄色至浅棕色，有扭曲的纵皱纹和支根痕，多具孔穴状或盘状凹陷，习称"砂眼"，从砂眼处折断可见棕色裂隙中有细砂散出。根头部略膨大，有密集的呈疣状突起的芽苞、茎或根茎的残基，习称"珍珠盘"。断面不平坦，较疏松，有裂隙，皮部甚薄，木部有黄、白色相间的放射状纹理	表面浅棕黄色或浅黄棕色，纵皱纹细腻明显，细支根痕多呈点状凹陷。几无砂眼。根头部有多数疣状突起。断面几无裂隙，略显粉性，木部放射状纹理不甚明显
质地	质硬而脆，易折断	折断面质地较紧密
气味	气微，味甘	味微甜

【品质要求】以条长均匀、外皮色淡黄、断面色黄白者为佳。商品以银川所产质优。

【功效】清虚热，除疳热。

【贮藏要求】置通风干燥处，防蛀。

防 己

【别名】粉防己、汉防己。
【来源】防己科植物粉防己的干燥根。
【产地】主产于浙江、安徽、湖南、湖北、江西等地。
【采收加工】秋季采挖,洗净,除去粗皮,晒至半干,切段,个大者再纵切,干燥。
【性状】防己药材见图 2-1-57a),性状描述见表 2-1-51。

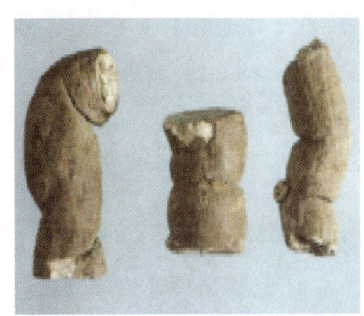
a)防己药材

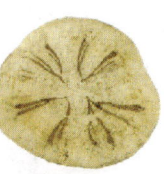
b)防己饮片

图 2-1-57　防己

表 2-1-51　　　　　　　　　　防己药材性状描述

项目	性状描述
形状	呈不规则圆柱形、半圆柱形或块状,多弯曲,长 5～10 cm,直径 1～5 cm
形态	表面淡灰黄色,在弯曲处常有深陷横沟而成结节状的瘤块样,形似猪大肠。断面平坦,灰白色,富粉性,木部占大部分,有排列较稀疏的放射状纹理,习称"车轮纹"
质地	体重,质坚实
气味	气微,味苦

【饮片性状】防己饮片见图 2-1-57b)。防己片为类圆形或半圆形的厚片。外表皮淡灰黄色。切面灰白色,粉性,有稀疏的放射状纹理。气微,味苦。
【品质要求】以条匀、质坚实、粉性足、去净外皮者为佳。以安徽产品质优。
【功效】祛风止痛,利水消肿。
【贮藏要求】置干燥处,防霉,防蛀。

> **资料卡片**
>
> 防己的同名异物或同物异名现象
>
> 商品名防己的中药来源复杂、品种较多,加之各地用药习惯不同,造成防己同名异物或同物异名的现象非常严重。
>
> 如有的地区以马兜铃科植物异叶马兜铃的干燥根入药,称为"汉中防己"。其呈圆柱形而弯曲。通常已除去外皮而呈浅棕黄色,残留的栓皮呈灰褐色。质硬,不易折断,断面不平坦,刺状,黄白色,皮部较厚,木部可见放射状导管群,导管群在中央方向多联合成束,向外呈2歧或多歧分叉。气微香,味苦。产于陕西、甘肃、四川、贵州。
>
> 又如有的地区以防己科植物木防己的干燥根入药。其呈圆柱形,屈曲不直。表面黑褐色,有深陷而扭曲的沟纹。质较坚硬,呈木质性,不易折断。断面黄白色,无粉性,皮部极薄,木部宽广,几乎全部木化,可见黄色放射状狭窄的导管群穿过。气无,味微苦。产于河南、陕西等地。
>
> 防己药材商品较为复杂,主要分粉防己和木防己两类。木防己药材包括广防己(为马兜铃科植物广防己的干燥根)和汉中防己,有时也包括防己科的木防己。粉防己药材为防己科粉防己的干燥根。

北豆根

【别名】蝙蝠藤、野豆根、黄条香。

【来源】防己科植物蝙蝠葛的干燥根茎。

【产地】主产于东北、华北地区及陕西、山东等地。

【采收加工】春、秋二季采挖,除去须根和泥沙,干燥。

【性状】北豆根药材见图2-1-58a),性状描述见表2-1-52。

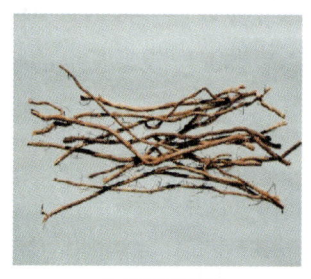

a)北豆根药材

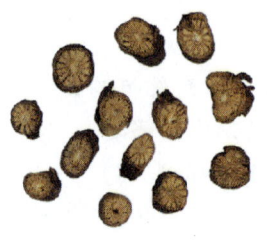

b)北豆根饮片

图2-1-58 北豆根

表 2-1-52　　　　　　　　　　　　北豆根药材性状描述

项目	性状描述
形状	呈细长圆柱形，弯曲，有分枝，长可达 50 cm，直径 0.3～0.8 cm
形态	表面黄棕色至暗棕色，多有弯曲的细根，并可见突起的根痕和纵皱纹，外皮易剥落。断面不整齐，纤维细，木部淡黄色，呈放射状排列，中心有髓
质地	质韧，不易折断
气味	气微，味苦

【饮片性状】北豆根饮片见图 2-1-58b）。北豆根片为不规则的圆形厚片。表面淡黄色至棕褐色，木部淡黄色，呈放射状排列，纤维性，中心有髓，白色。气微，味苦。

【品质要求】以条粗长、外皮色黄棕、断面色浅黄、味苦者为佳。

【功效】清热解毒，祛风止痛。

【贮藏要求】置干燥处。

延胡索

【别名】玄胡索、延胡、元胡索。

【来源】罂粟科植物延胡索的干燥块茎。

【产地】主产于浙江，为著名的"浙八味"之一；湖北、湖南、江苏、上海、四川、安徽等地亦产。

【采收加工】夏初茎叶枯萎时采挖，除去须根，洗净，置沸水中煮或蒸至恰无白心时，取出，晒干。

【性状】延胡索药材见图 2-1-59，性状描述见表 2-1-53。

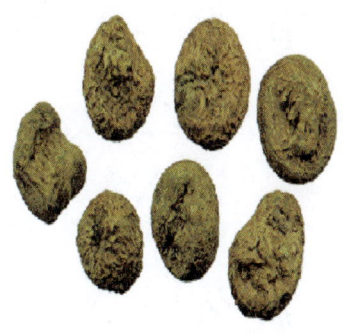
a）延胡索药材

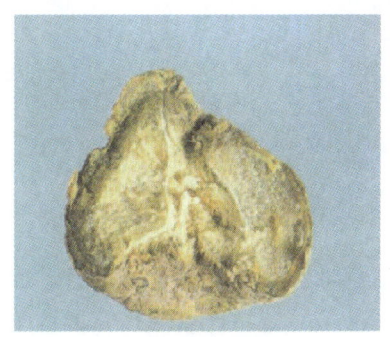
b）延胡索药材断面

图 2-1-59　延胡索

表 2-1-53　延胡索药材性状描述

项目	性状描述
形状	呈不规则的扁球形，直径 0.5～1.5 cm
形态	表面黄色或黄褐色，有不规则网状皱纹。顶端有略凹陷的茎痕，底部常有疙瘩状突起。断面黄色，角质样，有蜡样光泽
质地	质硬而脆
气味	气微，味苦

【饮片性状】延胡索片为不规则的圆形厚片。外表皮黄色或黄褐色，有不规则细皱纹。切面或断面黄色，角质样，具蜡样光泽。气微，味苦。

【品质要求】以个大、饱满、质坚实、断面色黄者为佳。

【功效】活血，行气，止痛。

【贮藏要求】置干燥处，防蛀。

资料卡片

延胡索的商品分级

等级		性状描述	
		共同点	区别点
选货	一等	呈不规则的扁球形。表面黄色或黄褐色，有不规则网状皱纹。顶端有略凹陷的茎痕，底部常有疙瘩状突起。质硬而脆，断面黄色，角质样，有蜡样光泽。气微，味苦	每 50 g ≤ 45 粒，或直径 ≥ 1.3 cm
	二等		每 50 g ≤ 100 粒，或直径 1.0～1.3 cm
统货			大小不等

地　榆

【别名】黄瓜香、山地瓜、猪人参、血箭草。

【来源】蔷薇科植物地榆或长叶地榆的干燥根。后者习称"绵地榆"。

【产地】地榆主产于内蒙古、山西、陕西、河南、甘肃、山东、贵州及东北地区，长叶地榆主产于华东地区。

【采收加工】春季将发芽时或秋季植株枯萎后采挖，除去须根，洗净，干燥，或趁鲜切片，干燥。

【性状】地榆药材见图2-1-60a），性状描述见表2-1-54。

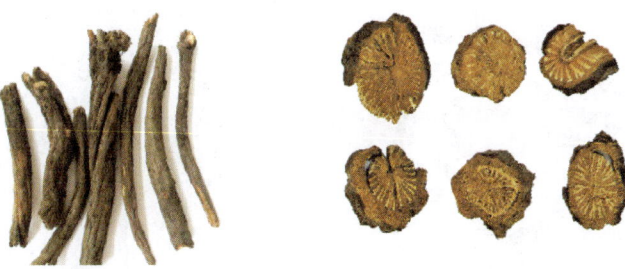

a）地榆药材（地榆）　　　　　　b）地榆饮片

图2-1-60　地榆

表2-1-54　　　　　　　　　　地榆药材性状描述

项目	性状描述	
	地榆	绵地榆
形状	呈不规则纺锤形或圆柱形，稍弯曲，长5～25 cm，直径0.5～2 cm	呈长圆柱形，稍弯曲，着生于短粗的根茎上
形态	表面灰褐色至暗棕色，粗糙，有纵纹。断面较平坦，粉红色或淡黄色，木部略呈放射状排列	表面红棕色或棕紫色，有细纵纹。断面黄棕色或红棕色，皮部有多数黄白色或黄棕色绵状纤维
质地	质硬	质坚韧
气味	气微，味微苦涩	气微，味微苦涩

【饮片性状】地榆饮片见图2-1-60b）。地榆片为不规则的类圆形片或斜切片。外表皮灰褐色至深褐色。切面较平坦，粉红色、淡黄色或黄棕色，木部略呈放射状排列；或皮部有多数黄棕色绵状纤维。气微，味微苦涩。

【品质要求】以条粗、质硬、断面色红者为佳。东北产者质较优。

【功效】凉血止血，解毒敛疮。

【贮藏要求】置通风干燥处，防蛀。

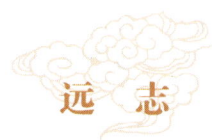

远　志

【别名】小草根。

【来源】远志科植物远志或卵叶远志的干燥根。

【产地】主产于山西、陕西、吉林、河南、河北、辽宁等地。

【采收加工】春、秋二季采挖,除去须根和泥沙,晒干或抽取木心晒干。

【性状】远志药材见图2-1-61a),性状描述见表2-1-55。

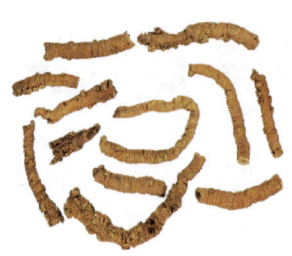
a)远志药材

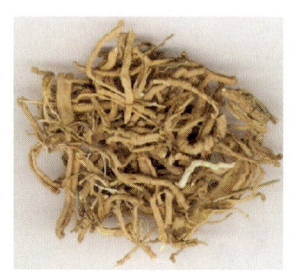
b)远志饮片

图 2-1-61　远志

表 2-1-55　远志药材性状描述

项目	性状描述
形状	呈圆柱形,略弯曲,长 2～30 cm,直径 0.2～1 cm
形态	表面灰黄色至灰棕色,有较密并深陷的横皱纹、纵皱纹及裂纹,老根的横皱纹较密更深陷,略呈结节状。断面皮部棕黄色,木部黄白色,皮部易与木部剥离,抽取木心者中空
质地	质硬而脆,易折断
气味	气微,味苦、微辛,嚼之有刺喉感

【饮片性状】远志饮片见图2-1-61b)。远志段为圆筒形的段。外表皮灰黄色至灰棕色,有横皱纹。切面棕黄色。气微,味苦、微辛,嚼之有刺喉感。

【品质要求】以条粗、皮厚、去净木心者为佳。

【功效】安神益智,交通心肾,祛痰,消肿。

【贮藏要求】置通风干燥处。

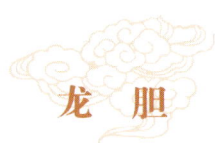

龙　胆

【别名】龙胆草、苦龙胆草、地胆草。

【来源】龙胆科植物条叶龙胆、龙胆、三花龙胆或坚龙胆的干燥根和根茎。前三种习称"龙胆",后一种习称"坚龙胆"。

【产地】条叶龙胆、龙胆和三花龙胆主产于黑龙江、吉林、辽宁、内蒙古,产量大,品质优;坚龙胆主产于云南、四川、贵州,又称"滇龙胆"。

【采收加工】春、秋二季采挖,洗净,干燥。

【性状】龙胆药材见图 2-1-62a）、b），性状描述见表 2-1-56。

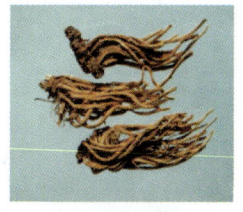 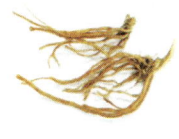 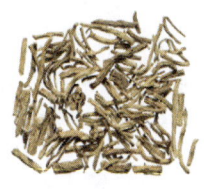 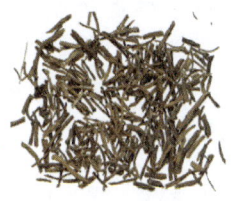

a）龙胆药材　　　　b）坚龙胆药材　　　　c）龙胆饮片　　　　d）坚龙胆饮片

图 2-1-62　龙胆

表 2-1-56　　　　　　　　　　　　　龙胆药材性状描述

项目	性状描述	
	龙胆	坚龙胆
形状	根茎呈不规则的块状，长 1～3 cm，直径 0.3～1 cm。根圆柱形，略扭曲，长 10～20 cm，直径 0.2～0.5 cm	
形态	根茎表面暗灰棕色或深棕色，上端有茎痕或残留茎基，周围和下端着生多数细长的根。根表面淡黄色或黄棕色，上部多有显著的横皱纹，下部较细，有纵皱纹及支根痕。断面略平坦，皮部黄白色或淡黄棕色，木部色较浅，呈点状环列	表面无横皱纹，外皮膜质，易脱落，木部黄白色，易与皮部分离
质地	质脆，易折断	
气味	气微，味甚苦	

【饮片性状】龙胆饮片见图 2-1-62c）、d）。龙胆段为不规则形的段。根茎呈不规则块片，表面暗灰棕色或深棕色。根圆柱形，表面淡黄色至黄棕色，有的有横皱纹，具纵皱纹。切面皮部黄白色至棕黄色，木部色较浅。气微，味甚苦。坚龙胆段为不规则形的段。根表面无横皱纹，膜质外皮已脱落，表面黄棕色至深棕色。切面皮部黄棕色，木部色较浅。

【品质要求】以根条粗长、无碎断、苦味浓、色黄或黄棕者为佳。

【功效】清热燥湿，泻肝胆火。

【贮藏要求】置干燥处。

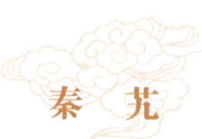

秦　艽

【别名】西秦艽、辫子艽。

【来源】龙胆科植物秦艽、麻花秦艽、粗茎秦艽或小秦艽的干燥根。前三种按性状不同分别习称"秦艽"和"麻花艽"，后一种习称"小秦艽"。

【产地】秦艽主产于陕西、甘肃，以甘肃产量最大，质量最好；麻花秦艽主产于甘肃、青海、四川、湖北等地；粗茎秦艽主产于青海、甘肃、四川、云南等地；小秦艽主产于河北、内蒙古及陕西等地。

【采收加工】春、秋二季采挖，除去泥沙；秦艽和麻花艽晒软，堆置"发汗"至表面呈红黄色或灰黄色时，摊开晒干，或不经"发汗"直接晒干；小秦艽趁鲜时搓去黑皮，晒干。

【性状】秦艽药材见图2-1-63a），性状描述见表2-1-57。

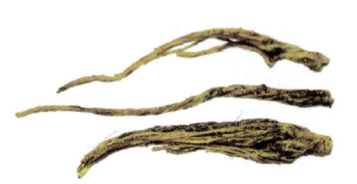

a）秦艽药材（秦艽）　　　　b）秦艽饮片

图2-1-63　秦艽

表2-1-57　　　　　　　　　　秦艽药材性状描述

项目	性状描述		
	秦艽	麻花艽	小秦艽
形状	呈类圆柱形，上粗下细，扭曲不直，长10～30 cm，直径1～3 cm	呈类圆锥形，多由数个小根纠聚而膨大，直径可达7 cm	呈类圆锥形或类圆柱形，长8～15 cm，直径0.2～1 cm
形态	表面黄棕色或灰黄色，有纵向或扭曲的纵皱纹，顶端有残存茎基及纤维状叶鞘。断面略显油性，皮部黄色或棕黄色，木部黄色	表面棕褐色，粗糙，有裂隙呈网状孔纹。断面多呈枯朽状	表面棕黄色。主根通常1个，残存的茎基有纤维状叶鞘，下部多分枝。断面黄白色
质地	质硬而脆，易折断	质松脆，易折断	
气味	气特异，味苦、微涩		

【饮片性状】秦艽饮片见图2-1-63b）。秦艽片为类圆形的厚片。外表皮黄棕色、灰黄色或棕褐色，粗糙，有扭曲纵纹或网状孔纹。切面皮部黄色或棕黄色，木部黄色，有的中心呈枯朽状。气特异，味苦、微涩。

【品质要求】以粗壮、质坚实、色棕黄、气味浓厚者为佳。

【功效】祛风湿，清湿热，止痹痛，退虚热。

【贮藏要求】置通风干燥处。

找一找：秦艽、麻花艽、小秦艽药材在性状上的区别是什么？

白 前

【别名】鹅管白前、竹叶白前。

【来源】萝摩科植物柳叶白前或芫花叶白前的干燥根茎和根。

【产地】主产于浙江、安徽、福建、江西、湖北、湖南等地。

【采收加工】秋季采挖，洗净，晒干。

【性状】白前药材见图2-1-64a）、b），性状描述见表2-1-58。

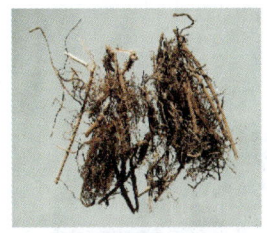
a）柳叶白前药材

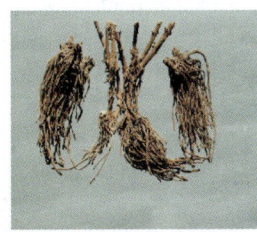
b）芫花叶白前药材

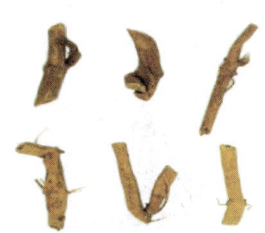
c）白前饮片

图 2-1-64　白前

表 2-1-58　白前药材性状描述

项目	性状描述	
	柳叶白前	芫花叶白前
形状	根茎呈细长圆柱形，有分枝，稍弯曲，长4～15 cm，直径1.5～4 mm	根茎较短小或略呈块状
形态	表面黄白色或黄棕色，节明显，节间长1.5～4.5 cm，顶端有残茎。断面中空。节处簇生纤细弯曲的根，长可达10 cm，直径不及1 mm，有多次分枝呈毛须状，常盘曲成团	表面灰绿色或灰黄色，节间长1～2 cm。根稍弯曲，直径约1 mm，分枝少
质地	质脆	质较硬
气味	气微，味微甜	

【饮片性状】白前饮片见图2-1-64c）。柳叶白前段为根茎呈细圆柱形的段，直径1.5～4 mm。表面黄白色或黄棕色，节明显。质脆，断面中空。有时节处簇生纤细的根或根痕，根直径不及1 mm。气微，味微甜。芫花叶白前段为根茎呈细圆柱形的段，表面灰绿色或灰黄色。质较硬。根直径约1 mm。

【品质要求】以根茎粗壮、须根长者为佳。

【功效】降气，消痰，止咳。

【贮藏要求】置通风干燥处。

白　薇

【别名】薇草、知微老、老瓜瓢根、山烟根子、百荡草、白马薇、老君须。
【来源】萝藦科植物白薇或蔓生白薇的干燥根和根茎。
【产地】白薇主产于安徽、湖北、辽宁等地，蔓生白薇主产于河北、河南、山西、山东、安徽等地。
【采收加工】春、秋二季采挖，洗净，干燥。
【性状】白薇药材见图 2-1-65a)，性状描述见表 2-1-59。

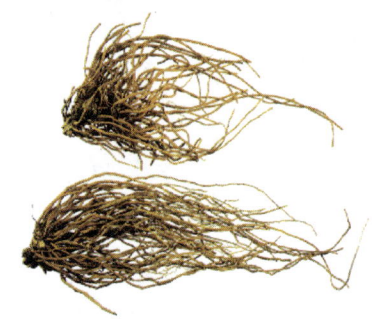　　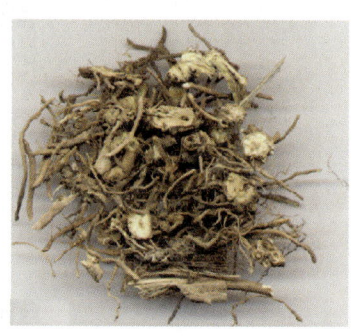

a）白薇药材　　　　　　　　　　b）白薇饮片

图 2-1-65　白薇

表 2-1-59　　　　　　　白薇药材性状描述

项目	性状描述
形状	根茎粗短，有结节，多弯曲。根长 10～25 cm，直径 0.1～0.2 cm
形态	根茎上面有圆形的茎痕，下面及两侧簇生多数细长的根。根表面棕黄色。断面皮部黄白色，木部黄色
质地	质脆，易折断
气味	气微，味微苦

【饮片性状】白薇饮片见图 2-1-65b)。白薇段为不规则的段。根茎不规则形，可见圆形凹陷的茎痕，结节处残存多数簇生的根。根细，直径小于 0.2 cm，表面棕黄色。切面皮部类白色或黄白色，木部较皮部窄小，黄色。质脆。气微，味微苦。
【品质要求】以根粗长、外皮色棕黄者为佳。
【功效】清热凉血，利尿通淋，解毒疗疮。
【贮藏要求】置通风干燥处。

徐长卿

【**别名**】竹叶细辛、寮刁竹、鬼督邮、石下长卿、别仙踪、逍遥竹、英雄草。
【**来源**】萝藦科植物徐长卿的干燥根和根茎。
【**产地**】主产于江苏、浙江、安徽、山东、湖北、湖南、河南等地。
【**采收加工**】秋季采挖,除去杂质,阴干。
【**性状**】徐长卿药材见图 2-1-66a),性状描述见表 2-1-60。

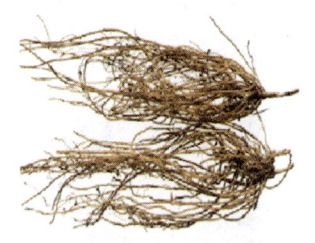
a)徐长卿药材

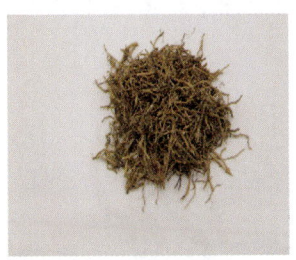
b)徐长卿饮片

图 2-1-66 徐长卿

表 2-1-60　　　　　　　　　　徐长卿药材性状描述

项目	性状描述
形状	根茎呈不规则柱状,有盘节,长 0.5～3.5 cm,直径 2～4 mm。有的顶端带有残茎,细圆柱形,长约 2 cm,直径 1～2 mm,断面中空;根茎节处周围着生多数根。根呈细长圆柱形,弯曲,长 10～16 cm,直径 1～1.5 mm
形态	表面淡黄白色至淡棕黄色或棕色,具微细的纵皱纹,并有纤细的须根。断面粉性,皮部类白色或黄白色,形成层环淡棕色,木部细小
质地	质脆,易折断
气味	气香,味微辛凉

【**饮片性状**】徐长卿饮片见图 2-1-66b)。徐长卿段为不规则的段。根茎有节,四周着生多数根。根圆柱形,表面淡黄白色至淡棕黄色或棕色,有细纵皱纹。切面粉性,皮部类白色或黄白色,形成层环淡棕色,木部细小。气香,味微辛凉。

【**品质要求**】以香气浓者为佳。
【**功效**】祛风,化湿,止痛,止痒。
【**贮藏要求**】置阴凉干燥处。

续　断

【别名】川断、川续断。

【来源】川续断科植物川续断的干燥根。

【产地】主产于湖北、湖南、江西、广西、云南、四川、贵州和西藏等地。

【采收加工】秋季采挖，除去根头和须根，用微火烘至半干，堆置"发汗"至内部变绿色时，再烘干。

【性状】续断药材见图2-1-67a），性状描述见表2-1-61。

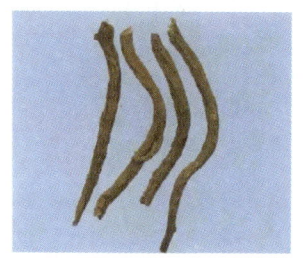
a）续断药材

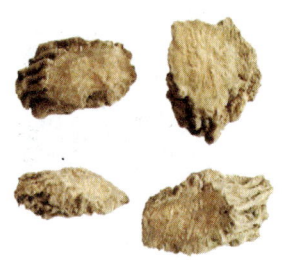
b）续断饮片

图2-1-67　续断

表2-1-61　　续断药材性状描述

项目	性状描述
形状	呈圆柱形，略扁，有的微弯曲，长5～15 cm，直径0.5～2 cm
形态	表面灰褐色或黄褐色，有稍扭曲或明显扭曲的纵皱及沟纹，可见横列的皮孔样斑痕和少数须根痕。断面不平坦，皮部墨绿色或棕色，外缘褐色或淡褐色，木部黄褐色，导管束呈放射状排列
质地	质软，久置后变硬，易折断
气味	气微香，味苦、微甜而后涩

【饮片性状】续断饮片见图2-1-67b）。续断片为类圆形或椭圆形的厚片。外表皮灰褐色至黄褐色，有纵皱。切面皮部墨绿色或棕褐色，木部灰黄色或黄褐色，可见放射状排列的导管束纹，形成层部位多有深色环。气微，味苦、微甜而涩。

【品质要求】以根粗、质软、断面色绿褐者为佳。

【功效】补肝肾，强筋骨，续折伤，止崩漏。

【贮藏要求】置干燥处，防蛀。

川贝母

【别名】贝母、川贝。

【来源】百合科植物川贝母、暗紫贝母、甘肃贝母、梭砂贝母、太白贝母或瓦布贝母的干燥鳞茎。按性状不同分别习称"松贝""青贝""炉贝"和"栽培品"。

【产地】川贝母主产于西藏南部至东部、云南西北部和四川西部,暗紫贝母主产于四川阿坝藏族自治州,甘肃贝母主产于甘肃南部、青海东部和南部以及四川西部,梭砂贝母主产于青海玉树、四川甘孜等地,太白贝母主产于陕西、甘肃、四川、湖北,瓦布贝母主产于四川西北部。

【采收加工】采挖季节因地而异,西北地区多在雪融后上山采挖;一般在夏、秋二季采挖。除去须根、粗皮及泥沙,晒干或低温干燥。

【性状】川贝母药材见图2-1-68,性状描述见表2-1-62。

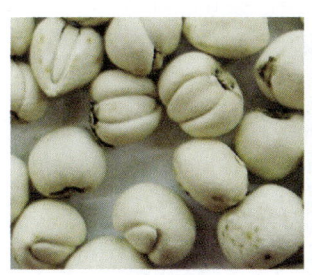
a)松贝药材

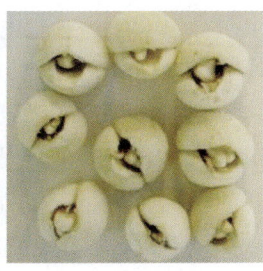
b)青贝药材

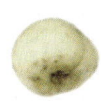
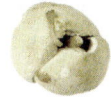
c)炉贝药材

图2-1-68 川贝母

表2-1-62　　川贝母药材性状描述

项目	性状描述			
	松贝	青贝	炉贝	栽培品
形状	类圆锥形或近球形,高0.3~0.8 cm,直径0.3~0.9 cm	类扁球形,高0.4~1.4 cm,直径0.4~1.6 cm	长圆锥形,高0.7~2.5 cm,直径0.5~2.5 cm	类扁球形或短圆柱形,高0.5~2 cm,直径1~2.5 cm
形态	表面类白色。外层鳞叶2瓣,大小悬殊,大瓣紧抱小瓣,未抱部分呈新月形,习称"怀中抱月";顶部闭合,内有类圆柱形、顶端稍尖的心芽和小鳞叶1~2枚;先端钝圆或稍尖,底部平,微凹入,中心有一灰褐色的鳞茎盘,偶有残存须根。断面白色,富粉性	外层鳞叶2瓣,大小相近,相对抱合,习称"观音合掌";顶端多开口,内有心芽和小鳞叶2~3枚及细圆柱形的残茎	表面类白色或浅棕黄色,有的有黄棕色斑点,习称"虎皮斑"。外层鳞叶2瓣,大小相近,顶端开裂而略尖,基部稍尖或较钝	表面类白色或浅棕黄色,稍粗糙,有的有浅黄色斑点。外层鳞叶2瓣,大小相近,顶端多开裂而较平

续表

项目	性状描述			
	松贝	青贝	炉贝	栽培品
质地	硬而脆			
气味	气微，味微苦			

【品质要求】以个小、色白、质坚实、粉性大者为佳。
【功效】清热润肺，化痰止咳，散结消痈。
【贮藏要求】置通风干燥处，防蛀。

浙贝母

【别名】浙贝、大贝、象贝、元宝贝、珠贝。
【来源】百合科植物浙贝母的干燥鳞茎。
【产地】主产于浙江宁波，江苏、安徽、湖南等地亦产。以浙江所产为道地药材。
【采收加工】初夏植株枯萎时采挖，洗净。大小分开，大者除去芯芽，习称"大贝"；小者不去芯芽，习称"珠贝"。分别撞擦，除去外皮，拌以煅过的贝壳粉，吸去擦出的浆汁，干燥；或取鳞茎，大小分开，洗净，除去芯芽，趁鲜切成厚片，洗净，干燥，习称"浙贝片"。
【性状】浙贝母药材见图2-1-69a），性状描述见表2-1-63。

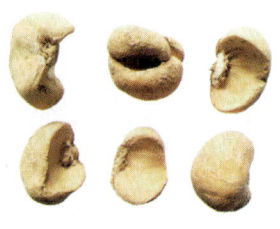 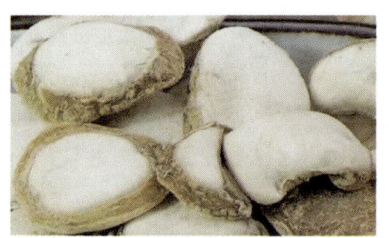

a）浙贝母药材（大贝）　　　　b）浙贝母饮片

图2-1-69　浙贝母

表2-1-63　　　　　　　　　浙贝母药材性状描述

项目	性状描述		
	大贝	珠贝	浙贝片
形状	为鳞茎外层的单瓣鳞叶，略呈新月形，高1～2 cm，直径2～3.5 cm	为完整的鳞茎，呈扁圆形，高1～1.5 cm，直径1～2.5 cm	为椭圆形或类圆形片，大小不一，长1.5～3.5 cm，宽1～2 cm，厚0.2～0.4 cm

续表

项目	性状描述		
	大贝	珠贝	浙贝片
形态	外表面类白色至淡黄色，内表面白色或淡棕色，被有白色粉末。断面白色至黄白色，富粉性	表面黄棕色至黄褐色，有不规则的皱纹；或表面类白色至淡黄色，较光滑或被有白色粉末。断面淡黄色或类白色，略带角质状或粉性；外层鳞叶2瓣，肥厚，略似肾形，互相抱合，内有小鳞叶2～3枚和干缩的残茎	外皮黄褐色或灰褐色，略皱缩；或淡黄色，较光滑。切面微鼓起，灰白色；或平坦，粉白色。断面粉白色，富粉性
质地	质硬而脆，易折断	质硬，不易折断	质脆，易折断
气味	气微，味微苦		

【饮片性状】浙贝母饮片见图2-1-69b）。浙贝母片（块）为类圆形的厚片或碎块，有的具心芽。外皮黄褐色或灰褐色，略皱缩；或淡黄白色，较光滑或被有白色粉末。切面微鼓起或平坦，灰白色或粉白色，略角质状或富粉性。多质坚硬，易折断；或质硬，断面灰白色或白色，有的浅黄棕色。气微，味苦。

【品质要求】以鳞叶肥厚、表面及断面色白、质坚实、粉性大者为佳。

【功效】清热化痰止咳，解毒散结消肿。

【贮藏要求】置干燥处，防蛀。

找一找：川贝母和浙贝母药材性状的差异有哪些？

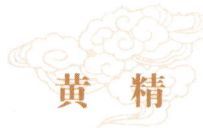

黄　精

【来源】百合科植物滇黄精、黄精或多花黄精的干燥根茎。按形状不同，习称"大黄精""鸡头黄精""姜形黄精"。

【产地】大黄精主产于云南、贵州、广西等地，鸡头黄精主产于河北、内蒙古等地，姜形黄精主产于贵州、湖南、四川、湖北、安徽、浙江等地。

【采收加工】春、秋二季采挖，采后去须根，洗净，置沸水中略烫或蒸至透心，干燥。

【性状】黄精药材见图2-1-70a），性状描述见表2-1-64。

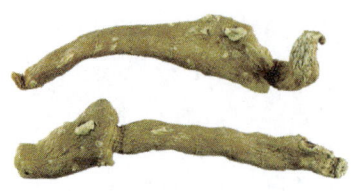
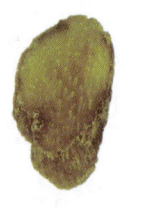
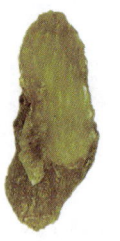

a）黄精药材（大黄精）   b）黄精饮片

图 2-1-70 　黄精

表 2-1-64 　　　　　　　　　　　黄精药材性状描述

项目	性状描述		
	大黄精	鸡头黄精	姜形黄精
形状	呈肥厚肉质的结节块状，结节长可达 10 cm 以上，宽 3～6 cm，厚 2～3 cm	呈结节状弯柱形，长 3～10 cm，直径 0.5～1.5 cm。结节长 2～4 cm，略呈圆锥形，常有分枝	呈长条结节块状，长短不等，常数个块状结节相连
形态	表面淡黄色至黄棕色，具环节，有皱纹及须根痕，结节上侧茎痕呈圆盘状，圆周凹入，中部突出。断面角质，淡黄色至黄棕色	表面黄白色或灰黄色，半透明，有纵皱纹，茎痕圆形，直径 5～8 mm	表面灰黄色或黄褐色，粗糙，结节上侧有突出的圆盘状茎痕，直径 0.8～1.5 cm
质地	质硬而韧，不易折断，嚼之有黏性		
气味	气微，味甜		

【饮片性状】黄精饮片见图 2-1-70b）。黄精片为不规则的厚片，外表皮淡黄色至黄棕色。切面略呈角质样，淡黄色至黄棕色，可见多数淡黄色筋脉小点。质稍硬而韧。气微，味甜，嚼之有黏性。

【品质要求】以块大、肥润、色黄、断面透明者为佳。习惯认为姜形黄精质优。

【功效】补气养阴，健脾，润肺，益肾。

【贮藏要求】置通风干燥处，防霉，防蛀。

 查一查：酒黄精和熟地黄有什么不同？

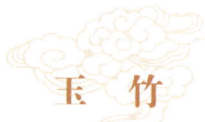

玉 竹

【来源】百合科植物玉竹的干燥根茎。
【产地】主产于湖南、河南、江苏、浙江等地。

【采收加工】秋季采挖,除去须根,洗净,晒至柔软后,反复揉搓、晾晒至无硬心,晒干;或蒸透后,揉至半透明,晒干。

【性状】玉竹药材见图 2-1-71a),性状描述见表 2-1-65。

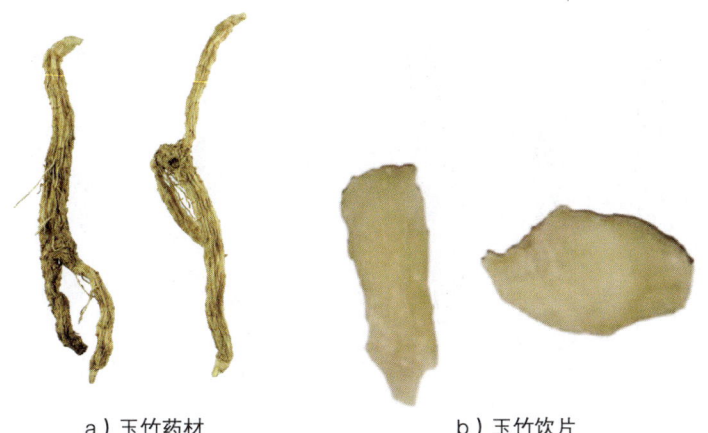

a)玉竹药材　　　　　　b)玉竹饮片

图 2-1-71　玉竹

表 2-1-65　玉竹药材性状描述

项目	性状描述
形状	呈长圆柱形,略扁,少有分枝,长 4~18 cm,直径 0.3~1.6 cm
形态	表面黄白色或淡黄棕色,半透明,具纵皱纹和微隆起的环节,有白色圆点状须根痕和圆盘状茎痕。断面角质样或显颗粒性
质地	质硬而脆或稍软,易折断,嚼之发黏
气味	气微,味甘

【饮片性状】玉竹饮片见图 2-1-71b)。玉竹片(段)为不规则厚片或段。外表皮黄白色至淡黄棕色,半透明,有时可见环节。切面角质样或显颗粒性。气微,味甘,嚼之发黏。

【品质要求】以条长、肉肥、色黄白、光泽柔润、甜味浓者为佳。

【功效】养阴润燥,生津止渴。

【贮藏要求】置通风干燥处,防霉,防蛀。

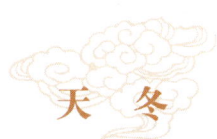

天　冬

【来源】百合科植物天冬的干燥块根。

【产地】主产于贵州、四川、广西等地,湖北、江西、浙江亦产。贵州、四川所产天冬条粗、色黄白、光亮,为道地药材。

【采收加工】秋、冬二季采挖种植2～3年者。洗净,除去茎基及须根,置沸水中煮或蒸至透心,趁热除去外皮,洗净,干燥。

【性状】天冬药材见图2-1-72a),性状描述见表2-1-66。

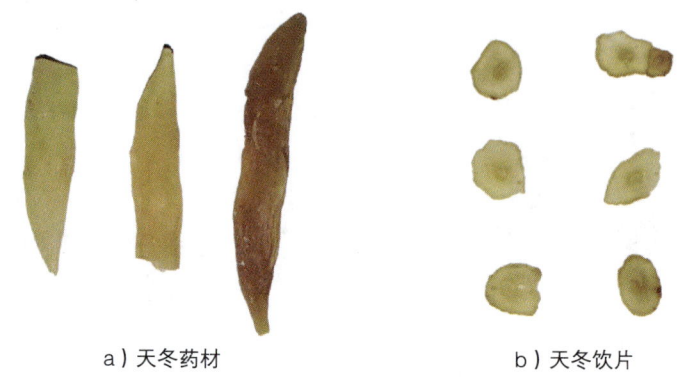

a)天冬药材　　　　　　b)天冬饮片

图2-1-72　天冬

表2-1-66　　　　　　　　　　天冬药材性状描述

项目	性状描述
形状	呈长纺锤形,略弯曲,长5～18 cm,直径0.5～2 cm
形态	表面黄白色至淡黄棕色,半透明,光滑或具深浅不等的纵皱纹,偶有残存的灰棕色外皮。断面角质样,中柱黄白色
质地	质硬或柔润,有黏性
气味	气微,味甜、微苦

【饮片性状】天冬饮片见图2-1-72b)。天冬片为类圆形或不规则形的片。外表面黄白色至淡黄棕色,半透明,光滑或具深浅不等的纵皱纹,偶有残存的灰棕色外皮。质硬或柔润,有黏性。切面角质样,中柱黄白色。气微,味甜、微苦。

【品质要求】以色黄白、肥实致密、半透明者为佳。

【功效】养阴润燥,清肺生津。

【贮藏要求】置通风干燥处,防蛀。

资料卡片

天冬的化学成分

天冬含有天冬酰胺、瓜氨酸、丝氨酸、苏氨酸、甘氨酸等多种氨基酸以及β-谷甾醇、葡萄糖、果糖、低聚糖等。

麦 冬

【别名】麦门冬、沿阶草。

【来源】百合科植物麦冬的干燥块根。

【产地】主产于浙江、四川、湖北等地。浙江产的称为杭麦冬,为道地药材;四川产的称为川麦冬。

【采收加工】浙江于栽培后第三年小满至夏至采挖;四川于栽培后第二年清明至谷雨采挖,洗净,反复曝晒、堆置,至七八成干,除去须根,干燥。

【性状】麦冬药材见图 2-1-73,性状描述见表 2-1-67。

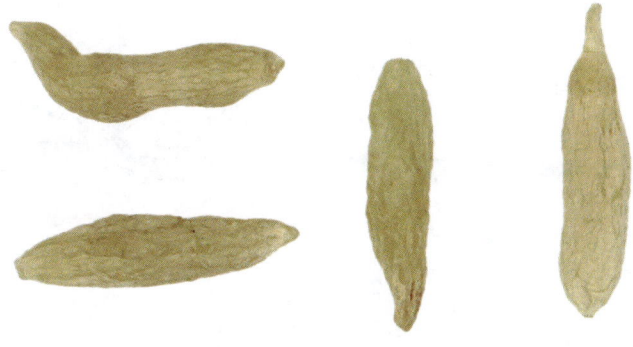

图 2-1-73　麦冬药材

表 2-1-67　　　　　　　　　麦冬药材性状描述

项目	性状描述
形状	呈纺锤形,两端略尖,长 1.5～3 cm,直径 0.3～0.6 cm
形态	表面淡黄色或灰黄色,有细纵纹。断面黄白色,半透明,中柱细小
质地	质柔韧
气味	气微香,味甘、微苦

【饮片性状】麦冬片形如麦冬,或为轧扁的纺锤形块片。余同药材。

【品质要求】以身干、个肥大、色黄白、半透明、质柔韧、有香气者为佳。杭麦冬优于川麦冬。

【功效】养阴生津,润肺清心。

【贮藏要求】置阴凉干燥处,防潮。

找一找:天冬和麦冬药材的性状有什么不同?

知 母

【别名】蒜瓣子草、羊胡子根、地参。

【来源】百合科植物知母的干燥根茎。

【产地】主产于河北,山西、内蒙古及东北地区亦产。以河北易县所产为最优,习称"西陵知母"。

【采收加工】春秋二季均可采挖,除去须根及泥沙,晒干,习称"毛知母";或鲜时除去外皮,晒干,习称"知母肉"。

【性状】知母药材见图2-1-74a),性状描述见表2-1-68。

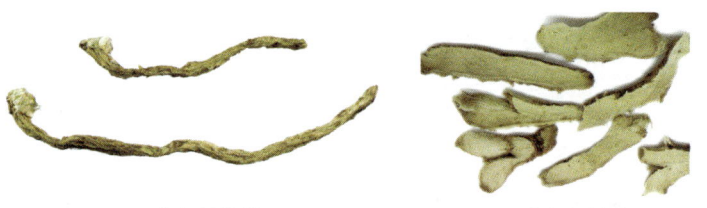

a)知母药材　　　　　　b)知母饮片

图 2-1-74　知母

表 2-1-68　　　　　　知母药材性状描述

项目	性状描述
形状	呈长条状,微弯曲,略扁,偶有分枝,长3~15 cm,直径0.8~1.5 cm。一端有浅黄色的茎叶残痕,习称"金包头"
形态	毛知母:表面黄棕色至棕色,上面有一凹沟,具紧密排列的环状节,节上密生黄棕色的残存叶基,由两侧向根茎上方生长;下面隆起而略皱缩,并有凹陷或突起的点状根痕。断面黄白色 知母肉:表面黄白色,有扭曲的沟纹
质地	质硬,易折断,受潮变软,嚼之带黏性
气味	气微,味微甜、略苦

【饮片性状】知母饮片见图2-1-74b)。知母片为不规则类圆形的厚片。外表皮黄棕色或棕色,可见少量残存的黄棕色叶基纤维和凹陷或突起的点状根痕。切面黄白色至黄色。气微,味微甜、略苦,嚼之带黏性。

【品质要求】以条粗、质实、断面色黄白为佳。

【功效】清热泻火,滋阴润燥。

【贮藏要求】置通风干燥处,防潮。

> **资料卡片**
>
> 知母的化学成分
>
> 知母含有知母皂苷等多种甾体皂苷。毛知母的总皂苷含量较知母肉高。《中国药典（2020年版）》规定本品按干燥品计算，含有知母皂苷BⅡ（$C_{45}H_{76}O_{19}$）不得少于3.0%。

郁 金

【来源】姜科植物温郁金、姜黄、广西莪术或蓬莪术的干燥块根。因品种和产地不同，前两者分别习称为"温郁金""黄丝郁金"。其余按性状不同习称"桂郁金"或"绿丝郁金"。

【产地】温郁金主产于浙江、福建等地，黄丝郁金主产于四川、福建、广东等地，桂郁金主产于广西、云南等地，绿丝郁金主产于四川、浙江、广西等地。

【采收加工】冬季茎叶枯萎后采挖，除去泥沙及细根，蒸或煮至透心，干燥。

【性状】郁金药材见图2-1-75a），性状描述见表2-1-69。

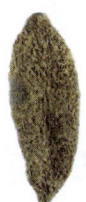 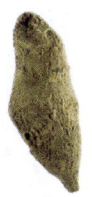 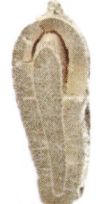 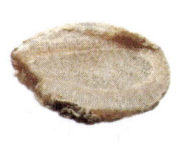

a）郁金药材（温郁金）　　　　b）郁金饮片

图2-1-75　郁金

表2-1-69　　郁金药材性状描述

项目	性状描述			
	温郁金	黄丝郁金	桂郁金	绿丝郁金
形状	呈长圆形或卵圆形，稍扁，有的微弯曲，两端渐尖。长3.5～7 cm，直径1.2～2.5 cm	呈纺锤形，有的一端细长，长2.5～4.5 cm，直径1～1.5 cm	呈长圆锥形或长圆形，长2～6.5 cm，直径1～1.8 cm	呈长椭圆形，较粗壮，长1.5～3.5 cm，直径1～1.2 cm

续表

项目	性状描述			
	温郁金	黄丝郁金	桂郁金	绿丝郁金
形态	表面灰褐色或灰棕色，具不规则的纵皱纹，纵纹隆起处色较浅。断面灰棕色，角质样；内皮层环明显	表面棕灰色或灰黄色，具细皱纹。断面橙黄色，外周棕黄色至棕红色	具疏浅纵纹或较粗糙网状皱纹	
质地	质坚实			
气味	气微香，味微苦	气芳香，味辛辣	气微，味微辛苦	气微，味淡

【饮片性状】郁金饮片见图 2-1-75b）。郁金片为椭圆形或长条形薄片。外表皮灰黄色、灰褐色至灰棕色，具不规则的纵皱纹。切面灰棕色、橙黄色至灰黑色。角质样，内皮层环明显。

【品质要求】以质坚实、外皮皱纹细、断面色黄者为佳，通常以黄丝郁金为最佳。

【功效】活血止痛，行气解郁。

【贮藏要求】置干燥处，防蛀。

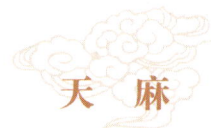

天　麻

【来源】兰科植物天麻的干燥块茎。

【产地】主产于云南、四川、贵州等地，东北及华北地区亦产。以贵州所产为优。

【采收加工】立冬至次年清明前采挖，立即洗净，蒸透，敞开、低温（60 ℃以下）干燥。茎未出土时采收者称为"冬麻"，茎已出土时采收者称"春麻"。

【性状】天麻药材见图 2-1-76a），性状描述见表 2-1-70。

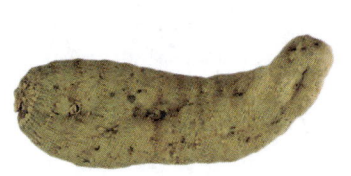
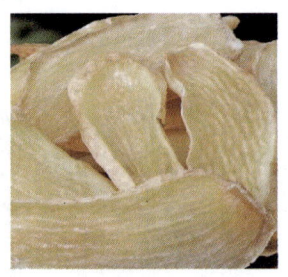

a）天麻药材　　　　b）天麻饮片

图 2-1-76　天麻

表 2-1-70　　　　　　　　　　天麻药材性状描述

项目	性状描述
形状	呈椭圆形或长条形，略扁，皱缩而稍弯曲，长3～15 cm，宽1.5～6 cm，厚0.5～2 cm
形态	表面黄白色至黄棕色，有纵皱纹及由潜伏芽排列而成的横环纹多轮，有时可见棕褐色菌索。顶端有红棕色至深棕色鹦嘴状的芽或残留茎基，习称"鹦哥嘴"或"红小辫"；另端有圆脐形疤痕。断面较平坦，黄白色至淡棕色，角质样
质地	质坚硬，不易折断
气味	气微，味甘

【饮片性状】天麻饮片见图2-1-76b）。天麻片为不规则的薄片，外表皮淡黄色至黄棕色，有时可见点状排成的横环纹。切面黄白色至淡棕色。角质样，半透明。气微，味甘。

【品质要求】冬麻质坚实沉重，有鹦哥嘴，断面明亮，实心，质佳；春麻质轻泡，有残留茎基，断面色晦暗，空心，质次。野生天麻优于栽培天麻。

【功效】息风止痉，平抑肝阳，祛风通络。

【贮藏要求】置通风干燥处，防蛀。

资料卡片

天麻的化学成分

天麻主要含有天麻素、赤箭苷、对羟基苯甲醛、对羟苄基甲醚等。《中国药典（2020年版）》规定本品按干燥品计算，含有天麻素（$C_{13}H_{18}O_7$）和对羟基苯甲醇（$C_7H_8O_2$）的总量不得少于0.25%。

山　药

【来源】薯蓣科植物薯蓣的干燥根茎。

【产地】主产于河南温县、孟县、武陟、博爱等地（古为怀庆府），习称"怀山药"，为四大怀药之一；湖南、江西、广东等地亦产。

【采收加工】冬季茎叶枯萎后采挖，切去根头，洗净，除去外皮和须根，干燥，习称"毛山药"；或除去外皮，趁鲜切厚片，干燥，称为"山药片"；也有选择肥大顺直的干燥山药，置清水中，浸至无干心，闷透，切齐两端，用木板搓成圆柱状，晒干，打光，习称"光山药"。

【性状】山药药材见图 2-1-77a），性状描述见表 2-1-71。

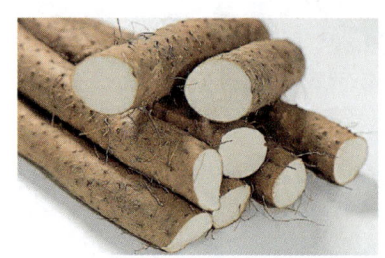 

a）山药药材（毛山药）　　　　b）山药饮片

图 2-1-77　山药

表 2-1-71　山药药材性状描述

项目	性状描述	
	毛山药	光山药
形状	略呈圆柱形，弯曲而稍扁，长 15～30 cm，直径 1.5～6 cm	呈圆柱形，两端平齐，长 9～18 cm，直径 1.5～3 cm
形态	表面黄白色或淡黄色，有纵沟、纵皱纹及须根痕，偶有浅棕色外皮残留。断面白色，粉性	表面光滑，白色或黄白色
质地	体重，质坚实，不易折断，嚼之发黏	
气味	气微，味淡、微酸	

【饮片性状】山药饮片见图 2-1-77b）。毛山药片或光山药片为类圆形、椭圆形或不规则的厚片，表面类白色或淡黄白色，切面白色或黄白色，质坚脆，易折断，富粉性。气微，味淡、微酸，嚼之发黏。

【品质要求】以条粗、质坚实、粉性足、色洁白者为佳。

【功效】补脾养胃，生津益肺，补肾涩精。

【贮藏要求】置通风干燥处，防蛀。

资料卡片

山药的化学成分

山药含有山药素Ⅰ～Ⅴ、胆碱、糖蛋白、多酚氧化酶、维生素 C 等。《中国药典（2020 年版）》规定毛山药和光山药的水溶性浸出物不得少于 7.0%，山药片不得少于 10%。

 找一找：山药和天花粉药材有什么不同？

香 附

【来源】莎草科植物莎草的干燥根茎。

【产地】主产于山东、浙江、湖南等地。

【采收加工】秋季采挖,燎去毛须,置沸水中略煮或蒸透后晒干,或燎后直接晒干。

【性状】香附药材见图 2-1-78,性状描述见表 2-1-72。

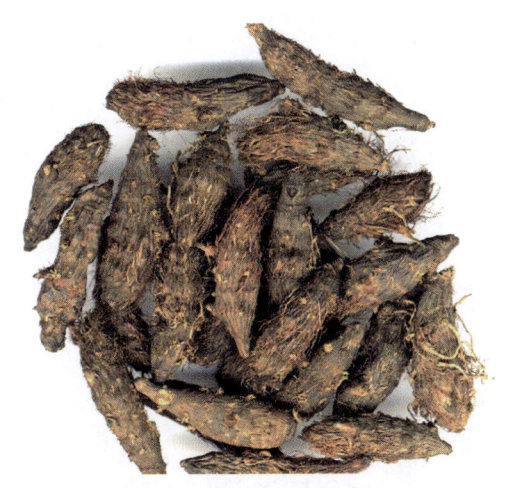

图 2-1-78　香附药材

表 2-1-72　　　　　　　　　　　香附药材性状描述

项目	性状描述
形状	多呈纺锤形,有的略弯曲,长 2～3.5 cm,直径 0.5～1 cm
形态	表面棕褐色或黑褐色,有纵皱纹,并有 6～10 个略隆起的环节,节上有未除净的棕色毛须及须根断痕;去净毛须者较光滑,环节不明显。经蒸煮者断面黄棕色或红棕色,角质样;生晒者断面色白而显粉性,内皮层环纹明显,中柱色较深,点状维管束散在
质地	质硬
气味	气香,味微苦

【饮片性状】香附片(粒)为不规则厚片或颗粒状。外表皮棕褐色或黑褐色,有时可见环节。切面色白或黄棕色,质硬,内皮层环纹明显。气香,味微苦。

【品质要求】以个大、质坚实、色棕褐、香气浓者为佳。

【功效】疏肝解郁,理气宽中,调经止痛。

【贮藏要求】置阴凉干燥处,防蛀。

百 部

【来源】百部科植物直立百部、蔓生百部或对叶百部的干燥块根。

【产地】主产于安徽、江苏、湖北、浙江等地。

【采收加工】春、秋二季采挖,除去须根,洗净,置沸水中略烫或蒸至无白心,取出,晒干。

【性状】百部药材见图2-1-79a),性状描述见表2-1-73。

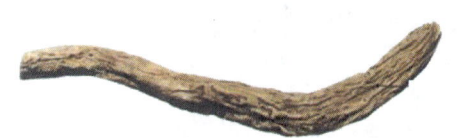
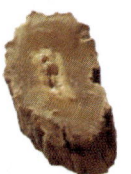

a)百部药材(直立百部)　　　　b)百部饮片

图2-1-79　百部

表2-1-73　百部药材性状描述

项目	性状描述		
	直立百部	蔓生百部	对叶百部
形状	呈纺锤形,皱缩弯曲,上端较细长,长5~12 cm,直径0.5~1 cm	两端稍狭细,表面多不规则皱褶及横皱纹	呈长纺锤形或长条形,长8~24 cm,直径0.8~2 cm
形态	表面黄白色或淡棕黄色,有不规则深纵沟,间或有横皱纹。断面平坦,角质样,淡黄棕色或黄白色,皮部较宽,中柱扁缩		表面浅黄棕色至灰棕色,具浅纵皱纹或纵槽。断面黄白色至暗棕色,中柱较大。髓部类白色
质地	质脆,易折断		质坚实
气味	气微,味甘、苦		

【饮片性状】百部饮片见图2-1-79b)。百部片为不规则厚片或不规则条形斜片;表面灰白色、棕黄色,有深纵皱纹。切面灰白色、淡黄棕色或黄白色,角质样;皮部较厚,中柱扁缩。质韧软。气微,味甘、苦。

【品质要求】以条粗壮、质坚实者为佳。

【功效】润肺下气止咳,杀虫灭虱。

【贮藏要求】置通风干燥处,防潮,防霉。

半　夏

【来源】天南星科植物半夏的干燥块茎。

【产地】主产于四川、湖北、河南、云南等地。以四川产量大；云南昭通所产质最佳，称"珍珠半夏"，为道地药材。

【采收加工】夏、秋二季采挖，洗净，除去外皮及须根，晒干。

【性状】半夏药材见图 2-1-80，性状描述见表 2-1-74。

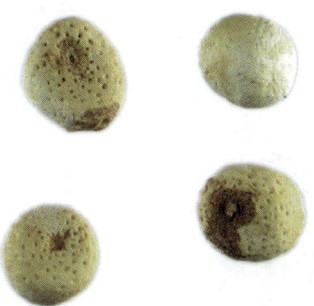

图 2-1-80　半夏药材

表 2-1-74　　半夏药材性状描述

项目	性状描述
形状	呈类球形，有的稍扁斜，直径 0.7～1.6 cm
形态	表面白色或浅黄色，顶端有凹陷的茎痕，周围密布麻点状根痕；下面钝圆，较光滑。断面洁白，富粉性
质地	质坚实
气味	气微，味辛辣、麻舌而刺喉

【品质要求】以个大、色白、质坚实、粉性足者为佳。

【功效】燥湿化痰，降逆止呕，消痞散结。

【贮藏要求】置通风干燥处，防蛀。

📖 资料卡片

半夏的化学成分

半夏的化学成分有 β-谷甾醇及其葡萄糖苷，胆碱，微量挥发油，黑尿酸，天冬氨酸、谷氨酸、精氨酸等多种氨基酸，原儿茶醛，左旋盐酸麻黄碱等。《中国药典（2020年版）》规定本品水溶性浸出物不得少于7.5%。

天南星

【来源】天南星科植物天南星、异叶天南星或东北天南星的干燥块茎。
【产地】我国大部分地区均产。
【采收加工】秋、冬二季茎叶枯萎时采挖，除去须根及外皮，干燥。
【性状】天南星药材见图2-1-81a），性状描述见表2-1-75。

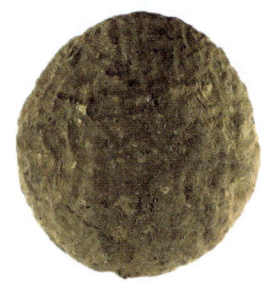
a）天南星药材

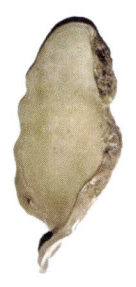
b）天南星饮片

图2-1-81　天南星

表2-1-75　天南星药材性状描述

项目	性状描述
形状	呈扁球形，高1～2cm，直径1.5～6.5cm
形态	表面类白色或淡棕色，较光滑，顶端有凹陷的茎痕，周围有麻点状根痕，有的块茎周边有小扁球状侧芽。断面不平坦，白色，粉性
质地	质坚硬，不易破碎
气味	气微辛，味麻辣

【饮片性状】天南星饮片见图2-1-81b）。制天南星为类圆形或不规则形薄片，黄色或淡棕色。质脆易碎，断面角质状。气微，味涩、微麻。
【品质要求】以体大、色白、粉性足、有侧芽者为佳。
【功效】散结消肿。外用治痈肿、蛇虫咬伤。
【贮藏要求】置通风干燥处，防霉、防蛀。

泽 泻

【来源】泽泻科植物东方泽泻或泽泻的干燥块茎。
【产地】产于福建、江西者,称建泽泻;产于四川者,称川泽泻。
【采收加工】冬季茎叶开始枯萎时采挖,洗净,干燥,装入竹筐中撞去须根及粗皮。
【性状】泽泻药材见图 2-1-82a),性状描述见表 2-1-76。

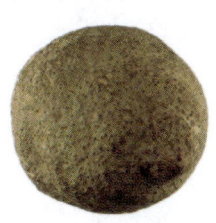
a)泽泻药材

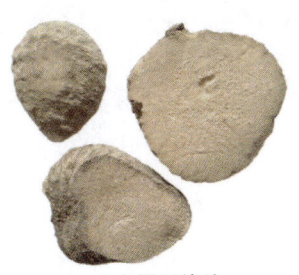
b)泽泻饮片

图 2-1-82　泽泻

表 2-1-76　　　　　　　　　　泽泻药材性状描述

项目	性状描述
形状	呈类球形、椭圆形或卵圆形,长 2～7 cm,直径 2～6 cm
形态	表面淡黄色至淡黄棕色,有不规则的横向环状浅沟纹(习称"岗纹")和多数细小突起的须根痕,底部有的有瘤状芽痕。断面黄白色,粉性,有多数细孔
质地	质坚实
气味	气微,味微苦

【饮片性状】泽泻饮片见图 2-1-82b)。泽泻片为圆形或椭圆形厚片,外表皮淡黄色至淡黄棕色,可见细小突起的须根痕。切面黄白色至淡黄色,粉性,有多数细孔。气微,味微苦。

【品质要求】以个大、色黄白、光滑、粉性强者为佳。
【功效】利水渗湿,泄热,化浊降脂。
【贮藏要求】置干燥处,因含大量淀粉,易虫蛀,应注意防蛀。

三 棱

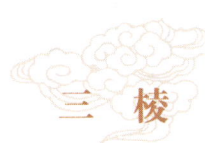

【来源】黑三棱科植物黑三棱的干燥块茎。

【产地】主产于江苏、河南、山东、江西，辽宁、安徽、浙江、四川、湖北等地亦产。
【采收加工】冬季至次年春采挖，洗净，削去外皮，晒干。
【性状】三棱药材见图2-1-83a），性状描述见表2-1-77。

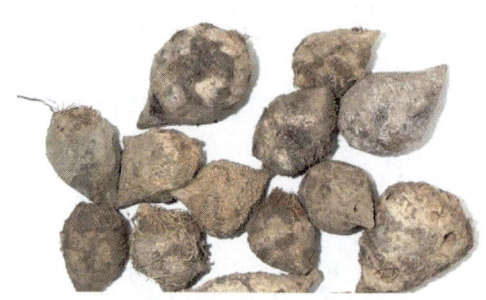
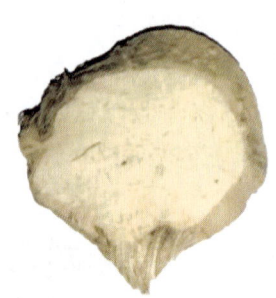

a）三棱药材　　　　　　　　b）三棱饮片

图2-1-83　三棱

表2-1-77　　　　　　　　　　三棱药材性状描述

项目	性状描述
形状	呈圆锥形，略扁，长2～6 cm，直径2～4 cm
形态	表面黄白色或灰黄色，有刀削痕，须根痕小点状，略呈横向环状排列
质地	体重，质坚实
气味	无臭，味淡，嚼之微有麻辣感

【饮片性状】三棱饮片见图2-1-83b）。三棱片为类圆形的薄片，外表皮灰棕色，切面灰白色或黄白色，粗糙，有多数明显的细筋脉点。气微，味淡，嚼之微有麻辣感。
【品质要求】以个匀、体重、质坚实、去净外皮、表面色黄白者为佳。
【功效】破血行气，消积止痛。
【贮藏要求】置通风干燥处，防蛀。

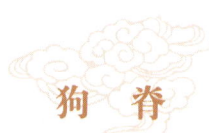

狗　脊

【来源】蚌壳蕨科植物金毛狗脊的干燥根茎。
【产地】主产于福建、四川、湖北、湖南等地。
【采收加工】秋、冬二季采挖，除去泥沙，干燥；或去硬根、叶柄及金黄色绒毛，切厚片，干燥，为"生狗脊片"；蒸后晒至六七成干，切厚片，干燥，为"熟狗脊片"。
【性状】狗脊药材及饮片见图2-1-84，药材性状描述见表2-1-78。

模块二　植物类中药的鉴定

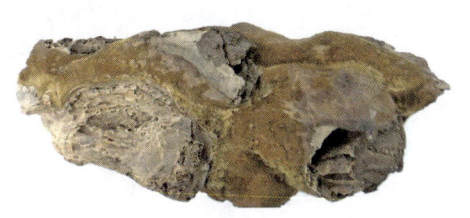 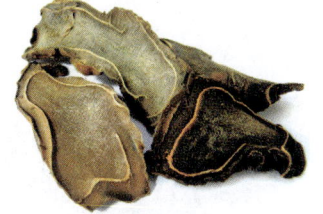

a）狗脊药材　　　　　　　　　　　　b）狗脊饮片

图 2-1-84　狗脊

表 2-1-78　　　　　　　　　　　狗脊药材性状描述

项目	性状描述		
	狗脊	生狗脊片	熟狗脊片
形状	呈不规则的长块状，长 10～30 cm，直径 2～10 cm	呈不规则长条形或圆形，长 5～20 cm，直径 2～10 cm，厚 1.5～5 mm	
形态	表面深棕色，残留金黄色绒毛；上面有数个红棕色的木质叶柄，下面残存黑色细根	切面浅棕色，较平滑，近边缘 1～4 mm 处有 1 条棕黄色隆起的木质部环纹或条纹，边缘不整齐，偶有金黄色绒毛残留	呈黑棕色
质地	质坚硬，不易折断	质脆，易折断，有粉性	质坚硬
气味	无臭，味淡、微涩		

【品质要求】狗脊以体大、质坚实、无空心者为佳，狗脊片以厚薄均匀、坚实无毛、无空心者为佳。

【功效】祛风湿，补肝肾，强腰膝。

【贮藏要求】置通风干燥处，防潮。

石菖蒲

【别名】菖蒲叶、山菖蒲、水剑草、香菖蒲、药菖蒲。
【来源】天南星科植物石菖蒲的干燥根茎。
【产地】主产于四川、浙江、江苏等地。
【采收加工】秋、冬二季采挖，除去须根及泥沙，晒干。
【性状】石菖蒲药材见图 2-1-85a），性状描述见表 2-1-79。

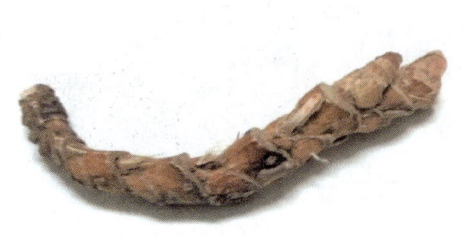
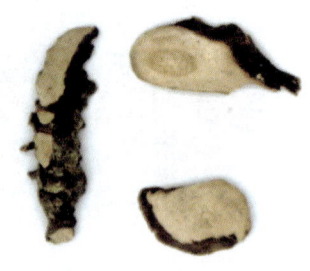

a）石菖蒲药材　　　　　　　　　　　b）石菖蒲饮片

图 2-1-85　石菖蒲

表 2-1-79　**石菖蒲药材性状描述**

项目	性状描述
形状	呈扁圆柱形，多弯曲，常有分枝，长 3～20 cm，直径 0.3～1 cm
形态	表面棕褐色或灰棕色，粗糙，有疏密不匀的环节，节间长 0.2～0.8 cm，具细纵纹，一面残留须根或圆点状根痕；叶痕呈三角形，左右交互排列，有的其上有毛鳞状的叶基残余。断面纤维性，类白色或微红色，内皮层环明显，可见多数维管束小点及棕色油细胞
质地	质硬
气味	气芳香，味苦、微

【饮片性状】石菖蒲饮片见图 2-1-85b）。石菖蒲片为扁圆形或长条形的厚片。外表皮棕褐色或灰棕色，有的可见环节及根痕。切面纤维性，类白色或微红色，有明显环纹及油点。气芳香，味苦、微辛。

【品质要求】以条长、粗肥、断面色类白、纤维性弱者为佳。

【功效】化湿开胃，开窍豁痰，醒神益智。

【贮藏要求】置干燥处，防霉。

莪　术

【来源】姜科植物蓬莪术、广西莪术或温郁金的干燥根茎。后者习称"温莪术"。

【产地】主产于广西、四川。

【采收加工】冬季茎叶枯萎后采挖，洗净，蒸或煮至透心，晒干或低温干燥后除去须根及杂质。

【性状】莪术药材见图 2-1-86a），性状描述见表 2-1-80。

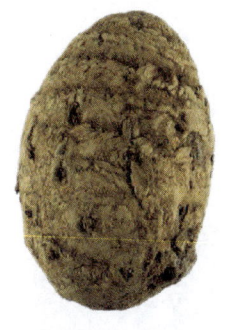 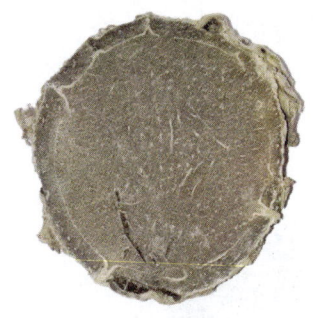

a）莪术药材（蓬莪术）　　　　　b）莪术饮片

图 2-1-86　莪术

表 2-1-80　　　　　　　　　　　莪术药材性状描述

项目	性状描述		
	蓬莪术	广西莪术	温郁金
形状	呈卵圆形、长卵形、圆锥形或长纺锤形，顶端多钝尖，基部钝圆，长 2～8 cm，直径 1.5～4 cm		
形态	表面灰黄色至灰棕色，上部环节突起，有圆形微凹的须根痕或有残留的须根，有的两侧各有一列下陷的芽痕和类圆形的侧生根茎痕，有的可见刀削痕。断面灰褐色至蓝褐色，蜡样，常附有灰棕色粉末，皮层与中柱易分离，内皮层环纹棕褐色	环节稍突起，断面黄棕色至棕色，常附有淡黄色粉末，内皮层环纹黄白色	断面黄棕色至棕褐色，常附有淡黄色至黄棕色粉末
质地	体重，质坚实		
气味	气微香，味微苦而辛		气香或微香

【饮片性状】莪术饮片见图 2-1-86b）。莪术片为类圆形或椭圆形的厚片。外表皮灰黄色或灰棕色，有时可见环节或须根痕。切面黄绿色、黄棕色或棕褐色，内皮层环纹明显，散在"筋脉"小点。气微香，味微苦而辛。

【品质要求】以个均匀、质坚实、断面色灰褐者为佳。

【功效】行气破血，消积止痛。

【贮藏要求】置干燥处，防蛀。

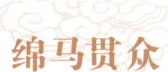

绵马贯众

【别名】贯众、贯仲。
【来源】鳞毛蕨科植物粗茎鳞毛蕨的干燥根茎及叶柄残基。

【产地】主产于黑龙江、吉林、辽宁。

【采收加工】秋季采挖，削去叶柄、须根，除去泥沙，晒干。

【性状】绵马贯众药材见图 2-1-87a），性状描述见表 2-1-81。

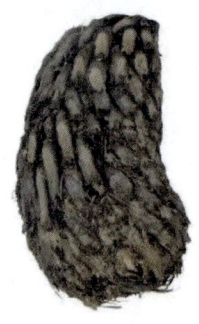 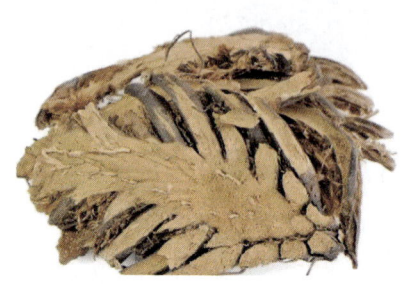

a）绵马贯众药材　　　　　　b）绵马贯众饮片

图 2-1-87　绵马贯众

表 2-1-81　　　　　　　　　　　绵马贯众药材性状描述

项目	性状描述
形状	根茎呈长倒卵形，略弯曲，上端钝圆或截形，下端较尖，有的纵剖为两半，长 7～20 cm，直径 4～8 cm；叶柄残基呈扁圆形，长 3～5 cm，直径 0.5～1.0 cm
形态	根茎表面黄棕色至黑褐色，密被排列整齐的叶柄残基及鳞片，并有弯曲的须根；断面略平坦，深绿色至棕色，有黄白色维管束 5～13 个，环列，其外散有较多的叶迹维管束。叶柄残基表面有纵棱线，断面略平坦，棕色，有黄白色维管束 5～13 个，环列；每个叶柄残基的外侧常有 3 条须根，鳞片条状披针形，全缘，常脱落
质地	根茎质坚硬，叶柄残基质硬而脆
气味	气特异，味初淡而微涩，后渐苦、辛

【饮片性状】绵马贯众饮片见图 2-1-87b）。绵马贯众片（块）为不规则的厚片或碎块，根茎外表皮黄棕色至黑褐色，多被有叶柄残基，有的可见棕色鳞片，切面淡棕色至红棕色，有黄白色维管束小点，环状排列。气特异，味初淡而微涩，后渐苦、辛。

【品质要求】以个大、质坚实、叶柄残基断面色棕绿者为佳。

【功效】清热解毒，驱虫。

【贮藏要求】置通风干燥处。

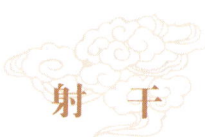

射　干

【别名】乌扇、扁竹、绞剪草、剪刀草、山蒲扇、野萱花、蝴蝶花。

【来源】鸢尾科植物射干的干燥根茎。
【产地】我国各地均产。
【采收加工】春初刚发芽或秋末茎叶枯萎时采挖，除去须根及泥沙，干燥。
【性状】射干药材见图2-1-88a），性状描述见表2-1-82。

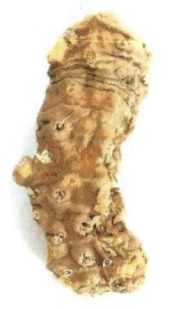
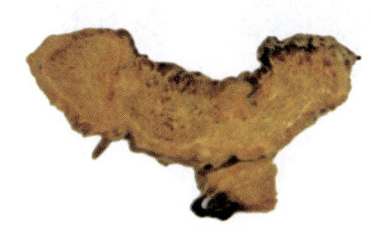

a）射干药材　　　　　　　　b）射干饮片

图2-1-88　射干

表2-1-82　　　　　　　　　射干药材性状描述

项目	性状描述
形状	呈不规则结节状，长3～10 cm，直径1～2 cm
形态	表面黄褐色、棕褐色或黑褐色，皱缩，有较密的环纹；上面有数个圆盘状凹陷的茎痕，偶有茎基残存；下面有残留细根及根痕。断面黄色，颗粒性
质地	质硬
气味	气微，味苦、微辛

【饮片性状】射干饮片见图2-1-88b）。射干片为不规则形或长条形的薄片。外表皮黄褐色、棕褐色或黑褐色，皱缩，可见残留的须根和须根痕，有的可见环纹。切面淡黄色或鲜黄色，具散在筋脉小点或筋脉纹，有的可见环纹。气微，味苦、微辛。

【品质要求】以肥壮、肉色黄、无毛须者为佳。
【功效】清热解毒，消痰，利咽。
【贮藏要求】置干燥处。

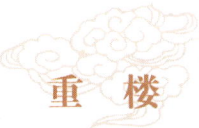

重　楼

【别名】七叶一枝花、金线重楼、灯台七、铁灯台、蚤休、草河车、螺丝七。
【来源】百合科植物云南重楼或七叶一枝花的干燥根茎。
【产地】主产于云南、四川、贵州等地。

【采收加工】秋季采挖,除去须根,洗净,晒干。

【性状】重楼药材见图 2-1-89a),性状描述见表 2-1-83。

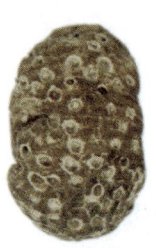 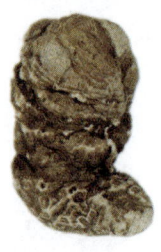 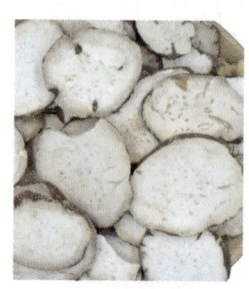

a)重楼药材　　　　　　　　　　b)重楼饮片

图 2-1-89　重楼

表 2-1-83　　　　　　　　　　重楼药材性状描述

项目	性状描述
形状	呈结节状扁圆柱形,略弯曲,长 5～12 cm,直径 1.0～4.5 cm
形态	表面黄棕色或灰棕色,外皮脱落处呈白色;密具层状突起的粗环纹,一面结节明显,结节上具椭圆形凹陷茎痕,另一面有疏生的须根或疣状须根痕。顶端具鳞叶及茎的残基。断面平坦,白色至浅棕色,粉性或角质
质地	质坚实
气味	气微,味微苦、麻

【饮片性状】重楼饮片见图 2-1-89b)。重楼片为近圆形、椭圆形或不规则片。表面白色、黄白色或浅棕色,周边表皮黄棕色或棕褐色,粉性或角质。气微,味微苦、麻。

【品质要求】以呈明显结节状、粉性足、质地坚实者为佳。

【功效】清热解毒,消肿止痛,凉肝定惊。

【贮藏要求】置阴凉干燥处,防蛀。

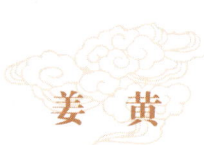

姜　黄

【别名】黄姜、毛姜黄、宝鼎香、黄丝郁金。

【来源】姜科植物姜黄的干燥根茎。

【产地】主产于福建、广东、广西、云南、四川、湖北、陕西、江西、台湾等地。

【采收加工】冬季茎叶枯萎时采挖,洗净,煮或蒸至透心,晒干,除去须根。

【性状】姜黄药材见图 2-1-90a),性状描述见表 2-1-84。

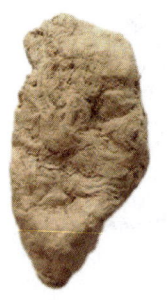 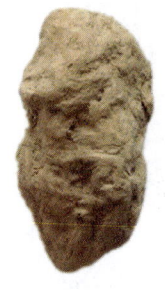

a）姜黄药材　　　　　　　　　　b）姜黄饮片

图 2-1-90　姜黄

表 2-1-84　姜黄药材性状描述

项目	性状描述
形状	呈不规则卵圆形、圆柱形或纺锤形，常弯曲，有的具短叉状分枝，长 2～5 cm，直径 1～3 cm
形态	表面深黄色，粗糙，有皱缩纹理和明显环节，并有圆形分枝痕及须根痕。断面棕黄色至金黄色，角质样，有蜡样光泽，内皮层环纹明显，维管束呈点状散在
质地	质坚实，不易折断
气味	气香特异，味苦、辛

【饮片性状】姜黄饮片见图 2-1-90b）。姜黄片为不规则或类圆形的厚片。外表皮深黄色，有时可见环节。切面棕黄色至金黄色，角质样，内皮层环纹明显，维管束呈点状散在。气香特异，味微苦、辛。

【品质要求】以断面色棕黄、质坚实、香气浓厚者为佳。

【功效】破血行气，通经止痛。

【贮藏要求】置阴凉干燥处。

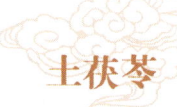

土茯苓

【来源】百合科植物光叶菝葜的干燥根茎。

【产地】主产于广东、湖南、湖北、浙江、四川、安徽等地，福建、江西、广西、江苏等地亦产。

【采收加工】夏、秋二季采挖，除去须根，洗净，干燥；或趁鲜切成薄片，干燥。

【性状】土茯苓药材见图 2-1-91a），性状描述见表 2-1-85。

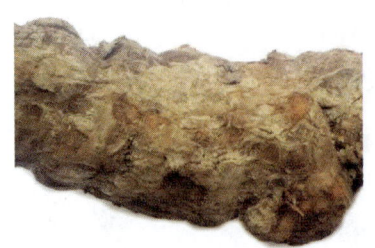 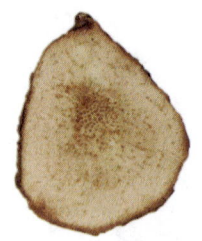

a）土茯苓药材　　　　　　　　b）土茯苓饮片

图 2-1-91　土茯苓

表 2-1-85　土茯苓药材性状描述

项目	性状描述
形状	略呈圆柱形，稍扁或呈不规则条块，有结节状隆起，具短分枝，长 5～22 cm，直径 2～5 cm
形态	表面黄棕色或灰褐色，凹凸不平，有坚硬的须根残基，分枝顶端有圆形芽痕，有的外皮现不规则裂纹，并有残留的鳞叶。切片呈长圆形或不规则，厚 1～5 mm，边缘不整齐；切面类白色至淡红棕色，粉性，可见点状维管束及多数小亮点
质地	药材质坚硬；切片质略韧，以水润湿后有黏滑感
气味	气微，味微甘、涩

【饮片性状】土茯苓饮片见图 2-1-91b）。土茯苓片为长圆形或不规则的薄片，边缘不整齐。切面黄白色或红棕色，粉性，可见点状维管束及多数小亮点；以水湿润后有黏滑感。气微，味微甘、涩。

【品质要求】以断面色淡棕、粉性足、纤维少者为佳。

【功效】除湿，解毒，通利关节。

【贮藏要求】置通风干燥处。

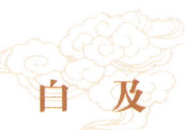

白及

【别名】白根、地螺丝、白鸡儿、白鸡娃、连及草、羊角七。
【来源】兰科植物白及的干燥块茎。
【产地】生产于河南、陕西、甘肃、广西、江西、湖南、湖北、四川、贵州、云南等地。
【采收加工】夏、秋二季采挖，除去须根，洗净，置沸水中煮或蒸至无白心，晒至半干，除去外皮，晒干。
【性状】白及药材见图 2-1-92a），性状描述见表 2-1-86。

模块二　植物类中药的鉴定

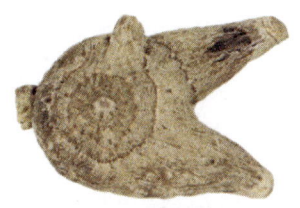
a）白及药材

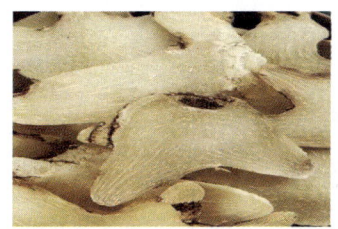
b）白及饮片

图 2-1-92　白及

表 2-1-86　　　　　　　　　　　　白及药材性状描述

项目	性状描述
形状	呈不规则扁圆形，多有 2～3 个爪状分枝，少数具 4～5 个爪状分枝，长 1.5～6 cm，厚 0.5～3 cm
形态	表面灰白色至灰棕色或黄白色，有数圈同心环节和棕色点状须根痕，上面有突起的茎痕，下面有连接另一块茎的痕迹。断面类白色，角质样
质地	质坚硬，不易折断，嚼之有黏性
气味	气微，味苦

【饮片性状】白及饮片见图 2-1-92b）。白及片为不规则的薄片。外表皮灰白色至灰棕色，或黄白色。切面类白色至黄白色，角质样，半透明，维管束小点状，散生。质脆。气微，味苦，嚼之有黏性。

【品质要求】以个大、饱满、色白、半透明、质坚实者为佳。

【功效】收敛止血，消肿生肌。

【贮藏要求】置通风干燥处。

实训一

根及根茎类中药的鉴定（一）

【实训目标】
能够运用根及根茎类中药的性状鉴定方法，说出相应的中药正名。

【实训准备】

1. 器具

放大镜、紫外分析仪等性状、显微及理化鉴定常用实验器具。

2. 药材及饮片

防己、北豆根、延胡索、板蓝根、地榆、山豆根、葛根、甘草、黄芪、远志、人参、红参、西洋参、三七、白芷、当归、独活、羌活、川芎、防风、柴胡、北沙参等。

【实训内容】

常用根及根茎类中药的鉴定。

【实训提示】

常用根及根茎类中药鉴定要点

1. 防己：注意形态（弯曲处深陷横沟而成结节状的瘤块样）、质地、断面（颜色、粉性、放射状纹理）、气味等。

2. 延胡索：注意形状、表面、断面、质地、气味。

3. 板蓝根：注意根头部大小、叶柄残基、疣状突起、断面、气味等。

4. 葛根：注意质地、断面纤维性与粉性、气味等。

5. 甘草：注意表面颜色、断面颜色、气味等。

6. 黄芪：注意表面颜色、质地、断面皮部与木部颜色、气味等。

7. 人参：注意形态、芦头、芦碗、外表面颜色、横环纹、质地、断面、气味等。

8. 三七：注意表面颜色、支根痕、瘤状突起、质地、断面、气味等。

9. 当归：注意形态、颜色、质地、断面、气味等。

10. 川芎：注意形状、断面（蝴蝶纹、油室）、气味。

11. 防风：注意根头部明显密集的环纹（"蚯蚓头"）、残存棕褐色毛状叶基（"扫帚头"）、质地、断面、气味等。

12. 柴胡：北柴胡注意根头大小及其顶端残留的茎基或短纤维状叶基，下部分枝情况；南柴胡注意根顶端枯叶纤维形状与数量，靠近根头处细密环纹。二者均注意质地、断面、气味等。

13. 北沙参：注意表面、质地、断面、气味等。

【实训思考】

当归与独活的性状特征有何不同点？

【实训考核】

随机抽取根及根茎类中药，学生能够正确写出中药的正名、来源、入药部位及功效等。

序号	考核内容	考核标准	配分	得分
1	中药正名	能根据中药饮片快速、准确写出正名	25	
2	中药来源	能根据中药饮片快速、准确写出来源	25	
3	中药入药部位	能根据中药饮片快速、准确写出入药部位	25	
4	中药功效	能根据中药饮片快速、准确写出功效	25	
5	职业素养	能够诚实、严谨鉴别中药，具有依法鉴定、质量第一的意识	一票否决项：中药鉴定过程中出现不诚实、不严谨现象，则考核为0分	
总计				

实训二

根及根茎类中药的鉴定（二）

【实训目标】

能够运用根及根茎类中药的性状鉴定方法，说出相应的中药正名。

【实训准备】

1. 器具

放大镜、紫外分析仪等性状、显微及理化鉴定常用实验器具。

2. 药材及饮片

龙胆、秦艽、白前、白薇、徐长卿、紫草、丹参、黄芩、玄参、地黄、胡黄连、巴戟天、茜草、续断、天花粉、党参、桔梗、南沙参、木香、白术、苍术、紫菀等。

【实训内容】

常用根及根茎类中药的鉴定。

【实训提示】

常用根及根茎类中药鉴定要点

1. 龙胆：注意表面（龙胆上部多有显著的横皱纹，坚龙胆表面无横皱纹）、断面（龙胆木部呈点状环列，坚龙胆中心为黄白色木部）、气味（味极苦）。

2. 秦艽：注意顶端（纤维状叶鞘）、表面（扭曲的纵纹）。

3. 白前：注意表面颜色、根茎断面中空、须根形态等。

4. 白薇：注意根茎与须根形态区分。

5. 徐长卿：注意根茎与须根形态区分、气味（牡丹皮的香气）。

6. 紫草：注意皮部的颜色及厚度，木部的颜色及粗细、气味。

7. 丹参：注意表面颜色、断面（黄白色导管束呈放射状排列）、气味。

8. 黄芩：注意表面、断面、气味。

9. 地黄：注意断面颜色、质地、气味。

10. 胡黄连：注意表面（较密集的环节）、断面（颜色、木部）、气味。

11. 巴戟天：注意形状（有的皮部横向断离露出木部，形似连珠）、断面皮部的颜色、皮部与木部的比例。

12. 天花粉：注意断面（白色或淡黄色）、横切面（可见黄色木质部略呈放射状排列）。

13. 党参：注意根头（狮子盘头）、表面（根头下有致密的环纹）、气味（有特殊香气，味微甜）。

14. 南沙参：注意质地（轻泡）、断面（黄白色，多裂隙）。

15. 木香：注意形状（圆柱或半圆柱形）、断面（褐色点状油室）。

16. 白术：注意形状（肥厚团块，有不规则瘤状突起）、断面（棕黄色点状油室，烘干者断面角质样）、嚼之略带黏性。

17. 苍术：注意形状（连珠状或结节状）、断面（朱砂点、起霜）。

18. 紫菀：注意形状（多编成辫状）、颜色、质地。

【实训思考】

秦艽与龙胆、玄参与生地黄、白术与苍术的性状特征有何不同点？

【实训考核】

随机抽取根及根茎类中药，学生能够正确写出中药的正名、来源、入药部位及功效等。

序号	考核内容	考核标准	配分	得分
1	中药正名	能根据中药饮片快速、准确写出正名	25	
2	中药来源	能根据中药饮片快速、准确写出来源	25	
3	中药入药部位	能根据中药饮片快速、准确写出入药部位	25	
4	中药功效	能根据中药饮片快速、准确写出功效	25	
5	职业素养	能够诚实、严谨鉴别中药，具有依法鉴定、质量第一的意识	一票否决项：中药鉴定过程中出现不诚实、不严谨现象，则考核为0分	
		总计		

学完本任务，你应该知道

根及根茎类中药的鉴定
- 根及根茎类中药的相概念
- 根及根茎类中药的采收加工
- 根及根茎类中药的性状
- 根及根茎类中药的鉴别
  - 根类中药
  - 根茎类中药
- 根及根茎类中药的品质要求
- 根及根茎类中药的贮藏要求
- 常见根及根茎类中药

思考与练习

单项选择题

1. 狗脊表面可见（　　）。
   A. 光亮的金黄色绒毛　　　　　　　　B. 毛刺
   C. 隆起的棱线　　　　　　　　　　　D. 纵皱纹
2. 人参的根茎习称（　　）。
   A. 芦头　　　　B. 芦碗　　　　C. 苧　　　　D. 珍珠疙瘩
3. 味连的主产地是（　　）。
   A. 四川、重庆、湖北　　　　　　　　B. 河南、河北
   C. 浙江、江苏　　　　　　　　　　　D. 云南西北部及西藏东南部
4. 组织中含有细胞间隙腺毛的药材是（　　）。
   A. 大黄　　　　B. 牛膝　　　　C. 狗脊　　　　D. 绵马贯众
5. 横断面皮部有云锦状花纹的药材是（　　）。
   A. 牛膝　　　　B. 商陆　　　　C. 当归　　　　D. 何首乌
6. 表面具"砂眼"，根头有"珍珠盘"的药材是（　　）。
   A. 地榆　　　　B. 银柴胡　　　C. 南沙参　　　D. 桔梗
7. 大黄粉末的甲醇温浸液点于滤纸上，以45%的乙醇展开，晾干，置紫外光灯（365 nm）下检视，不得显持久的亮紫色荧光。此试验检查的成分是（　　）。
   A. 土大黄苷　　B. 大黄酸　　　C. 番泻苷　　　D. 大黄素
8. 南柴胡与北柴胡气味的主要区别是南柴胡有（　　）。
   A. 辛辣味　　　B. 涩味　　　　C. 芳香气　　　D. 败油气
9. 附子的商品规格有（　　）。
   A. 泥附子、盐附子、白附子　　　　　B. 盐附子、黑顺片、白附片
   C. 泥附子、黑顺片、白附片　　　　　D. 黑顺片、白顺片、黄顺片
10. 秦艽的性状特征有（　　）。
    A. 表面淡黄色或黄棕色，上部多有显著的横皱纹
    B. 表面无横皱纹，外皮膜质，易脱落，木部黄白色，易与皮部分离
    C. 表面黄棕色或灰黄色，有纵向或扭曲的纵皱纹，顶端有残存茎基及纤维状叶鞘
    D. 表面黄白色或黄棕色，节明显，质脆，断面中空
11. 表面灰黄色或暗灰色，具纵纹和横裂纹，有的皮部横向断离露出木部，质韧，断面皮部厚，紫色或淡紫色，易与木部剥离。此药材是（　　）。
    A. 玄参　　　　B. 天花粉　　　C. 巴戟天　　　D. 胡黄连
12. 断面白色或淡黄色，富粉性，横切面可见黄色木质部略呈放射状排列，纵切面可

见黄色条纹状木质部，气微，味微苦。此药材是（   ）。

　　A.党参　　　　B.天花粉　　　　C.桔梗　　　　D.白术

13.以下不是黄芪的性状特征的是（   ）。

　　A.表面灰黄或淡棕褐色　　　　B.质硬而韧，断面强纤维性

　　C.断面皮部橙红、木部金黄　　D.味微甜、嚼之微有豆腥气

14.纵切片呈蝴蝶状，切面灰白色或黄白色，散有黄棕色小油点的药材是（   ）。

　　A.南沙参　　　B.狗脊　　　　　C.赤芍　　　　D.川芎

任务二　茎木类、皮类中药的鉴定

学习目标

1. 掌握茎木类、皮类中药的一般鉴定特征。
2. 掌握茎木类、皮类中药常见品种的来源和性状。
3. 掌握茎木类、皮类中药典型品种的理化和显微鉴定特征。
4. 熟悉茎木类、皮类中药常见品种的产地、采收加工和主要功效。

任务引入

某药厂新购进了一批茎木类、皮类中药，小朱作为质检员需要完成本批次中药的质量检验验收工作，并填写验收记录，将合格的中药入库，不合格中药则填写拒收报告单并进行退货处理。

茎木类、皮类中药应从哪些方面进行鉴定呢？

一、茎木类、皮类中药的概念

茎木类、皮类中药是茎类中药、木类中药和皮类中药的总称。

（一）茎类中药

茎类中药主要指木本植物的茎，以及少数草本植物的茎，包括木本植物的藤茎（如川木通、鸡血藤、大血藤等）、茎枝（如桑枝、桂枝等）、茎髓（如通草、灯心草等）、茎刺（如皂角刺）、带叶藤茎（如络石藤）、带钩茎枝（如钩藤）、茎的翅状附属物（如鬼箭羽）、草本植物茎（如紫苏梗）等。

（二）木类中药

木类中药指木本植物茎形成层以内的部分，通称木材。木材又分为边材和心材，边材形成较晚，含水分较多，颜色较浅；心材形成较早，位于木质部内方，蓄积了较多的物质，如树脂、树胶、丹宁、油类等，颜色较深，质地较致密。木类中药多以心材入药，如降香、苏木等，少数用木材入药，如沉香。

（三）皮类中药

皮类中药通常指来源于被子植物和裸子植物的茎干、枝和根的形成层以外部分的药材。它由外向内包括周皮、皮层、初生和次生韧皮部。其中大多数为木本植物茎干的皮，如黄柏、杜仲；少数为根皮，如牡丹皮、桑白皮；或为枝皮，如秦皮。图 2-2-1 列举了不同入药部位的茎木类、皮类中药。

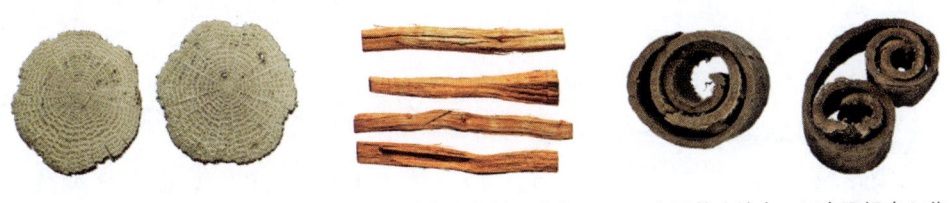

a）川木通（藤茎入药）　　b）苏木（心材入药）　　c）厚朴（枝皮、干皮及根皮入药）

图 2-2-1　不同入药部位的茎木类、皮类中药

想一想：皮类中药的入药部位包括哪些？

二、茎木类、皮类中药的采收加工

（一）茎木类

茎木类药材一般在秋、冬二季采收，如大血藤、首乌藤、忍冬藤等。有些木类药材全年可采，如降香、沉香等。

（二）皮类

皮类药材一般在春末夏初采收，此时树皮养分及液汁增多，形成层细胞分裂较快，皮部和木部容易剥离，伤口较易愈合，如黄柏、厚朴、秦皮等。少数皮类药材于秋、冬二季采收，如川楝皮、肉桂等，此时有效成分含量较高。根皮通常在挖根后剥取，或趁鲜抽去木心，如牡丹皮、五加皮等。

三、茎木类、皮类中药的性状

茎木类、皮类中药性状鉴定一般按下列顺序进行：形状、表面、质地、断面和气味。如是带叶茎枝，其叶则按叶类中药的鉴定方法进行观察。

（一）形状

1. 茎类中药通常为圆柱形，少数为扁圆柱形、类方形，有的扭曲不直，粗细不一，多有明显的节和节间，节膨大。

2. 木类中药多呈不规则块状、厚片状或长条状。

3. 皮类中药形状与其来源、采收加工方式有关。粗大老树的干皮多呈粗厚的长条状或板片状，枝皮一般呈细条状或卷筒状，而根皮为短片状或短小筒状。根据弯曲的程度不同，又可分为平坦状（如杜仲、黄柏）、槽状或半管状（如企边桂）、管状或筒状（如牡丹皮）、单卷筒状（如肉桂）、双卷筒状（如厚朴）、复卷筒状（如锡兰桂皮）、反曲状（如石榴树皮）。

（二）表面

1. 茎类中药通常外表粗糙，有纵横裂纹与皮孔，并残存叶痕和芽痕。颜色因品种而异（如鸡血藤色红紫，桑枝色灰黄）。

2. 木类中药表面常有刀削痕，有的具棕褐色树脂状条纹或斑块（如沉香），颜色各不相同（如降香色紫，苏木色红黄）。

3. 皮类中药应分别从外表面和内表面进行观察。外表面多粗糙，颜色多为灰黑色、灰褐色、棕褐色或棕黄色等，如有地衣、苔藓等附生，则呈现不同颜色；可见横向或纵向皮孔，是鉴别皮类中药的特征之一（如合欢皮的皮孔呈红棕色、椭圆形，杜仲皮孔为斜方形）；少数皮类中药外表面有刺（如红毛五加皮），或有钉状物（如海桐皮）；除去木栓层后外表面常较光滑（如桑白皮、黄柏、刮丹皮）。内表面一般较外表面色浅而平滑，常有粗细不等的纵向皱纹，有的显网状纹理，颜色各不相同（如肉桂红棕色，杜仲紫褐色，黄柏黄色，苦楝皮黄白色）。有些含油的皮类中药，指甲刻划可见油痕（如肉桂、厚朴），可结合油痕和气味判断药材的质量。

（三）质地

茎木类、皮类中药的质地因品种不同而各异，有的质脆疏松易折断，有的坚硬不易折断，有的质重（如沉香），有的质轻（如白木香）。

（四）断面

1. 茎类中药断面有髓或空洞（如桑枝），有的可见明显导管小孔（如川木通、青风藤），有的射线呈放射状，显车轮纹（如大血藤），有的可见特殊的环纹（如鸡血藤）。

2. 木类中药断面有的可见年轮（如苏木）。

3. 皮类中药断面有的较平坦，其组织中富含薄壁细胞而无纤维束（如牡丹皮）；有的呈颗粒状突起，其组织中富含石细胞群（如肉桂）；有的显纤维状或刺状突起，其组织中富含纤维（如桑白皮、合欢皮）；有的折断时裂面形成明显的层片状，其组织构造中的纤维束和薄壁组织呈环带状间隔排列（如苦楝皮）；有些皮类中药断面外层较平坦或颗粒状，内层显纤维状,说明纤维主要存在于韧皮部(如厚朴);有的皮类中药在折断时有胶质丝状物相连(如杜仲);有些皮类中药在折断时有粉尘,说明其组织较疏松,含较多淀粉(如白鲜皮)。

(五)气味

中药的气味与其所含成分有密切关系,如海风藤味苦,有辛辣感;青风藤味苦,无辛辣感;香加皮与地骨皮外形相似,香加皮有特殊香气,味苦而有刺激感,而地骨皮气味较微弱;肉桂与桂皮外形亦较相似,肉桂味甜而微辛,桂皮则味辛辣而凉。

四、茎木类、皮类中药的鉴别

茎类中药横切面显微鉴别时,应特别注意石细胞、纤维及细胞内含物如草酸钙结晶、碳酸钙结晶和淀粉粒的有无以及它们的性状、分布等。

木类中药一般分别作横切面、径向纵切面和切向纵切面方向的切片观察,应注意观察年轮、射线、导管及木薄壁细胞等结构。

皮类中药粉末制片观察时,纤维和石细胞的形状、长度、宽度、纹孔、木化程度和排列情况,分泌组织、淀粉粒及草酸钙结晶的种类、性状等,都是鉴别的重要依据。

五、茎木类、皮类中药的品质要求

茎木类、皮类中药应无虫蛀、霉变及非药用部位,各品种色泽均匀。

六、茎木类、皮类中药的贮藏要求

茎木类、皮类中药贮藏时应采取避光、通风、防潮、防虫、防鼠等措施。

七、常见茎木类、皮类中药

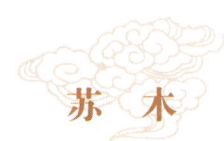

苏 木

【别名】苏枋、苏方、苏方木、棕木、赤木、红柴。
【来源】豆科植物苏木的干燥心材。
【产地】主产于台湾、广东、广西、贵州等地。
【采收加工】多于秋季采伐,除去白色边材,干燥。
【性状】苏木原植物及药材见图2-2-2,药材性状描述见表2-2-1。

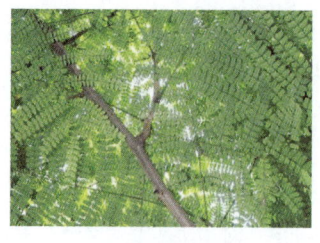
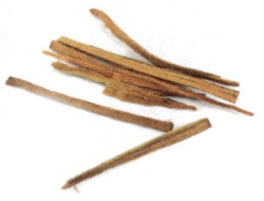

a）苏木原植物　　　　　b）苏木药材

图 2-2-2　苏木

表 2-2-1　苏木药材性状描述

项目	性状描述
形状	呈长圆柱形或对剖半圆柱形，长 10～100 cm，直径 3～12 cm
形态	表面黄红色至棕红色，具刀削痕，常见纵向裂缝。断面略具光泽，年轮明显，有的可见暗棕色、质松、带亮星的髓部
质地	质坚硬
气味	气微，味微涩

【饮片性状】苏木条（片、粉）呈细条状、不规则片状，或为粗粉。条、片表面黄红色至棕红色，常见纵向纹理。质坚硬。有的可见暗棕色、质松、带亮星的髓部。气微，味微涩。

【显微鉴别】横切面：射线宽 1～2 列细胞。导管直径约至 160 μm，常含黄棕色或红棕色物。木纤维多角形，壁极厚。木薄壁细胞壁厚，木化，有的含草酸钙方晶。髓部薄壁细胞不规则多角形，大小不一，壁微木化，具纹孔。

【品质要求】以粗大、质坚实、色黄红、不带白色边材者为佳。

【功效】活血祛瘀，消肿止痛。

【贮藏要求】置干燥处。

想一想：苏木水试有什么现象？

钩　藤

【别名】双钩藤、鹰爪风、吊风根、金钩草、倒挂刺。
【来源】茜草科植物钩藤、大叶钩藤、毛钩藤、华钩藤或无柄果钩藤的干燥带钩茎枝。
【产地】主产于广东、广西、湖北、湖南、浙江、江西等地。
【采收加工】秋、冬二季采收，去叶，切段，晒干。
【性状】钩藤原植物及药材见图 2-2-3，药材性状描述见表 2-2-2。

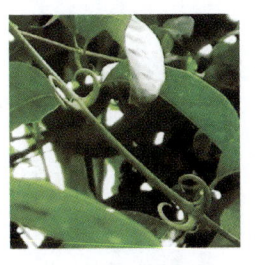
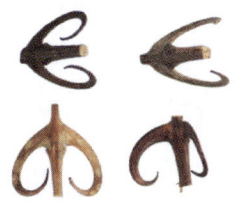

a）钩藤原植物　　　　　b）钩藤药材

图 2-2-3　钩藤

表 2-2-2　钩藤药材性状描述

项目	性状描述
形状	茎枝呈圆柱形或类方柱形，长 2～3 cm，直径 0.2～0.5 cm；钩略扁或稍圆，先端细尖，基部较阔
形态	茎枝表面红棕色至紫红色者具细纵纹，光滑无毛；黄绿色至灰褐色者有的可见白色点状皮孔，被黄褐色柔毛。多数枝节上对生两个向下弯曲的钩（不育花序梗），或仅一侧有钩，另一侧为突起的疤痕；钩基部的枝上可见叶柄脱落后的窝点状痕迹和环状的托叶痕。断面黄棕色，皮部纤维性，髓部黄白色或中空
质地	质坚韧
气味	气微，味淡

【显微鉴别】钩藤：粉末淡黄棕色至红棕色。韧皮薄壁细胞成片，细胞延长，界限不明显，次生壁常与初生壁脱离，呈螺旋状或不规则扭曲状。纤维成束或单个散在，多断裂，直径 10～26 μm，壁厚 3～11 μm。具缘纹孔导管多破碎，直径可达 56 μm，纹孔排列较密。表皮细胞棕黄色，表面观呈多角形或稍延长，直径 11～34 μm。草酸钙砂晶存在于长圆形的薄壁细胞中，密集，有的含砂晶细胞连接成行。

华钩藤：与钩藤相似。

大叶钩藤：单细胞非腺毛多见，多细胞非腺毛 2～15 细胞。

毛钩藤：非腺毛 1～5 细胞。

无柄果钩藤：少见非腺毛，1～7 细胞。可见厚壁细胞，类长方形，长 41～121 μm，直径 17～32 μm。

【品质要求】以双钩、茎细、钩结实、光滑、色紫红、无枯枝钩者为佳。

【功效】息风定惊，清热平肝。

【贮藏要求】置干燥处。

> **资料卡片**
>
> 钩藤的临床应用
>
> 近年来钩藤在临床应用比较广泛，借其平肝潜阳之功，临床常用于治疗高血压。经药理实验证实，钩藤既有明显的降压功效，又有显著的镇静、抗惊厥作用，但却不产生嗜睡的副作用。大量临床实例证实，高血压患者在服用钩藤煎剂2～7日后，血压开始下降，10日后渐达最佳效果。随血压下降，头痛、头晕、心慌、气短、失眠等症状逐渐减轻，甚至消失，对早期高血压疗效更好。然而，钩藤不宜久煎，后下为妥。因钩藤煮沸20分钟后，其降压成分即被破坏。

槲寄生

【**别名**】冬青（辽宁）、寄生子（四川）、台湾槲寄生（台湾）、北寄生。
【**来源**】桑寄生科植物槲寄生的干燥带叶茎枝。
【**产地**】主产于东北、华北、华东、华中地区，陕西、宁夏、甘肃、青海、台湾、广西等地亦产。
【**采收加工**】冬季至次春采割，除去粗茎，切段，干燥，或蒸后干燥。
【**性状**】槲寄生原植物及药材见图2-2-4，药材性状描述见表2-2-3。

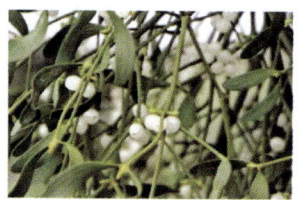   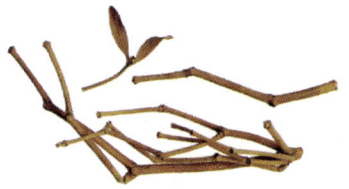

a）槲寄生原植物　　　　b）槲寄生药材

图2-2-4　槲寄生

表2-2-3　　　　　　　　　　　槲寄生药材性状描述

项目	性状描述
形状	茎枝呈圆柱形，2～5叉状分枝，长约30 cm，直径0.3～1 cm；叶片呈长椭圆状披针形，长2～7 cm，宽0.5～1.5 cm；叶对生于枝梢，易脱落，无柄；先端钝圆，基部楔形，全缘
形态	茎枝表面黄绿色、金黄色或黄棕色，有纵皱纹；节膨大，节上有分枝或枝痕；断面不平坦，皮部黄色，木部色较浅，射线放射状，髓部常偏向一边。叶片表面黄绿色，有细皱纹，主脉5出，中间3条明显

续表

项目	性状描述
质地	茎枝体轻，质脆，易折断；叶革质。嚼之有黏性
气味	气微，味微苦

【饮片性状】槲寄生片为不规则的厚片。茎外皮黄绿色、黄棕色或棕褐色。切面皮部黄色，木部浅黄色，有放射状纹理，髓部常偏向一边。叶片黄绿色或黄棕色，全缘，有细皱纹；革质。气微，味微苦，嚼之有黏性。

【显微鉴别】茎横切面：表皮细胞长方形，外被黄绿色角质层，厚 19～80 μm。皮层较宽广，纤维数十个成束，微木化；老茎石细胞甚多，单个散在或数个成群，韧皮部较窄，老茎散有石细胞。形成层不明显。木质部散有纤维束；导管周围纤维甚多，并有少数异形细胞。髓明显。薄壁细胞含草酸钙簇晶和少数方晶。

茎粉末：淡黄色。表皮碎片黄绿色，细胞类长方形，可见气孔。纤维成束，直径 10～34 μm，壁较厚，略成波状，微木化。异形细胞形状不规则，壁较厚，微木化，胞腔大。草酸钙簇晶直径 17～45 μm；方晶较少，直径 8～30 μm。石细胞类方形、类多角形或不规则形，直径 42～102 μm。

【品质要求】以枝嫩、色黄绿、叶多者为佳。

【功效】祛风湿，补肝肾，强筋骨，安胎元。

【贮藏要求】置干燥处，防蛀。

资料卡片

槲寄生常见伪品简单鉴别

近来发现有用同属植物扁枝槲寄生的带叶茎枝混作槲寄生入药，习称"扁寄生""枫香寄生"等。其主要特点为：茎枝扁平，2～3 叉状分枝，长 15～30 cm；表面黄绿色或黄棕色，有明显的纵条纹或皱纹；节膨大而略扁，每节上部宽，下部渐窄，叶于枝梢节上呈鳞片状突起；质软不易折断；气微，味微苦。

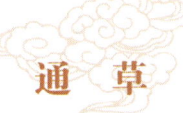

通　草

【别名】大通草、白通草、方通。

【来源】五加科植物通脱木的干燥茎髓。

【产地】主产于广西、四川、贵州、云南等地。

【采收加工】秋季割取茎，截成段，趁鲜取出髓部，理直，晒干。

【性状】通草药材见图 2-2-5a），性状描述见表 2-2-4。

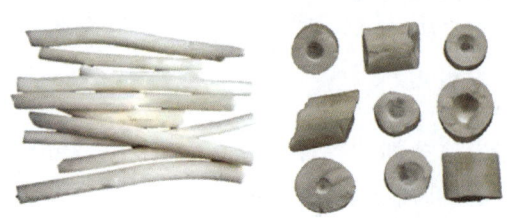

a）通草药材　　　　b）通草饮片

图 2-2-5　通草

表 2-2-4　　　　　　　　　　　通草药材性状描述

项目	性状描述
形状	呈圆柱形，长 20～40 cm，直径 1～2.5 cm
形态	表面白色或淡黄色，有浅纵沟纹。断面平坦，显银白色光泽，中部有直径 0.3～1.5 cm 的空心或半透明的薄膜，纵剖面呈梯状排列，实心者少见
质地	体轻，质松软，稍有弹性，易折断
气味	气微，味淡

【饮片性状】通草饮片见图 2-2-5b）。通草片为圆形或类圆形厚片。表面白色或淡黄色，有浅纵沟纹。体轻，质松软，稍有弹性，切面平坦，呈银白色光泽，中部空心或有半透明的薄膜，实心者少见。气微，味淡。

【显微鉴别】横切面：全部为薄壁细胞，椭圆形、类圆形或近多角形，外侧的细胞较小，纹孔明显，有的细胞含草酸钙簇晶，直径 15～64 μm。

【品质要求】以条粗、色洁白、有弹性者为佳。

【功效】清热利尿，通气下乳。

【贮藏要求】置干燥处。

资料卡片

小通草

小通草为旌节花科植物喜马山旌节花、中国旌节花或山茱萸科植物青荚叶的干燥茎髓。旌节花主产于西南地区，呈圆柱形，长 30～50 cm，直径 0.5～1 cm；表面白色或淡黄色，无纹理。体轻，质松软，捏之能变形，有弹性，易折断，断面平坦，无空心，显银白色光泽。气微，味淡。水浸后有黏滑感。青荚叶主产于四川、湖北等地。表面淡黄色，有浅纵条纹。质较硬，捏之不易变形。水浸后无黏滑感。小通草具有清热、利尿、下乳的功效。

川木通

【别名】淮通、淮木通、小木通。

【来源】毛茛科植物小木通或绣球藤的干燥藤茎。

【产地】主产于四川、贵州、湖南等地。

【采收加工】春、秋二季采收,除去粗皮,晒干,或趁鲜切厚片,晒干。

【性状】川木通药材见图 2-2-6a),性状描述见表 2-2-5。

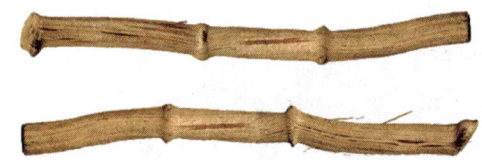
a) 川木通药材

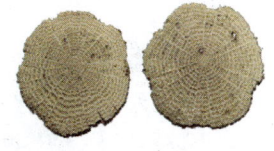
b) 川木通饮片

图 2-2-6　川木通

表 2-2-5　　　　　　　　　　川木通药材性状描述

项目	性状描述
形状	呈长圆柱形,略扭曲,长 50～100 cm,直径 2～3.5 cm
形态	表面黄棕色或黄褐色,有纵向凹沟及棱线;节处多膨大,有叶痕及侧枝痕。残存皮部易撕裂。切片厚 2～4 mm,边缘不整齐,残存皮部黄棕色,木部浅黄棕色或浅黄色,有黄白色放射状纹理及裂隙,其间布满导管孔,髓部较小,类白色或黄棕色,偶有空腔
质地	质坚硬,不易折断
气味	气微,味淡

【饮片性状】川木通饮片见图 2-2-6b)。川木通片为类圆形厚片。切面边缘不整齐,残存皮部黄棕色,木部浅黄棕色或浅黄色,有黄白色放射状纹理及裂隙,其间密布细孔状导管,髓部较小,类白色或黄棕色,偶有空腔。气微,味淡。

【显微鉴别】粉末:黄白色至黄褐色。纤维甚多,木纤维长梭形,末端尖狭,直径 17～43 μm,壁厚,木化,壁孔明显;韧皮纤维长梭形,直径 18～60 μm,壁厚,木化,胞腔常狭小。导管为具缘纹孔导管和网纹导管,直径 39～190 μm。石细胞类长方形、梭形或类三角形,壁厚而木化,孔沟及纹孔明显。

【品质要求】以切面色黄白、无黑心者为佳。

【功效】利尿通淋,清心除烦,通经下乳。

【贮藏要求】置通风干燥处,防潮。

木 通

【别名】通草、野木瓜、八月炸藤。

【来源】木通科植物木通、三叶木通或白木通的干燥藤茎。

【产地】木通主产于江苏、浙江等地,三叶木通主产于浙江、江西等地,白木通主产于四川、湖北等地。

【采收加工】秋季采收,截取茎部,除去细枝,阴干。

【性状】木通原植物见图2-2-7a),药材性状描述见表2-2-6。

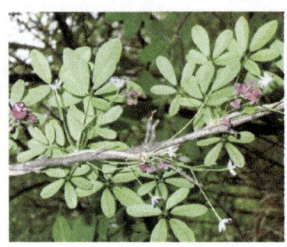
a)木通原植物

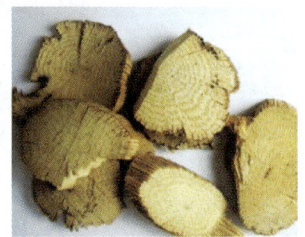
b)木通饮片

图2-2-7 木通

表2-2-6　　　　　　　　　木通药材性状描述

项目	性状描述
形状	呈圆柱形,常稍扭曲,长30～70 cm,直径0.5～2 cm
形态	表面灰棕色至灰褐色,外皮粗糙而有许多不规则的裂纹或纵沟纹,具突起的皮孔。节部膨大或不明显,具侧枝断痕。断面不整齐,皮部较厚,黄棕色,可见淡黄色颗粒状小点,木部黄白色,射线呈放射状排列,髓小或有时中空,黄白色或黄棕色
质地	体轻,质坚实,不易折断
气味	气微,味微苦而涩

【饮片性状】木通饮片见图2-2-7b)。木通片为圆形、椭圆形或不规则形片。外表皮灰棕色或灰褐色。切面射线呈放射状排列,髓小或有时中空。气微,味微苦而涩。

【显微鉴别】粉末:浅棕色或棕色。含晶石细胞方形或长方形,胞腔内含1至数个棱晶。中柱鞘纤维细长梭形,直径10～40 μm,胞腔内含密集的小棱晶,周围常可见含晶石细胞。木纤维长梭形,直径8～28 μm,壁增厚,具裂隙状单纹孔或小的具缘纹孔。具缘纹孔导管直径20～110(220)μm,纹孔椭圆形、卵圆形或六边形。

【品质要求】以条匀、断面色黄白、无黑心者为佳。

【功效】利尿通淋,清心除烦,通经下乳。

【贮藏要求】置通风干燥处。

> **资料卡片**
>
> ### 关木通
>
> 　　关木通为马兜铃科植物东北马兜铃的干燥藤茎,主产于辽宁、吉林、黑龙江等地。因含具肾毒性的马兜铃酸,大剂量一次或小剂量长期服用,可对肾脏造成不可逆转的损伤,导致肾功能衰竭,故《中国药典》自2005版起将其删除,临床用药应注意鉴别。本品呈长圆柱形,略扭曲;表面灰黄色或棕黄色;体轻质硬,断面黄色或淡黄色,木部宽广,有多层整齐环状排列的导管排成同心环层,与类白色射线相交而呈蜘蛛网状;髓部明显,扁缩成条状;摩擦残余粗皮,有樟脑样臭;气微,味苦。

鸡血藤

【别名】血风、血藤、血风藤。
【来源】豆科植物密花豆的干燥藤茎。
【产地】主产于广东、广西、云南等地。
【采收加工】秋、冬二季采收,除去枝叶,切片,晒干。
【性状】鸡血藤原植物及药材见图2-2-8,药材性状描述见表2-2-7。

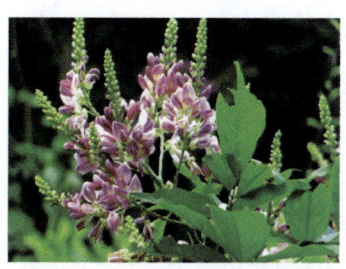 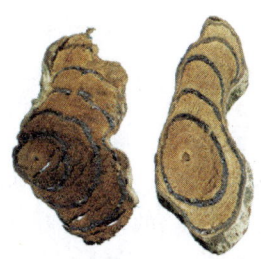

a)鸡血藤原植物　　　　b)鸡血藤药材

图2-2-8　鸡血藤

表2-2-7　　　　　　　　　　鸡血藤药材性状描述

项目	性状描述
形状	椭圆形、长矩圆形或不规则的斜切片,厚0.3～1 cm
形态	栓皮灰棕色,有的可见灰白色斑,栓皮脱落处显红棕色。切面木部红棕色或棕色,导管孔多数;韧皮部有树脂状分泌物呈红棕色至黑棕色,与木部相间排列呈数个同心性椭圆形环或偏心性半圆形环;髓部偏向一侧
质地	质坚硬
气味	气微,味涩

【显微鉴别】横切面：木栓细胞数列，含棕红色物。皮层较窄，散有石细胞群，胞腔内充满棕红色物；薄壁细胞含草酸钙方晶。维管束异型，由韧皮部与木质部相间排列成数轮。韧皮部最外侧为石细胞群与纤维束组成的厚壁细胞层；射线多被挤压；分泌细胞甚多，充满棕红色物，常数个至10多个切向排列成带状；纤维束较多，非木化至微木化，周围细胞含草酸钙方晶，形成晶纤维，含晶细胞壁木化增厚；石细胞群散在。木质部射线有的含棕红色物；导管多单个散在，类圆形，直径约至400 μm；木纤维束亦均形成晶纤维；木薄壁细胞少数含棕红色物。

【品质要求】以树脂状分泌物多者为佳。

【功效】活血补血，调经止痛，舒筋活络。

【贮藏要求】置通风干燥处，防霉，防蛀。

大血藤

【别名】血藤、红皮藤、大活血、红藤。

【来源】木通科植物大血藤的干燥藤茎。

【产地】主产于江西、湖北、四川等地。

【采收加工】秋、冬二季采收，除去侧枝，截段，干燥。

【性状】大血藤药材性状描述见表2-2-8。

表2-2-8　　　　　　　　　　大血藤药材性状描述

项目	性状描述
形状	呈圆柱形，略弯曲，长30～60 cm，直径1～3 cm
形态	表面灰棕色，粗糙，外皮常呈鳞片状剥落，剥落处显暗红棕色，有的可见膨大的节和略凹陷的枝痕或叶痕。断面皮部红棕色，有数处向内嵌入木部，木部黄白色，有多数细孔状导管，射线呈放射状排列
质地	质硬
气味	气微，味微涩

【饮片性状】大血藤饮片见图2-2-9。大血藤片为类椭圆形的厚片。外表皮灰棕色，粗

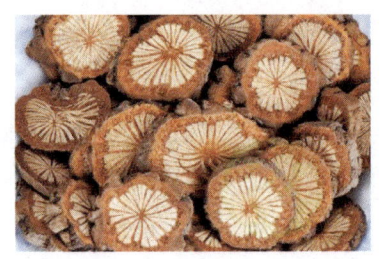

图2-2-9　大血藤饮片

糙。切面皮部红棕色，有数处向内嵌入木部，木部黄白色，有多数导管孔，射线呈放射状排列。气微，味微涩。

【显微鉴别】横切面：木栓层为多列细胞，含棕红色物。皮层石细胞常数个成群，有的含草酸钙方晶。维管束外韧型。韧皮部分泌细胞常切向排列，与筛管群相间隔；有少数石细胞群散在。束内形成层明显。木质部导管多单个散在，类圆形，直径约至 400 μm，周围有木纤维。射线宽广，外侧石细胞较多，有的含数个草酸钙方晶。髓部可见石细胞群。薄壁细胞含棕色或棕红色物。

【品质要求】以条匀、粗如拇指者为佳。

【功效】清热解毒，活血，祛风止痛。

【贮藏要求】置通风干燥处。

找一找：鸡血藤和大血藤药材的性状有何区别？

桂　枝

【别名】中国肉桂、玉桂、牡桂、菌桂。

【来源】樟科植物肉桂的干燥嫩枝。

【产地】主产于福建、台湾、海南、广东、广西、云南等地。

【采收加工】春、夏二季采收，除去叶，晒干，或切片晒干。

【性状】桂枝原植物见图 2-2-10a），药材性状描述见表 2-2-9。

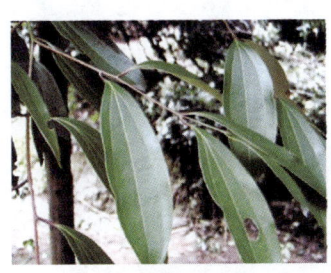
a) 桂枝原植物

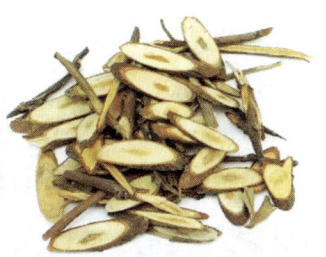
b) 桂枝饮片

图 2-2-10　桂枝

表 2-2-9　　　　　　　　　　　　桂枝药材性状描述

项目	性状描述
形状	呈长圆柱形，多分枝，长 30～75 cm，粗端直径 0.3～1 cm
形态	表面红棕色至棕色，有纵棱线、细皱纹及小疙瘩状的叶痕、枝痕和芽痕，皮孔点状。切片厚 2～4 mm，切面皮部红棕色，木部黄白色至浅黄棕色，髓部略呈方形

续表

项目	性状描述
质地	质硬而脆,易折断
气味	有特异香气,味甜、微辛,皮部味较浓

【饮片性状】桂枝饮片见图2-2-10b)。桂枝片为类圆形或椭圆形的厚片。表面红棕色至棕色,有时可见点状皮孔或纵棱线。切面皮部红棕色,木部黄白色或浅黄棕色,髓部类圆形或略呈方形,有特异香气,味甜、微辛。

【显微鉴别】横切面:表皮细胞1列,嫩枝有时可见单细胞非腺毛。木栓细胞3~5列,最内一列细胞外壁增厚。皮层有油细胞及石细胞散在。中柱鞘石细胞群断续排列成环,并伴有纤维束。韧皮部有分泌细胞和纤维散在。形成层明显。木质部射线宽1~2列细胞,含棕色物;导管单个散列或2至数个相聚;木纤维壁较薄,与木薄壁细胞不易区别。髓部细胞壁略厚,木化。射线细胞偶见细小草酸钙针晶。

【品质要求】以幼嫩、色棕红、气香者为佳。

【功效】发汗解肌,温通经脉,助阳化气,平冲降气。

【贮藏要求】置阴凉干燥处。

桑 枝

【别名】桑条、嫩桑枝。

【来源】桑科植物桑的干燥嫩枝。

【产地】我国大部分地区均产。

【采收加工】春末夏初采收,去叶,晒干,或趁鲜切片,晒干。

【性状】桑枝原植物见图2-2-11a),药材性状描述见表2-2-10。

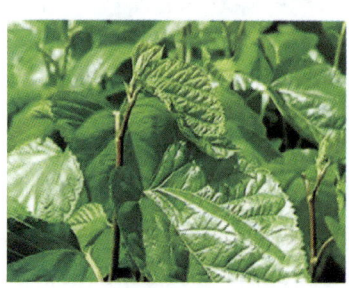
a)桑枝原植物

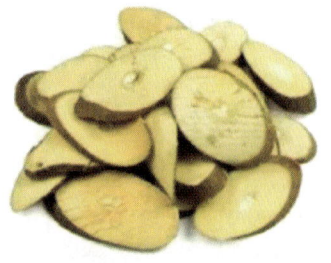
b)桑枝饮片

图2-2-11 桑枝

表 2-2-10　桑枝药材性状描述

项目	性状描述
形状	呈长圆柱形，少有分枝，长短不一，直径 0.5～1.5 cm
形态	表面灰黄色或黄褐色，有多数黄褐色点状皮孔及细纵纹，并有灰白色略呈半圆形的叶痕和黄棕色的腋芽。切片厚 0.2～0.5 cm，皮部较薄，木部黄白色，射线放射状，髓部白色或黄白色
质地	质坚韧，不易折断，断面纤维性
气味	气微，味淡

【饮片性状】桑枝饮片见图 2-2-11b）。桑枝片为类圆形或椭圆形的厚片。外表皮灰黄色或黄褐色，有点状皮孔。切面皮部较薄，木部黄白色，射线放射状，髓部白色或黄白色。气微，味淡。

【显微鉴别】粉末：灰黄色。纤维较多，成束或散在，淡黄色或无色，略弯曲，直径 10～30 μm，壁厚 5～15 μm，弯曲处呈皱襞，胞腔甚细。石细胞淡黄色，呈类圆形、类方形，直径 15～40 μm，壁厚 5～20 μm，胞腔小。含晶厚壁细胞成群或散在，形状、大小与石细胞近似，胞腔内含草酸钙方晶 1～2 个。草酸钙方晶存在于厚壁细胞中或散在，直径 5～20 μm。木栓细胞表面观呈多角形，垂周壁平直或弯曲。

【品质要求】以质嫩、断面色黄白者为佳。

【功效】祛风湿，利关节。

【贮藏要求】置干燥处。

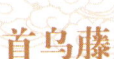

首乌藤

【别名】夜交藤、赤葛、九真藤、棋藤。

【来源】蓼科植物何首乌的干燥藤茎。

【产地】主产于华东、中南地区。

【采收加工】秋、冬二季采割，除去残叶，捆成把或趁鲜切段，干燥。

【性状】首乌藤药材性状描述见表 2-2-11。

表 2-2-11　首乌藤药材性状描述

项目	性状描述
形状	呈长圆柱形，稍扭曲，具分枝，长短不一，直径 4～7 mm
形态	表面紫红色或紫褐色，粗糙，具扭曲的纵皱纹，节部略膨大，有侧枝痕，外皮菲薄，可剥离。断面皮部紫红色，木部黄白色或淡棕色，导管孔明显，髓部疏松，类白色。切段者呈圆柱形的段。外表面紫红色或紫褐色，切面皮部紫红色，木部黄白色或淡棕色，导管孔明显，髓部疏松，类白色

续表

项目	性状描述
质地	质脆,易折断
气味	气微,味微苦涩

【饮片性状】首乌藤饮片见图 2-2-12。首乌藤段为圆柱形的段。外表面紫红色或紫褐色。切面皮部紫红色,木部黄白色或淡棕色,导管孔明显,髓部疏松,类白色。气微,味微苦涩。

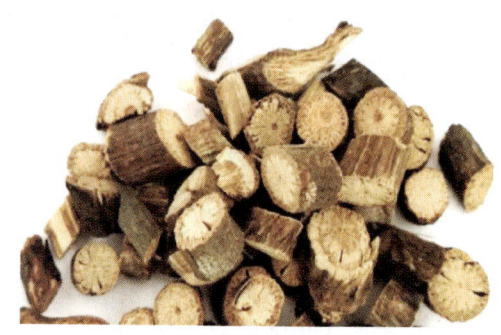

图 2-2-12　首乌藤饮片

【显微鉴别】横切面:表皮细胞有时残存。木栓细胞 3～4 列,含棕色色素。皮层较窄。中柱鞘纤维束断续排列成环,纤维壁甚厚,木化;在纤维束间时有石细胞群。韧皮部较宽。形成层成环。木质部导管类圆形,直径约至 204 μm,单个散列或数个相聚。髓较小。薄壁细胞含草酸钙簇晶。

【品质要求】以枝条粗壮均匀、外皮色棕红者为佳。

【功效】养血安神,祛风通络。

【贮藏要求】置干燥处。

 想一想:首乌藤与哪种药材是同一植物来源?

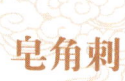

皂角刺

【别名】皂荚刺、皂刺、天丁。

【来源】豆科植物皂荚的干燥棘刺。

【产地】主产于河北、山东、河南、山西、陕西、甘肃、江苏、安徽、浙江、江西、湖南、湖北、福建、广东、广西、四川、贵州、云南等地。

【采收加工】全年均可采收,干燥,或趁鲜切片,干燥。

【性状】皂角刺饮片见图 2-2-13,药材性状描述见表 2-2-12。

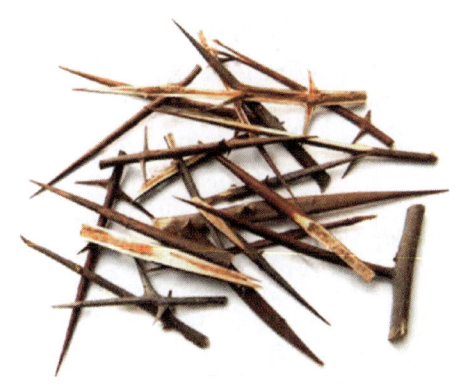

图 2-2-13　皂角刺饮片

表 2-2-12　　　　　　　　　　　皂角刺药材性状描述

项目	性状描述
形状	为主刺和 1～2 次分枝的棘刺。主刺长圆锥形，长 3～15 cm 或更长，直径 0.3～1 cm；分枝刺长 1～6 cm，刺端锐尖。切片厚 0.1～0.3 cm，常带有尖细的刺端
形态	表面紫棕色或棕褐色，木部黄白色，髓部疏松，淡红棕色
质地	体轻，质坚硬，不易折断；切片后质脆，易折断
气味	气微，味淡

【显微鉴别】横切面：表皮细胞 1 列，外被角质层，有时可见单细胞非腺毛。皮层为 2～3 列薄壁细胞，细胞中有的含棕红色物。中柱鞘纤维束断续排列成环，纤维束周围的细胞有的含草酸钙方晶，偶见簇晶，纤维束旁常有单个或 2～3 个相聚的石细胞，壁薄。韧皮部狭窄。形成层成环。木质部连接成环，木射线宽 1～2 列细胞。髓部宽广，薄壁细胞含少量淀粉粒。

【品质要求】以片薄、纯净、整齐者为佳。

【功效】消肿托毒，排脓，杀虫。

【贮藏要求】置干燥处。

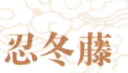

忍冬藤

【别名】金银花藤、金银藤、忍冬草、二花藤。
【来源】忍冬科植物忍冬的干燥茎枝。
【产地】我国大部分地区均产。
【采收加工】秋、冬二季采割，晒干。
【性状】忍冬藤药材性状描述见表 2-2-13。

表 2-2-13　　　　　　　　　　　忍冬藤药材性状描述

项目	性状描述
形状	呈长圆柱形，多分枝，常缠绕成束，直径 1.5～6 mm
形态	表面棕红色至暗棕色，有的灰绿色，光滑或被茸毛；外皮易剥落。枝上多节，节间长 6～9 cm，有残叶和叶痕。断面黄白色，中空
质地	质脆，易折断
气味	气微，老枝味微苦，嫩枝味淡

【饮片性状】忍冬藤饮片见图 2-2-14。忍冬藤段为不规则的段。表面棕红色（嫩枝），有的灰绿色，光滑或被茸毛；外皮易脱落。切面黄白色，中空。偶有残叶，暗绿色，略有茸毛。气微，老枝味微苦，嫩枝味淡。

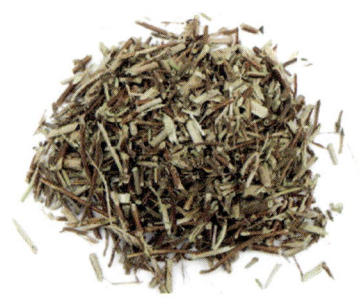

图 2-2-14　忍冬藤饮片

【显微鉴别】粉末：浅棕黄色至黄棕色。非腺毛较多，单细胞，多断碎，壁厚，表面有疣状突起。表皮细胞棕黄色至棕红色，表面观类多角形，常有非腺毛脱落后的痕迹，石细胞状。薄壁细胞内含草酸钙簇晶，常排列成行，也有的单个散在，棱角较钝，直径 5～15 μm。

【品质要求】以枝条均匀、带红色外皮、嫩枝稍有毛、质嫩带叶者为佳。

【功效】清热解毒，疏风通络。

【贮藏要求】置干燥处。

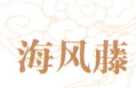

海风藤

【别名】爬岩香、老藤、岩胡椒。
【来源】胡椒科植物风藤的干燥藤茎。
【产地】主产于广东、福建、台湾、浙江等地。
【采收加工】夏、秋二季采割，除去根、叶，晒干。
【性状】海风藤药材见图 2-2-15a)，性状描述见表 2-2-14。

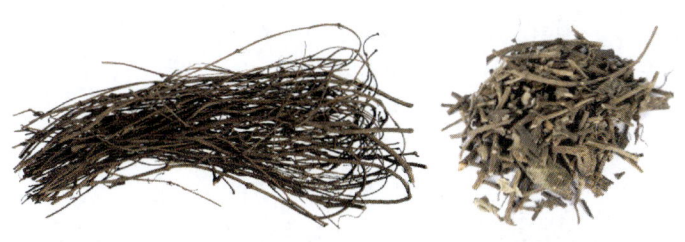

a）海风藤药材　　　　b）海风藤饮片

图 2-2-15　海风藤

表 2-2-14　　　　　　　　　　　海风藤药材性状描述

项目	性状描述
形状	呈扁圆柱形，微弯曲，长 15～60 cm，直径 0.3～2 cm
形态	表面灰褐色或褐色，粗糙，有纵向棱状纹理及明显的节，节间长 3～12 cm，节部膨大，上生不定根。断面不整齐，皮部窄，木部宽广，灰黄色，导管孔多数，射线灰白色，放射状排列，皮部与木部交界处常有裂隙，中心有灰褐色髓
质地	体轻，质脆，易折断
气味	气香，味微苦、辛

【饮片性状】海风藤饮片见图 2-2-15b）。海风藤片为不规则的扁圆柱形厚片，直径 0.3～2 cm。表面灰褐色或褐色，有纵向棱状纹理。切面皮部窄，木部宽广呈灰黄色，导管孔多束，有灰黄色与灰白色相间排列的放射状纹理，皮部与木部交界处有裂隙，中心有灰褐色髓。体轻，质脆。气香，味微苦、辛。

【显微鉴别】粉末：灰褐色。石细胞淡黄色或黄绿色，类圆形、类方形、圆多角形或长条形，直径 20～50 μm，孔沟明显，有的胞腔含暗棕色物。草酸钙砂晶多存在于薄壁细胞中。木纤维多成束，直径 12～25 μm，具斜纹孔或相交成十字形、人字形。皮层纤维细长，直径 12～28 μm，微木化，纹孔稀少，有的可见分隔。具缘纹孔导管直径 15～90 μm，纹孔排列紧密，有的横向延长呈梯状，排列整齐。

【品质要求】以条粗壮、均匀、不脱皮、气香者为佳。

【功效】祛风湿，通经络，止痹痛。

【贮藏要求】置通风干燥处。

青风藤

【别名】青藤、寻风藤、滇防己、大青木香、青防己、青藤碱。

【来源】防己科植物青藤和毛青藤的干燥藤茎。

【产地】主产于江苏、浙江、湖北、湖南、陕西等地。
【采收加工】秋末冬初采割，扎把或切长段，晒干。
【性状】青风藤药材性状描述见表 2-2-15。

表 2-2-15　　　　　　　　　　青风藤药材性状描述

项目	性状描述
形状	呈长圆柱形，常微弯曲，长 20～70 cm 或更长，直径 0.5～2 cm
形态	表面绿褐色至棕褐色，有的灰褐色，有细纵纹和皮孔。节部稍膨大，有分枝。断面不平坦，灰黄色或淡灰棕色，皮部窄，木部射线呈放射状排列，髓部淡黄白色或黄棕色
质地	体轻，质硬而脆，易折断
气味	气微，味苦

【饮片性状】青风藤饮片见图 2-2-16。青风藤片为类圆形的厚片。外表面绿褐色至棕褐色，有的灰褐色，有纵纹，有的可见皮孔。切面灰黄色至淡灰黄色，皮部窄，木部有明显的放射状纹理，其间具有多数小孔，髓部淡黄白色至棕黄色。气微，味苦。

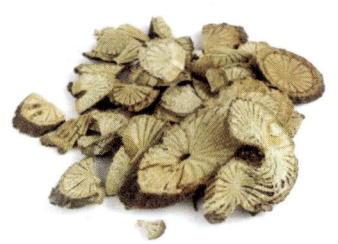

图 2-2-16　青风藤饮片

【显微鉴别】横切面：最外层为表皮，外被厚角质层，或为木栓层。皮层散有纤维和石细胞。中柱鞘纤维束新月形，其内侧常为 2～5 列石细胞，并切向延伸与射线中的石细胞群连接成环。维管束外韧型。韧皮射线向外渐宽，可见锥形或分枝状石细胞；韧皮部细胞大多颓废，有的散有 1～3 个纤维。木质部导管单个散在或数个切向连接。髓细胞壁稍厚，纹孔明显。薄壁细胞含淀粉粒和草酸钙针晶。

【品质要求】以茎条粗壮、均匀者为佳。
【功效】祛风湿，通经络，利小便。
【贮藏要求】置干燥处。

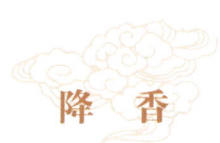

降　香

【别名】花梨母、降香黄檀。

【来源】豆科植物降香檀树干和根的干燥心材。
【产地】主产于广东、海南等地。
【采收加工】全年均可采收，除去边材，阴干。
【性状】降香药材见图2-2-17，性状描述见表2-2-16。

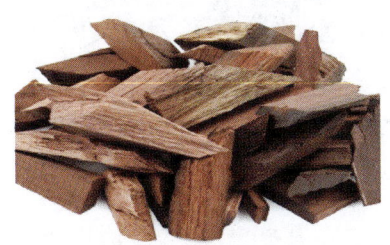

图 2-2-17　降香药材

表 2-2-16　　　　　　　　　　　　降香药材性状描述

项目	性状描述
形状	呈类圆柱形或不规则块状
形态	表面紫红色或红褐色，切面有致密的纹理
质地	质硬，有油性
气味	气微香，味微苦

【显微鉴别】粉末：棕紫色或黄棕色。具缘纹孔导管巨大，完整者直径约至300 μm，多破碎，具缘纹孔大而清晰，管腔内含红棕色或黄棕色物。纤维成束，棕红色，直径8～26 μm，壁甚厚，有的纤维束周围细胞含草酸钙方晶，形成晶纤维，含晶细胞的壁不均匀木化增厚。草酸钙方晶直径6～22 μm。木射线宽1～2列细胞，高至15细胞，壁稍厚，纹孔较密。色素块红棕色、黄棕色或淡黄色。

【品质要求】以色紫红、质坚硬、富油性、无白色边材、入水下沉、香气浓者为佳。
【功效】化瘀止血，理气止痛。
【贮藏要求】置阴凉干燥处。

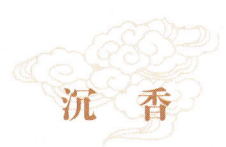

沉　香

【别名】沉水香、海南沉、沉香木。
【来源】瑞香科植物白木香含有树脂的木材。
【产地】主产于广东、海南、广西、福建等地。
【采收加工】全年均可采收，割取含树脂的木材，除去不含树脂的部分，阴干。

【性状】沉香药材见图 2-2-18，性状描述见表 2-2-17。

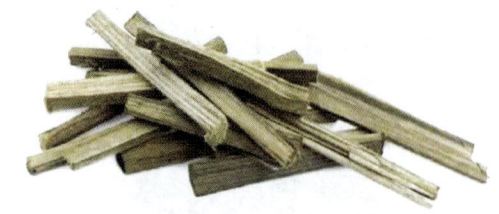

图 2-2-18　沉香药材

表 2-2-17　　　　　　　　　　　沉香药材性状描述

项目	性状描述
形状	呈不规则块、片状或盔帽状，有的为小碎块
形态	表面凹凸不平，有刀痕，偶有孔洞，可见黑褐色树脂与黄白色木部相间的斑纹，孔洞及凹窝表面多呈朽木状。断面刺状
质地	质较坚实
气味	气芳香，味苦

【饮片性状】沉香片为不规则片状、长条形或类方形小碎块状，长 0.3～7.0 cm，宽 0.2～5.5 cm。表面凹凸不平，有的有刀痕，偶有孔洞，可见黑褐色树脂与黄白色木部相间的斑纹。质较坚实，刀切面平整，折断面刺状。气芳香，味苦。

【显微鉴别】横切面：射线宽 1～2 列细胞，充满棕色树脂。导管圆多角形，直径 42～128 μm，有的含棕色树脂。木纤维多角形，直径 20～45 μm，壁稍厚，木化。木间韧皮部扁长椭圆状或条带状，常与射线相交，细胞壁薄，非木化，内含棕色树脂；其间散有少数纤维，有的薄壁细胞含草酸钙柱晶。

【品质要求】以色黑、质重、油足、香气浓者为佳。

【功效】行气止痛，温中止呕，纳气平喘。

【贮藏要求】密闭，置阴凉干燥处。

📖 资料卡片

沉香

沉香又名牙香树、白木香，还有一个美丽的名字叫"女儿香"。它是原产于东南亚的常绿乔木，有平滑及浅灰色的树干、卵形及叶脉幼细的叶片和黄绿色的小花。在夏天，可看到一个个绿色的果实挂在树上。

沉香的用途广泛，它的树脂可制成香料或供药用，木材可制线香，而树皮可用来造纸。由于分布区不断缩小，只剩下零星的分布，已被列为国家二级保护野生植物予以保护。

据史书记载，沉香在唐朝已传入广东，宋朝普遍种植，因为主要集中在东莞地区，所以又名莞香。

厚　朴

【别名】厚皮、重皮、赤朴、烈朴。
【来源】木兰科植物厚朴或凹叶厚朴的干燥干皮、根皮及枝皮。
【产地】主产于四川、湖北、浙江等地。
【采收加工】4—6月剥取，根皮和枝皮直接阴干；干皮置沸水中微煮后，堆置阴湿处，"发汗"至内表面变紫褐色或棕褐色时，蒸软，取出，卷成筒状，干燥。
【性状】厚朴药材见图2-2-19a），性状描述见表2-2-18。

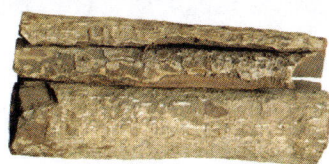
a）厚朴药材（干皮）
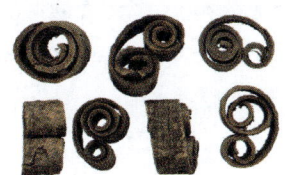
b）厚朴饮片

图2-2-19　厚朴

表2-2-18　　　　　　　　　　　厚朴药材性状描述

项目	性状描述		
	干皮	根皮（根朴）	枝皮（枝朴）
形状	呈卷筒状或双卷筒状，长30～35 cm，厚0.2～0.7 cm，习称"筒朴"；近根部的干皮一端展开如喇叭口，长13～25 cm，厚0.3～0.8 cm，习称"靴筒朴"	呈单筒状或不规则块片	呈单筒状，长10～20 cm，厚0.1～0.2 cm
形态	外表面灰棕色或灰褐色，粗糙，有时呈鳞片状，较易剥落，有明显椭圆形皮孔和纵皱纹，刮去粗皮者显黄棕色。内表面紫棕色或深紫褐色，较平滑，具细密纵纹，划之显油痕。断面颗粒性，外层灰棕色，内层紫褐色或棕色，有油性，有的可见多数小亮星	有的弯曲似鸡肠，习称"鸡肠朴"	
质地	质坚硬，不易折断	质硬，较易折断，断面纤维性	质脆，易折断，断面纤维性
气味	气香，味辛辣、微苦		

【**饮片性状**】厚朴饮片见图 2-2-19b）。本品呈弯曲的丝条状或单、双卷筒状。外表面灰褐色，有时可见椭圆形皮孔或纵皱纹。内表面紫棕色或深紫褐色，较平滑，具细密纵纹，划之显油痕。切面颗粒性，有油性，有的可见小亮星。气香，味辛辣、微苦。

【**显微鉴别**】横切面：木栓层为 10 余列细胞，有的可见落皮层。皮层外侧有石细胞环带，内侧散有多数油细胞和石细胞群。韧皮部射线宽 1～3 列细胞，纤维多数个成束，亦有油细胞散在。

【**品质要求**】以皮厚、肉细、油性足、内表面色紫棕且有发亮结晶物、香气浓者为佳。

【**功效**】燥湿消痰，下气除满。

【**贮藏要求**】置通风干燥处。

资料卡片

厚朴新用途

据美国《农业及食品化学学报》报道，厚朴能治疗感冒、发热、头痛，并对引起溃疡的细菌具有抑制作用，且只有极小的毒性和不良反应。相关实验结果还表明，厚朴的提取物能在体外实验中杀死 99.9% 的口腔微生物，并能杀死大量导致牙齿损坏的微生物，有助于清除口腔异味。

肉　桂

【**别名**】中国肉桂、玉桂、牡桂、菌桂。

【**来源**】樟科植物肉桂的干燥树皮。

【**产地**】主产于广东、广西、云南、福建等地。

【**采收加工**】多于秋季剥取，阴干。

【**性状**】肉桂药材及饮片见图 2-2-20，药材性状描述见表 2-2-19。

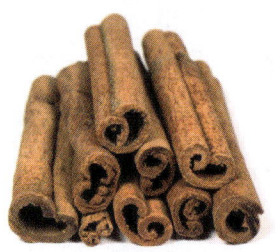 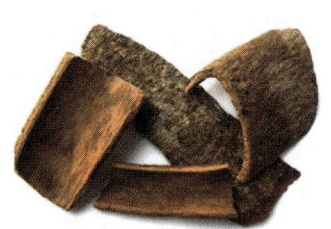

a）肉桂药材　　　　　　　　b）肉桂饮片

图 2-2-20　肉桂

表 2-2-19　　　　　　　　　　　肉桂药材性状描述

项目	性状描述
形状	呈槽状或卷筒状，长 30～40 cm，宽或直径 3～10 cm，厚 0.2～0.8 cm
形态	外表面灰棕色，稍粗糙，有不规则的细皱纹和横向突起的皮孔，有的可见灰白色的斑纹；内表面红棕色，略平坦，有细纵纹，划之显油痕。断面不平坦，外层棕色而较粗糙，内层红棕色而油润，两层间有 1 条黄棕色的线纹
质地	质硬而脆，易折断
气味	气香浓烈，味甜、辣

【显微鉴别】横切面：木栓细胞数列，最内层细胞外壁增厚，木化。皮层散有石细胞和分泌细胞。中柱鞘部位有石细胞群，断续排列成环，外侧伴有纤维束，石细胞通常外壁较薄。韧皮部射线宽 1～2 列细胞，含细小草酸钙针晶；纤维常 2～3 个成束；油细胞随处可见。薄壁细胞含淀粉粒。

【品质要求】以不破碎、体重、外皮细、肉厚、断面色紫、油性大、香气浓厚、味甜辣、嚼之渣少者为佳。

【功效】补火助阳，散寒止痛，温通经脉。

【贮藏要求】置阴凉干燥处。

资料卡片

肉桂的加工品

根据采收和加工方法的不同，可将肉桂加工成不同的规格。

（1）企边桂。剥取 10 多年生的肉桂树干皮，将两端削成斜面，夹在木制的凹凸板中间。药材呈长片状，左右两边向内卷曲，中间略向里凹，油足气香味辛甜，质佳。

（2）桂通。剥取 5—6 年幼树干皮或粗枝皮，置阳光下晒软，用手搓卷成整齐的单筒或双筒，摊晒至干即成。

（3）板桂。剥取 20 年生以上肉桂树最下部近地面的干皮，夹在木制夹内，晒至九成干，经纵横叠加，加压，约 1 个月完全干燥后成扁平板状。

（4）桂碎。把上述加工成各种规格的桂皮剪下来的边皮和不符合加工规格的桂皮，去净杂质，晒干。

（5）桂衣。桂衣为肉桂树嫩枝的皮，呈菲薄的皮衣状，长短不一，厚不到 1 mm，纤维性大，气味较淡薄。

杜 仲

【别名】丝楝树皮、丝棉皮、棉树皮、胶树。

【来源】杜仲科植物杜仲的干燥树皮。

【产地】主产于四川、贵州、湖北、云南等地。

【采收加工】4—6月剥取,刮去粗皮,堆置"发汗"至内皮呈紫褐色,晒干。

【性状】杜仲药材性状描述见表2-2-20。

表 2-2-20　　杜仲药材性状描述

项目	性状描述
形状	呈板片状或两边稍向内卷,大小不一,厚3～7 mm
形态	外表面淡棕色或灰褐色,有明显的皱纹或纵裂槽纹,有的树皮较薄,未去粗皮,可见明显的皮孔。内表面暗紫色,光滑。断面有细密、银白色、富弹性的橡胶丝相连
质地	质脆,易折断
气味	气微,味稍苦

【饮片性状】杜仲饮片见图2-2-21。杜仲块(丝)呈小方块或丝状。外表面淡棕色或灰褐色,有明显的皱纹。内表面暗紫色,光滑。断面有细密、银白色、富弹性的橡胶丝相连。气微,味稍苦。

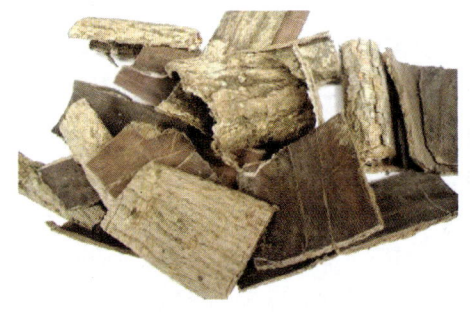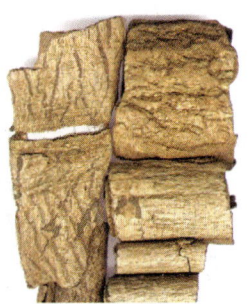

图 2-2-21　杜仲饮片

【显微鉴别】粉末:棕色。橡胶丝成条或扭曲成团,表面显颗粒性。石细胞甚多,大多成群,类长方形、类圆形、长条形或形状不规则,长约至180 μm,直径20～80 μm,壁厚,有的胞腔内含橡胶团块。木栓细胞表面观多角形,直径15～40 μm,壁不均匀增厚,木化,有细小纹孔;侧面观长方形,壁三面增厚,一面薄,孔沟明显。

【品质要求】以皮厚、块大、去净粗皮、内表面色暗紫、断面丝多者为佳。

【功效】补肝肾,强筋骨,安胎。

【贮藏要求】置通风干燥处。

> **资料卡片**
>
> **杜仲环状剥皮再生技术**
>
> 杜仲为工业、医药、食品保健等领域不可缺少的重要的珍贵资源,也是古生稀有植物。历来常用的杜仲剥皮技术,是将杜仲树皮按需要全部剥下,杜仲树随后死去,资源减少,不利于生态环境保护。为保护资源,缓解杜仲的供应紧张状况,达到剥皮而树不死的目的,现采取一种"环状剥皮再生技术",即选在一定的时间、温度、湿度等条件下,把距地面20~30 cm树干向上至分枝处的树皮全部剥取下来。剥皮处用塑料膜包裹,其后可长出新皮,一般3年内可长到原皮的厚度,又可环剥。

关黄柏

【别名】檗木、黄檗木、黄波椤树、黄伯栗、元柏。
【来源】芸香科植物黄檗的干燥树皮。
【产地】主产于辽宁、吉林等地。
【采收加工】剥取树皮,除去粗皮,晒干。
【性状】关黄柏药材见图2-2-22a),性状描述见表2-2-21。

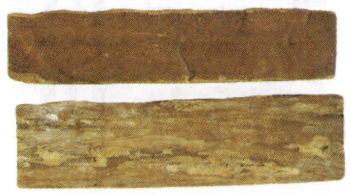

a)关黄柏药材   b)关黄柏饮片

图 2-2-22 关黄柏

表 2-2-21   关黄柏药材性状描述

项目	性状描述
形状	呈板片状或浅槽状,长宽不一,厚2~4 mm
形态	外表面黄绿色或淡棕黄色,较平坦,有不规则的纵裂纹,皮孔痕小而少见,偶有灰白色的粗皮残留;内表面黄色或黄棕色。断面纤维性,有的呈裂片状分层,鲜黄色或黄绿色
质地	体轻,质较硬,嚼之有黏性
气味	气微,味极苦

【饮片性状】关黄柏饮片见图 2-2-22b）。关黄柏丝呈宽丝状。外表面黄绿色或淡棕黄色，较平坦。内表面黄色或黄棕色。切面鲜黄色或黄绿色，有的呈片状分层。气微，味极苦。

【显微鉴别】粉末：绿黄色或黄色。纤维鲜黄色，直径 16～38 μm，常成束，周围细胞含草酸钙方晶，形成晶纤维；含晶细胞壁木化增厚。石细胞鲜黄色，类圆形或纺锤形，直径 35～80 μm，有的呈分枝状，壁厚，层纹明显。草酸钙方晶直径约 24 μm。

【品质要求】以片张厚大、色鲜黄、无栓皮者为佳。

【功效】清热燥湿，泻火除蒸，解毒疗疮。

【贮藏要求】置通风干燥处，防潮。

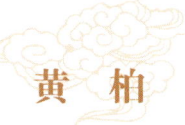

黄 柏

【别名】川黄柏。

【来源】芸香科植物黄皮树的干燥树皮。习称"川黄柏"。

【产地】主产于四川、贵州、陕西、湖北、云南、湖南等地。

【采收加工】剥取树皮后，除去粗皮，晒干。

【性状】黄柏药材见图 2-2-23a），性状描述见表 2-2-22。

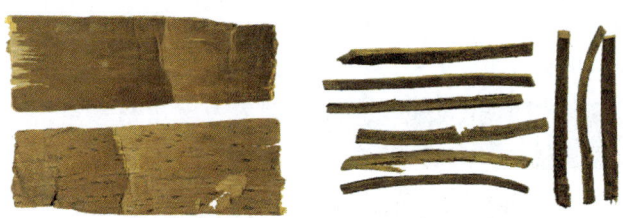

a）黄柏药材　　　　　　b）黄柏饮片

图 2-2-23　黄柏

表 2-2-22　　　　　　　　　　黄柏药材性状描述

项目	性状描述
形状	呈板片状或浅槽状，长宽不一，厚 1～6 mm
形态	外表面黄褐色或黄棕色，平坦或具纵沟纹，有的可见皮孔痕及残存的灰褐色粗皮；内表面暗黄色或淡棕色，具细密的纵棱纹。断面纤维性，呈裂片状分层，深黄色
质地	体轻，质硬，嚼之有黏性
气味	气微，味极苦

【饮片性状】黄柏饮片见图 2-2-23b）。黄柏丝呈丝条状。外表面黄褐色或黄棕色。内表

面暗黄色或淡棕色,具纵棱纹。切面纤维性,呈裂片状分层,深黄色。味极苦。

【显微鉴别】粉末:鲜黄色。纤维鲜黄色,直径16~38μm,常成束,周围细胞含草酸钙方晶,形成晶纤维;含晶细胞壁木化增厚。石细胞鲜黄色,类圆形或纺锤形,直径35~128μm,有的呈分枝状,枝端锐尖,壁厚,层纹明显;有的可见大型纤维状的石细胞,长可达900μm。草酸钙方晶众多。

【品质要求】以皮厚、断面色黄者为佳。

【功效】清热燥湿,泻火除蒸,解毒疗疮。

【贮藏要求】置通风干燥处,防潮。

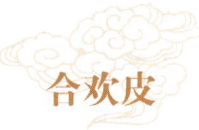

合欢皮

【别名】合昏皮、夜合皮、合欢木皮。

【来源】豆科植物合欢的干燥树皮。

【产地】主产于湖北、江苏、安徽、浙江等地。

【采收加工】夏、秋二季剥取,晒干。

【性状】合欢皮药材见图2-2-24a),性状描述见表2-2-23。

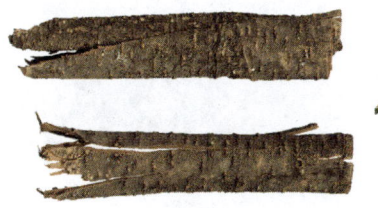 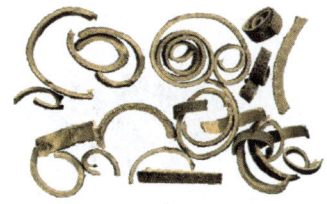

a)合欢皮药材　　　　b)合欢皮饮片

图2-2-24　合欢皮

表2-2-23　　　　　　　　　　合欢皮药材性状描述

项目	性状描述
形状	呈卷曲筒状或半筒状,长40~80 cm,厚0.1~0.3 cm
形态	外表面灰棕色至灰褐色,稍有纵皱纹,有的成浅裂纹,密生明显的椭圆形横向皮孔,棕色或棕红色,偶有突起的横棱或较大的圆形枝痕,常附有地衣斑;内表面淡黄棕色或黄白色,平滑,有细密纵纹。断面呈纤维性片状,淡黄棕色或黄白色
质地	质硬而脆,易折断
气味	气微香,味淡、微涩、稍刺舌,而后喉头有不适感

【饮片性状】合欢皮饮片见图2-2-24b)。合欢皮丝(块)呈弯曲的丝或块片状。外表面

灰棕色至灰褐色，稍有纵皱纹，密生明显的椭圆形横向皮孔，棕色或棕红色。内表面淡黄棕色或黄白色，平滑，具细密纵纹。切面呈纤维性片状，淡黄棕色或黄白色。气微香，味淡、微涩、稍刺舌，而后喉头有不适感。

【品质要求】以皮细嫩、皮孔明显者为佳。

【功效】解郁安神，活血消肿。

【贮藏要求】置通风干燥处。

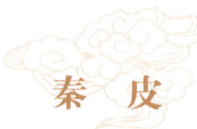

秦　皮

【别名】岑皮、秦白皮、蜡树皮。

【来源】木犀科植物苦枥白蜡树、白蜡树、尖叶白蜡树或宿柱白蜡树的干燥枝皮或干皮。

【产地】苦枥白蜡树主产于黑龙江、吉林、辽宁，白蜡树主产于四川，尖叶白蜡树、宿柱白蜡树主产于陕西。

【采收加工】春、秋二季剥取，晒干。

【性状】秦皮药材见图 2-2-25，性状描述见表 2-2-24。

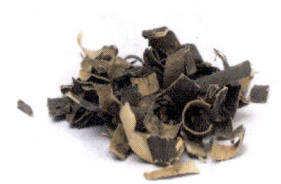 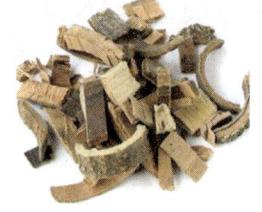

a）枝皮　　　　　　　b）干皮

图 2-2-25　秦皮药材

表 2-2-24　　　　　　　　秦皮药材性状描述

项目	性状描述	
	枝皮	干皮
形状	呈卷筒状或槽状，长 10～60 cm，厚 1.5～3 mm	为长条状块片，厚 3～6 mm
形态	外表面灰白色、灰棕色至黑棕色或相间呈斑状，平坦或稍粗糙，并有灰白色圆点状皮孔及细斜皱纹，有的具分枝痕。内表面黄白色或棕色，平滑。断面纤维性，黄白色	外表面灰棕色，具龟裂状沟纹及红棕色圆形或横长的皮孔。断面纤维性较强
质地	质硬而脆	质坚硬
气味	气微，味苦	

【饮片性状】秦皮条呈长短不一的丝条状。外表面灰白色、灰棕色或黑棕色。内表面黄白色或棕色,平滑。切面纤维性。质硬。气微,味苦。

【显微鉴别】横切面:木栓层为5～10余列细胞。栓内层为数列多角形厚角细胞。皮层较宽,纤维及石细胞单个散在或成群。中柱鞘部位有石细胞及纤维束组成的环带,偶有间断。韧皮部射线宽1～3列细胞;纤维束及少数石细胞成层状排列,中间贯穿射线,形成"井"字形。薄壁细胞含草酸钙砂晶。

【其他鉴别】取本品,加热水浸泡,浸出液在日光下可见碧蓝色荧光。

【品质要求】以条长、外皮薄且光滑者为佳。

【功效】清热燥湿,收涩止痢,止带,明目。

【贮藏要求】置通风干燥处。

想一想: 秦皮的真伪如何鉴别?

白鲜皮

【别名】白藓皮、八股牛、山牡丹、羊鲜草。

【来源】芸香科植物白鲜的干燥根皮。

【产地】主产于辽宁、河北、山东等地。

【采收加工】春、秋二季采挖根部,除去泥沙和粗皮,剥取根皮,干燥。

【性状】白鲜皮药材见图2-2-26a),性状描述见表2-2-25。

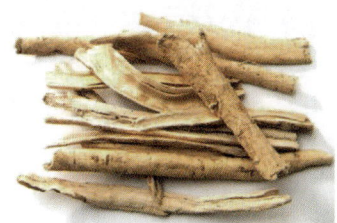
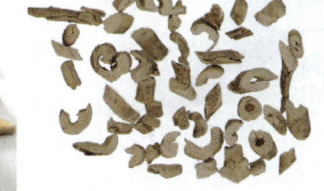

a) 白鲜皮药材　　　　b) 白鲜皮饮片

图2-2-26　白鲜皮

表2-2-25　白鲜皮药材性状描述

项目	性状描述
形状	呈卷筒状,长5～15 cm,直径1～2 cm,厚0.2～0.5 cm
形态	外表面灰白色或淡灰黄色,具细纵皱纹和细根痕,常有突起的颗粒状小点;内表面类白色,有细纵纹。折断时有粉尘飞扬,断面不平坦,略呈层片状,剥去外层,迎光可见闪烁的小亮点
质地	质脆
气味	有羊膻气,味微苦

【饮片性状】白鲜皮饮片见图 2-2-26b）。白鲜皮片为不规则的厚片。外表皮灰白色或淡灰黄色，具细纵皱纹及细根痕，常有突起的颗粒状小点；内表面类白色，有细纵纹。切面类白色，略呈层片状。有羊膻气，味微苦。

【显微鉴别】横切面：木栓层为 10 余列细胞。栓内层狭窄，纤维多单个散在，黄色，直径 25～100 μm，壁厚，层纹明显。韧皮部宽广，射线宽 1～3 列细胞；纤维单个散在。薄壁组织中有多数草酸钙簇晶，直径 5～30 μm。

【品质要求】以条大、皮厚、色灰白色者为佳。

【功效】清热燥湿，祛风解毒。

【贮藏要求】置通风干燥处。

牡丹皮

【别名】牡丹根皮、丹皮、丹根。

【来源】毛茛科植物牡丹的干燥根皮。

【产地】主产于辽宁、河北、山东等地。

【采收加工】秋季采挖根部，除去细根和泥沙，剥取根皮，晒干；或刮去粗皮，除去木心，晒干。前者习称"连丹皮"，后者习称"刮丹皮"。

【性状】牡丹皮药材见图 2-2-27a）、b），性状描述见表 2-2-26。

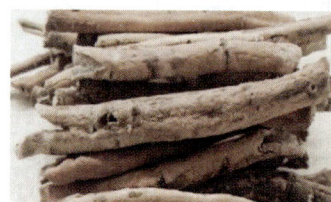 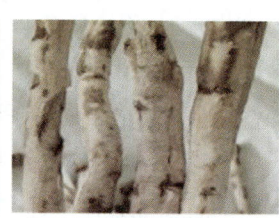 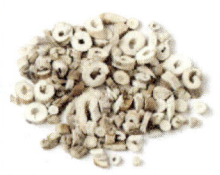

a）连丹皮　　　　b）刮丹皮　　　　c）牡丹皮饮片

图 2-2-27　牡丹皮

表 2-2-26　　　　　　　　　　牡丹皮药材性状描述

项目	性状描述	
	连丹皮	刮丹皮
形状	呈筒状或半筒状，有纵剖开的裂缝，略向内卷曲或张开，长 5～20 cm，直径 0.5～1.2 cm，厚 0.1～0.4 cm	
形态	外表面灰褐色或黄褐色，有多数横长皮孔样突起和细根痕，栓皮脱落处粉红色；内表面淡灰黄色或浅棕色，有明显的细纵纹，常见发亮的结晶。断面较平坦，淡粉红色，粉性	外表面有刮刀削痕，外表面红棕色或淡灰黄色，有时可见灰褐色斑点状残存外皮

续表

项目	性状描述	
	连丹皮	刮丹皮
质地	质硬而脆,易折断	
气味	气芳香,味微苦而涩	

【饮片性状】牡丹皮饮片见图 2-2-27c）。牡丹皮片为圆形或卷曲形的薄片。连丹皮外表面灰褐色或黄褐色,栓皮脱落处粉红色；刮丹皮外表面红棕色或淡灰黄色。内表面有时可见发亮的结晶。切面淡粉红色,粉性。气芳香,味微苦而涩。

【显微鉴别】粉末：淡红棕色。淀粉粒甚多,单粒类圆形或多角形,直径 3～16 μm,脐点点状、裂缝状或飞鸟状；复粒由 2～6 分粒组成。草酸钙簇晶直径 9～45 μm,有时含晶细胞连接,簇晶排列成行,或一个细胞含数个簇晶。连丹皮可见木栓细胞长方形,壁稍厚,浅红色。

【品质要求】以条粗长、皮厚、无木心、断面色白、粉性足、香气浓、结晶多者为佳。

【功效】清热凉血,活血化瘀。

【贮藏要求】置阴凉干燥处。

香加皮

【别名】北五加皮、羊奶子、羊桃梢。
【来源】萝摩科植物杠柳的干燥根皮。
【产地】主产于山西、河南、河北、山东、甘肃、湖南等地,习称"北五加皮"。
【采收加工】春、秋二季采挖,剥取根皮,晒干。
【性状】香加皮药材见图 2-2-28,性状描述见表 2-2-27。

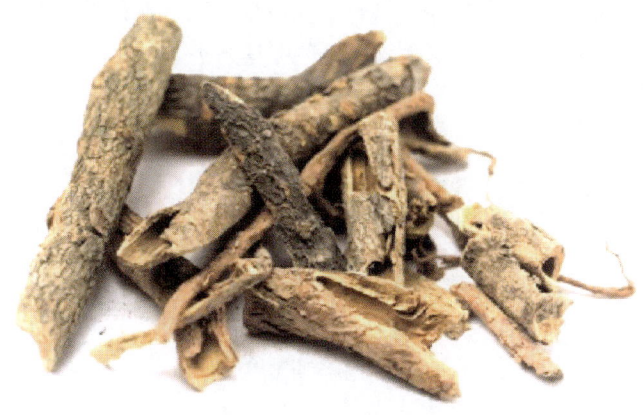

图 2-2-28　香加皮药材

表 2-2-27　香加皮药材性状描述

项目	性状描述
形状	呈卷筒状或槽状，少数呈不规则的块片状，长 3～10 cm，直径 1～2 cm，厚 0.2～0.4 cm
形态	外表面灰棕色或黄棕色，栓皮松软常呈鳞片状，易剥落。内表面淡黄色或淡黄棕色，较平滑，有细纵纹。断面不整齐，黄白色
质地	体轻，质脆，易折断
气味	有特异香气，味苦

【饮片性状】香加皮片为不规则的厚片。外表面灰棕色或黄棕色，栓皮常呈鳞片状。内表面淡黄色或淡黄棕色，有细纵纹。切面黄白色。有特异香气，味苦。

【显微鉴别】粉末：淡棕色。草酸钙方晶直径 9～20 μm。石细胞长方形或类多角形，直径 24～70 μm。乳管含无色油滴状颗粒。木栓细胞棕黄色，多角形。淀粉粒甚多，单粒类圆形或长圆形，直径 3～11 μm；复粒由 2～6 分粒组成。

【品质要求】以块大、皮厚、香气浓、无木心者为佳。

【功效】利水消肿，祛风湿，强筋骨。

【贮藏要求】置阴凉干燥处。

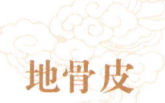

地骨皮

【别名】枸杞皮。

【来源】茄科植物枸杞或宁夏枸杞的干燥根皮。

【产地】枸杞主产于河北、河南、山西、陕西等地，多为野生，以河南、山西产量较大，江苏、浙江品质较好；宁夏枸杞主产于宁夏、甘肃等地。

【采收加工】春初或秋后采挖根部，洗净，剥取根皮，晒干。

【性状】地骨皮药材见图 2-2-29，性状描述见表 2-2-28。

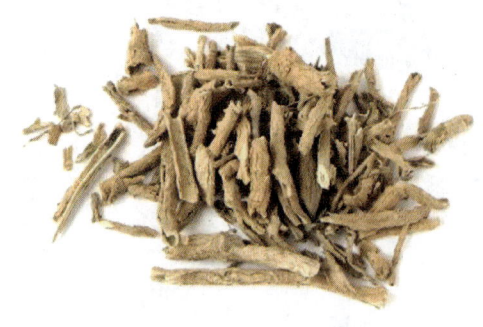

图 2-2-29　地骨皮药材

表 2-2-28　地骨皮药材性状描述

项目	性状描述
形状	呈筒状或槽状，长 3～10 cm，宽 0.5～1.5 cm，厚 0.1～0.3 cm
形态	外表面灰黄色至棕黄色，粗糙，有不规则纵裂纹，易成鳞片状剥落。内表面黄白色至灰黄色，较平坦，有细纵纹。断面不平坦，外层黄棕色，内层灰白色
质地	体轻，质脆，易折断
气味	气微，味微甘而后苦

【饮片性状】地骨皮片呈筒状或槽状，长短不一。外表面灰黄色至棕黄色，粗糙，有不规则纵裂纹，易成鳞片状剥落。内表面黄白色至灰黄色，较平坦，有细纵纹。体轻，质脆，易折断，断面不平坦，外层黄棕色，内层灰白色。气微，味微甘而后苦。

【显微鉴别】横切面：木栓层为 4～10 余列细胞，其外有较厚的落皮层。韧皮射线大多宽 1 列细胞，纤维单个散在或 2 至数个成束。薄壁细胞含草酸钙砂晶，并含多数淀粉粒。

【品质要求】以块大、肉厚、无木心者为佳。

【功效】凉血除蒸，清肺降火。

【贮藏要求】置干燥处。

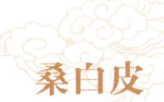

桑白皮

【别名】桑皮、桑根皮。
【来源】桑科植物桑的干燥根皮。
【产地】我国各地均产。
【采收加工】秋末叶落时至次春发芽前采挖根部，刮去黄棕色粗皮，纵向剖开，剥取根皮，晒干。
【性状】桑白皮药材见图 2-2-30a)，性状描述见表 2-2-29。

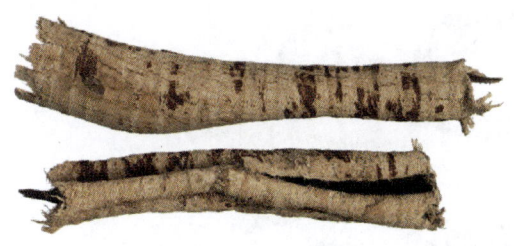 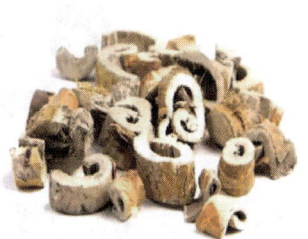

a）桑白皮药材　　　　　b）桑白皮饮片

图 2-2-30　桑白皮

表 2-2-29　　　　　　　　　　　桑白皮药材性状描述

项目	性状描述
形状	呈扭曲的卷筒状、槽状或板片状，长短宽窄不一，厚 1～4 mm
形态	外表面白色或淡黄白色，较平坦，有的残留橙黄色或棕黄色鳞片状粗皮；内表面黄白色或灰黄色，有细纵纹
质地	体轻，质韧。纤维性强，难折断，易纵向撕裂，撕裂时有粉尘飞扬
气味	气微，味微甘

【饮片性状】桑白皮饮片见图 2-2-30b）。桑白皮丝呈丝条状，外表面白色或淡黄白色，有的残留橙黄色或棕黄色鳞片状粗皮；内表面黄白色或灰黄色，有细纵纹。体轻，质韧，纤维性强。气微，味微甘。

【显微鉴别】横切面：韧皮部射线宽 2～6 列细胞；散有乳管；纤维单个散在或成束，非木化或微木化；薄壁细胞含淀粉粒，有的细胞含草酸钙方晶。较老的根皮中，散在夹有石细胞的厚壁细胞群，胞腔大多含方晶。

【品质要求】一般以色白、粉性足者为佳。

【功效】泻肺平喘，利水消肿。

【贮藏要求】置通风干燥处，防潮，防蛀。

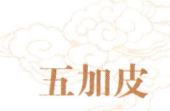

五加皮

【别名】南五加皮、五谷皮。

【来源】五加科植物细柱五加的干燥根皮。

【产地】主产于湖北、河南、四川、湖南、安徽等地，习称"南五加皮"。

【采收加工】夏、秋二季采挖根部，洗净，剥取根皮，晒干。

【性状】五加皮药材见图 2-2-31，性状描述见表 2-2-30。

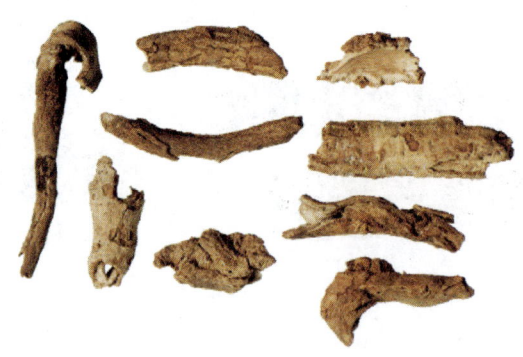

图 2-2-31　五加皮药材

表 2-2-30　　　　　　　　　　　　五加皮药材性状描述

项目	性状描述
形状	呈不规则卷筒状，长 5～15 cm，直径 0.4～1.4 cm，厚约 0.2 cm
形态	外表面灰褐色，有稍扭曲的纵皱纹和横长皮孔样斑痕；内表面淡黄色或灰黄色，有细纵纹。断面不整齐，灰白色
质地	体轻，质脆，易折断
气味	气微香，味微辣而苦

【饮片性状】五加皮片为不规则的厚片。外表面灰褐色，有稍扭曲的纵皱纹及横长皮孔样斑痕；内表面淡黄色或灰黄色，有细纵纹。切面不整齐，灰白色。气微香，味微辣而苦。

【显微鉴别】横切面：木栓层为数列细胞。栓内层窄，有少数分泌道散在。韧皮部宽广，外侧有裂隙，射线宽 1～5 列细胞；分泌道较多，周围分泌细胞 4～11 个。薄壁细胞含草酸钙簇晶及细小淀粉粒。

【品质要求】以皮厚、粗大、断面色灰白、气香、无木心者为佳。

【功效】祛风除湿，补益肝肾，强筋壮骨，利水消肿。

【贮藏要求】置干燥处，防霉，防蛀。

找一找：香加皮、地骨皮和五加皮药材的性状有何区别？

实训三　　茎木类中药的鉴定

【实训目标】
1. 能够运用茎木类中药的性状鉴定方法，说出相应的中药正名。
2. 能够用水试的方法鉴别苏木的真伪。

【实训准备】
1. 器具
放大镜、紫外分析仪等性状、显微及理化鉴定常用实验器具。
2. 药材及饮片
苏木、钩藤、槲寄生、通草、川木通、大血藤、鸡血藤、桂枝、桑枝、首乌藤、皂角刺、忍冬藤、海风藤、青风藤、降香、小通草、桑寄生、沉香等。

【实训内容】
1. 常用茎木类中药的鉴定。
2. 水试法鉴别苏木。

【实训步骤】
1. 取茎木类中药标本，注意观察其形状、大小、色泽、表面特征、质地、断面、气味等。

2.取苏木少许，加热水浸泡观察现象，再分别加酸和碱，观察现象变化。

【实训提示】

1.常用茎木类中药鉴定要点

（1）川木通：注意外表纵棱、茎节膨大、断面（放射状纹理、导管孔排列方式、髓部大小与形状）等。

（2）鸡血藤：注意形状、栓皮脱落处颜色、横切面（韧皮部与木部颜色、半圆形偏心性同心环、髓部位置）等。

（3）大血藤：注意形状、栓皮脱落处颜色、横切面（木质部颜色、导管呈细孔状、髓射线棕红色、放射状排列）等。

（4）沉香：注意形状、表面（刀削痕、棕黑色树脂与黄白色木部相间的斑纹）、气味（火烧）等。

（5）通草：注意形状、颜色、质地、断面（色泽、中部有空心或半透明的薄膜）、纵切面（梯状排列的薄膜）等。

（6）小通草：注意形状、颜色、质地、断面（色泽、无空心）等。

（7）钩藤：注意表面颜色、钩的形状及着生位置等。

2.苏木水试

将苏木投入热水中，浸液呈鲜艳的桃红色，加酸（或醋）液体变为黄色，加碱（或石灰水）液体又变红色。

【实训思考】

大血藤与鸡血藤的性状特征有何不同点？

【实训考核】

随机抽取茎木类中药，学生能够正确写出中药的正名、来源、入药部位及功效等。

序号	考核内容	考核标准	配分	得分
1	中药正名	能根据中药饮片快速、准确写出正名	25	
2	中药来源	能根据中药饮片快速、准确写出来源	25	
3	中药入药部位	能根据中药饮片快速、准确写出入药部位	25	
4	中药功效	能根据中药饮片快速、准确写出功效	25	
5	职业素养	能够诚实、严谨鉴别中药，具有依法鉴定、质量第一的意识	一票否决项：中药鉴定过程中出现不诚实、不严谨现象，则考核为0分	
		总计		

实训四　　皮类中药的鉴定

【实训目标】
1. 能够运用皮类中药的性状鉴定方法，说出相应的中药正名。
2. 能够用水试的方法鉴别秦皮的真伪。

【实训准备】
1. 器具
放大镜、紫外分析仪等性状、显微及理化鉴定常用实验器具。
2. 药材及饮片
厚朴、肉桂、杜仲、黄柏、合欢皮、秦皮、白鲜皮、牡丹皮、香加皮、地骨皮、桑白皮、关黄柏。

【实训内容】
1. 常用皮类中药的鉴定。
2. 水试法鉴别秦皮。

【实训步骤】
1. 取常用皮类中药标本，注意观察其形状、大小、色泽、表面特征、质地、断面、气味等。
2. 取秦皮少许，加热水浸泡，在紫外分析仪下（或阳光下）观察浸出液。

【实训提示】
1. 常用皮类中药鉴定要点
（1）厚朴：注意干皮形状、外表面颜色、内表面颜色与划之显油痕、断面（外层颗粒性、内层纤维性及颜色）、特异气味等，枝皮和根皮注意形状、质地、断面纤维性、气味等。
（2）黄柏：注意内外表面及断面颜色、断面（纤维性、裂片状分层）、气味等。
（3）肉桂：注意形状、外表面颜色、内表面（颜色、划之显油痕）、断面两层间有黄棕色线纹、气味等。
（4）杜仲：注意形状、内外表面颜色、折断面橡胶丝（颜色、细密程度、弹性）等。
（5）牡丹皮：注意形状、连丹皮与刮丹皮颜色差异、内表面结晶、质地、断面、气味等。
（6）秦皮：注意形状（呈卷筒状或槽状）、外表面（灰白色，并有灰白色圆点状皮孔）、浸出液（在日光下可见碧蓝色荧光）等。
（7）香加皮：注意栓皮（常呈鳞片状，易剥落）、断面（黄白色）、有特异香气等。

2. 秦皮水试
将秦皮投入热水中，水逐渐变成黄色，把秦皮水浸液放在阳光下观察，可以看到蓝色的荧光。

【实训思考】
秦皮水浸液为什么会显示蓝色荧光呢?

【实训考核】
随机抽取皮类中药,学生能够正确写出中药的正名、来源、入药部位及功效等。

序号	考核内容	考核标准	配分	得分
1	中药正名	能根据中药饮片快速、准确写出正名	25	
2	中药来源	能根据中药饮片快速、准确写出来源	25	
3	中药入药部位	能根据中药饮片快速、准确写出入药部位	25	
4	中药功效	能根据中药饮片快速、准确写出功效	25	
5	职业素养	能够诚实、严谨鉴别中药,具有依法鉴定、质量第一的意识	一票否决项:中药鉴定过程中出现不诚实、不严谨现象,则考核为0分	
		总计		

学完本任务,你应该知道

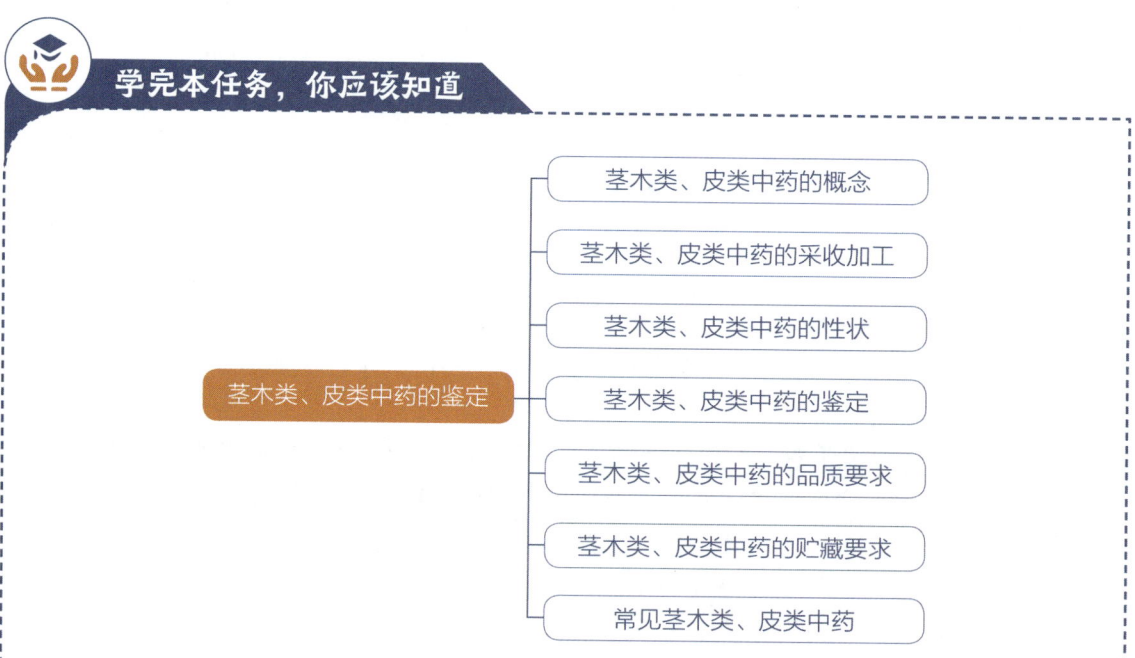

思考与练习

一、单项选择题

1. 横切面射线呈放射状排列的中药是（   ）。
   A. 鸡血藤   B. 木通   C. 钩藤   D. 通草
2. 断面皮部红棕色，有数处向内嵌入木部的中药是（   ）。
   A. 沉香   B. 大血藤   C. 苏木   D. 木通
3. 通草的入药部位是（   ）。
   A. 根   B. 茎髓   C. 根茎   D. 藤茎
4. 秦皮水试，可见（   ）荧光。
   A. 碧蓝色   B. 黄色   C. 绿色   D. 紫色
5. 下列属于木类中药的是（   ）。
   A. 苏木   B. 槲寄生   C. 大血藤   D. 通草
6. 钩藤入煎剂应（   ）。
   A. 先煎   B. 后下   C. 包煎   D. 另煎
7. 厚朴来源于（   ）植物。
   A. 芸香科   B. 木兰科   C. 毛茛科   D. 樟科
8. 折断面连有细密、银白色、富有弹性的橡胶丝的中药为（   ）。
   A. 黄柏   B. 杜仲   C. 牡丹皮   D. 肉桂
9. 茄科植物枸杞或宁夏枸杞的干燥根皮为（   ）。
   A. 香加皮   B. 五加皮   C. 牡丹皮   D. 地骨皮
10. 以木犀科植物的干燥枝皮或干皮入药的为（   ）。
    A. 厚朴   B. 肉桂   C. 杜仲   D. 秦皮

二、多项选择题

1. 下列中药来源于豆科的是（   ）。
   A. 苏木   B. 大血藤   C. 鸡血藤   D. 钩藤
2. 木通的原植物是（   ）。
   A. 木通   B. 白木通   C. 绣球藤   D. 三叶木通
3. 下列中药以根皮入药的是（   ）。
   A. 白鲜皮   B. 牡丹皮   C. 肉桂   D. 桑白皮
4. 下列皮类中药中气香的是（   ）。
   A. 厚朴   B. 桑白皮   C. 牡丹皮   D. 肉桂

中药鉴定技术

任务三 叶类、花类中药的鉴定

 学习目标

1. 掌握叶类、花类中药的一般鉴定特征。
2. 掌握叶类、花类中药常见品种的来源和性状。
3. 了解叶类、花类中药典型品种的理化和显微鉴定特征。
4. 熟悉叶类、花类中药常见品种的产地、采收加工和主要功效。

 任务引入

某药厂新购进了一批叶类、花类中药，小王作为质检员需要完成本批次中药的质量检验验收工作，并填写验收记录，将合格的中药入库，不合格中药则填写拒收报告单并进行退货处理。

叶类、花类中药应从哪些方面进行鉴定呢？

项目一 叶类中药的鉴定

一、叶类中药的概念

叶类中药以植物的叶或带叶枝梢为入药部位。叶类中药以双子叶植物叶片居多，其入药部位也不尽相同，一般多为完整而成熟的叶，如艾叶、枇杷叶、大青叶、罗布麻叶等；少数用嫩叶，如苦竹叶；也有的用带叶枝梢，如侧柏叶。不同入药部位的叶类中药见图 2-3-1。叶类中药常见者为单叶，少见者为复叶的小叶，如番泻叶。

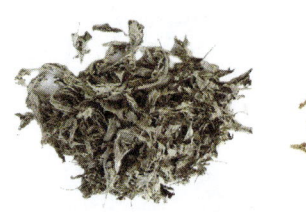 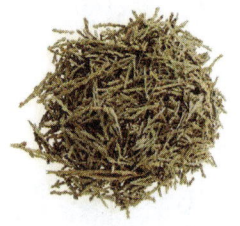

a）艾叶（成熟叶入药） b）侧柏（带叶枝梢入药）

图 2-3-1 不同入药部位的叶类中药

> **资料卡片**
>
> 叶的组成
>
> 叶是植物进行光合作用、制造有机养料的重要营养器官。一片完整的叶是由叶片、叶柄和托叶三个部分组成的。
>
> 叶片是叶的主要部分,是光合作用的主要部位,叶片内分布有许多叶脉。
>
> 叶柄是连接叶片和茎枝的部分。
>
> 托叶可以保护幼小的叶片,防止嫩叶生长不稳而落下。
>
> 叶内含有叶绿体。叶有各种不同的形状、大小、颜色和质感。

二、叶类中药的采收加工

叶类中药宜在植株生长最旺盛时、花未开放时或果实成熟前采收,此时叶内有效成分含量最高,如大青叶、紫苏叶、艾叶等。少数在秋、冬二季采收,如桑叶等。

叶类中药也有在花盛开期采收的,如薄荷叶此时采收叶片肥厚,叶反卷下垂,散发强烈香气,挥发油的含量也最高。而且又以连续晴数天后,朝露干后至下午两点采集的叶挥发油含量为最高。若在阴雨2~3天后采收,挥发油含量会大大降低。

三、叶类中药的性状

叶类中药的质地多数较薄,经过采收、干燥、包装和运输等过程,常皱缩和破碎,在观察性状时常需将其润湿后展开,选择具有代表性的样品。首先观察大量叶片的色泽和状态,一般叶片呈暗绿色、灰绿色或黄绿色,少数叶片呈紫色、蓝紫色等特殊颜色。其次观察叶片的形态,如叶片的完整或破碎,叶片的类型,叶片的形状、大小、长度与宽度,叶端、叶缘、叶基、叶脉、叶柄等的情况,叶片上下表面、质地、气味等特征,均可以作为其真伪和优劣鉴别的重要依据。

四、叶类中药的鉴别

(一)显微鉴别

叶类中药的显微鉴别是通过显微镜观察叶片的显微特征,通常作叶主脉横切片、表面制片及粉末制片,主要观察叶的表皮、叶肉及叶脉3部分特征。

1. 表皮

叶的表皮分为上表皮和下表皮,多为一层排列整齐而紧密的细胞,少数为多层细胞,横切面观呈略扁平或近方形,表面观多为略等径的多边形,在叶脉部或叶脉附近及单子叶植物叶的表皮细胞则呈长方形，其长径与主脉相平行。禾本科植物如淡竹叶的上表皮细胞有较大的泡状细胞；桑科植物如桑叶的表皮细胞较大，内含葡萄状钟乳体；唇形科植物薄荷叶的表皮细胞内含簇状橙皮苷结晶体；豆科植物番泻叶的表皮细胞内含黏液质。表皮细胞外平周壁常具有角质层，呈现波状、放射状、点状、条状等不同纹理。有的叶片上表皮细胞垂周壁较平直，而下表皮细胞垂周壁较弯曲，如枇杷叶；有的上下表皮细胞的垂周壁均较弯曲，如薄荷叶；有的表皮细胞垂周壁呈念珠状增厚。表皮细胞垂周壁的情况在鉴别相似品种上具有一定意义。

叶的表皮上常可见腺毛、非腺毛及气孔等附属物。腺毛和非腺毛的形态、细胞组成、排列情况、表面状况、壁是否木化、分布密度及气孔类型、分布状况等亦是叶类中药重要的鉴别特征之一。

2. 叶肉

叶肉位于上下表皮之间，是含叶绿体的薄壁组织，通常分化为栅栏组织和海绵组织两部分。

栅栏组织由一层或数层长圆柱形排列紧密的细胞组成，含大量叶绿体。多数植物的叶只在上表皮细胞的下方有栅栏组织，称为异面叶或两面叶，如枇杷叶、薄荷叶等；亦有上下表皮细胞内侧均有的，此种叶称等面叶，如番泻叶、罗布麻叶等。栅栏组织一般不通过主脉部分，但也有些叶的栅栏组织通过主脉部分，如番泻叶、穿心莲叶等。

海绵组织位于栅栏组织的下方，占叶肉组织的大部分，由类圆形或不规则长圆形的薄壁细胞组成，细胞排列疏松，间隙大，含叶绿体较少。

叶肉组织细胞内是否含有结晶及结晶种类、色素，有无分泌细胞如油细胞、油室、乳汁管、黏液细胞等，有无异形细胞、石细胞等都是非常重要的鉴别特征。另外，其颜色、形状、分布也是非常重要的鉴别特征。

3. 叶脉

叶脉是叶片中的维管束，包括主脉和侧脉。叶的主脉是叶片中最发达的维管束，其上下表皮内侧常有多层厚角细胞，横切面上下表皮的凹凸程度在显微鉴别上有一定意义。维管束在叶片横切面上的排列方式常因植物种类而异，主脉维管束的类型多为外韧型，木质部在上方，排列成槽状或略呈半月形，韧皮部在下方。有的为双韧型维管束，如罗布麻叶。有的维管束的外围有纤维等厚壁组织包围，如蓼大青叶。

另外，对于破碎的叶片，制作符合要求的横切片比较困难，因而常将其制作为表面片进行观察。

（二）理化鉴别

理化鉴别在叶类中药鉴别方面有较广泛的应用。如番泻叶粉末遇碱液显红色，大青叶粉末进行微量升华可得蓝色或紫红色针晶、片状或簇状结晶。

> **资料卡片**
>
> 叶类中药的粉末特征
>
> 在显微镜下,叶类中药的粉末中常常可以观察到碎断的毛茸、表皮碎片、气孔、纤维、分泌组织、异型细胞、厚角组织、晶体及导管等。一般应注意以下几点:
>
> (1) 表皮细胞注意观察细胞的形状、大小、垂周壁弯曲程度、细胞壁增厚情况、角质层厚度等。
>
> (2) 气孔注意其类型、形状、大小、保卫细胞等。
>
> (3) 毛茸重点注意区分腺毛、非腺毛,观察非腺毛的细胞数目、形状,细胞壁的厚薄及疣状突起等以及腺毛头部、柄部细胞的形状、数目及排列情况等。
>
> (4) 厚壁组织纤维常存在于叶脉碎片中,有的为晶纤维,如番泻叶,石细胞较少见。
>
> (5) 分泌组织有无及其类型。
>
> 此外,通过叶肉碎片还可观察栅栏细胞的列数、有无晶细胞层与特异细胞等。

五、叶类中药的品质要求

叶类中药一般以身干、无枝梗及杂质、无霉坏为合格,以大张、完整、气味及色泽正常者为佳。

六、叶类中药的贮藏要求

叶类中药要求置阴凉干燥处,防潮,防蛀。

七、常见叶类中药

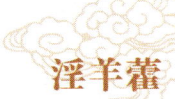

淫羊藿

【别名】仙灵脾、羊藿叶、三枝九叶草。
【来源】小檗科植物淫羊藿、箭叶淫羊藿、柔毛淫羊藿或朝鲜淫羊藿的干燥叶。
【产地】主产于陕西、甘肃、青海、浙江、安徽、江西、东北、山西、湖北、四川。
【采收加工】夏、秋季茎叶茂盛时采收,晒干或阴干。
【性状】淫羊藿药材见图2-3-2a)、b)、c)、d),性状描述见表2-3-1。

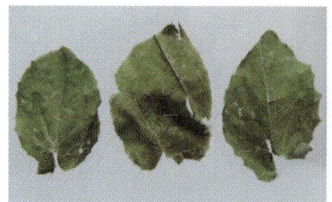 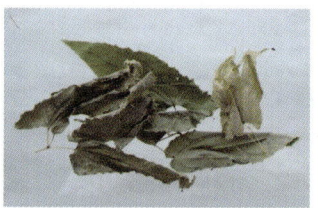

　　　　a）淫羊藿药材　　　　　　　b）箭叶淫羊藿药材

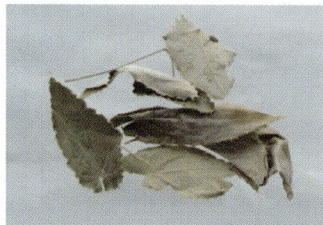 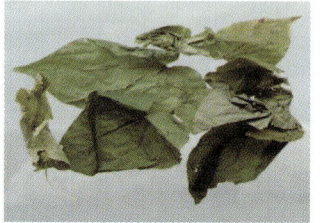

　　　　c）柔毛淫羊藿药材　　　　　　d）朝鲜淫羊藿药材

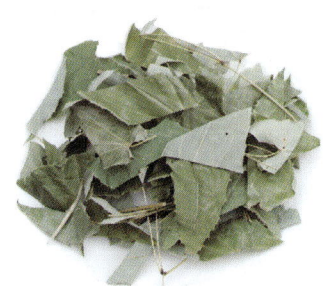

e）淫羊藿饮片

图 2-3-2　淫羊藿

表 2-3-1　　　　　　　　　　淫羊藿药材性状描述

项目	性状描述			
	淫羊藿	箭叶淫羊藿	柔毛淫羊藿	朝鲜淫羊藿
形状	二回三出复叶；小叶片卵圆形，长3～8 cm，宽2～6 cm；先端微尖，顶生小叶基部心形，两侧小叶较小，偏心形，外侧较大，呈耳状，边缘具黄色刺毛状细锯齿；小叶柄长1～5 cm	一回三出复叶，小叶片长卵形至卵状披针形，长4～12 cm，宽2.5～5 cm；先端渐尖，两侧小叶基部明显偏斜，外侧多呈箭形	一回三出复叶	二回三出复叶；小叶较大，长4～10 cm，宽3.5～7 cm，先端长尖
形态	上表面黄绿色，下表面灰绿色，主脉7～9条，基部有稀疏细长毛，细脉两面突起，网脉明显	下表面疏被粗短伏毛或近无毛	叶下表面及叶柄密被绒毛状柔毛	叶片较薄
质地	叶片近革质	叶片革质		
气味	气微，味微苦			

【饮片性状】淫羊藿饮片见图 2-3-2e）。淫羊藿丝呈丝片状，上表面绿色、黄绿色或浅黄色，下表面灰绿色，网脉明显，主脉及细脉凸出，边缘具黄色刺毛状细锯齿。

炙淫羊藿形如淫羊藿丝。表面浅黄色显油亮光泽。微有羊脂油气。

【品质要求】均以色黄绿、无枝梗、叶片整齐、不碎者为佳。以西北产淫羊藿质最佳。

【功效】补肾阳，强筋骨，祛风湿。

【贮藏要求】置通风干燥处。

> 找一找：淫羊藿、箭叶淫羊藿、柔毛淫羊藿和朝鲜淫羊藿药材在性状上的区别是什么？

大青叶

【别名】大青、菘蓝叶。
【来源】十字花科植物菘蓝的干燥叶。
【产地】主产于江苏、安徽、河北、河南、浙江等地。
【采收加工】夏、秋二季分 2～3 次采收，除去杂质，晒干。
【性状】大青叶药材及饮片见图 2-3-3，药材性状描述见表 2-3-2。

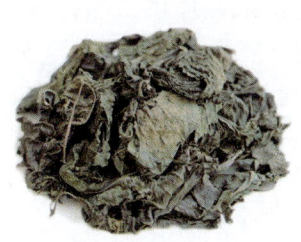
a）大青叶药材

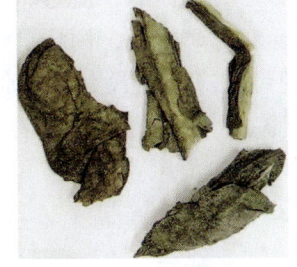
b）大青叶饮片

图 2-3-3　大青叶

表 2-3-2　　　　　　　　　　大青叶药材性状描述

项目	性状描述
形状	多皱缩卷曲，有的破碎。完整叶片展平后呈长椭圆形至长圆状倒披针形，长 5～20 cm，宽 2～6 cm
形态	上表面暗灰绿色，有的可见色较深稍突起的小点；先端钝，全缘或微波状，基部狭窄，下延至叶柄呈翼状；叶柄长 4～10 cm，淡棕黄色
质地	质脆
气味	气微，味微酸、苦、涩

【显微鉴别】粉末：绿褐色。下表皮细胞垂周壁稍弯曲，略呈连珠状增厚；气孔不等式，副卫细胞3~4个。厚角组织纵断面观长条形，角隅处壁厚至14 μm；靛蓝结晶蓝色，存在于叶肉细胞中，有的表皮细胞亦含有，呈细小颗粒状或片状，常聚集成堆。此外，可见有橙皮苷样结晶、导管等。大青叶横切面见图2-3-4。

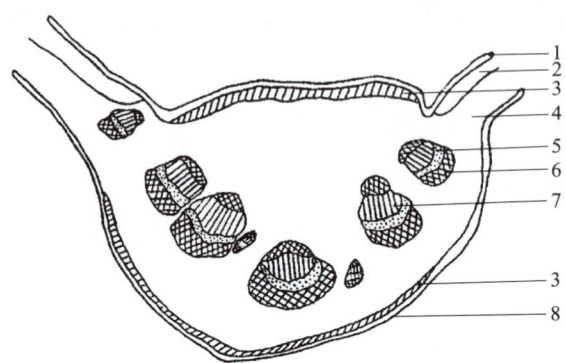

1—上表皮　2—栅栏组织　3—厚角组织　4—海绵组织　5—韧皮部　6—纤维束　7—木质部　8—下表皮

图2-3-4　大青叶横切面

【理化鉴别】（1）粉末进行微量升华，可得蓝色或紫红色细小针状、片状或簇状结晶。

（2）粉末水浸液在紫外灯下呈蓝色荧光。

（3）粉末用三氯甲烷回流提取，滤过，滤液浓缩作供试品，同时用靛蓝、靛玉红对照品作对照。点于同一硅胶G薄层板，用环己烷－三氯甲烷－丙酮（5:4:2）展开。供试品色谱中，在与对照品色谱相应的位置上，分别显相同的蓝色和浅紫红色斑点。

【品质要求】以完整、叶厚、色暗灰绿者为佳。

【功效】清热解毒，凉血消斑。

【贮藏要求】置通风干燥处，防霉。

资料卡片

大青叶与蓼大青叶

药材		大青叶	蓼大青叶
	来源	十字花科植物菘蓝的干燥叶	蓼科植物蓼蓝的干燥叶
性状	颜色	上表面暗灰绿色	蓝绿或蓝黑色
	形状	完整叶片展平后呈长椭圆形至长圆状倒披针形，基部渐狭下沿至叶柄呈翼状	完整的叶片展平后呈椭圆形，先端钝，基部渐狭，全缘。叶柄偶带膜质托叶鞘
	味	微酸、苦、涩	微涩而稍苦

番泻叶

【别名】泻叶。

【来源】豆科植物狭叶番泻或尖叶番泻的干燥小叶。

【产地】狭叶番泻叶主产于印度,又称印度番泻叶,埃及、苏丹亦产;尖叶番泻叶主产于埃及,多由亚历山大港输出,又称埃及番泻叶,或亚历山大番泻叶。我国海南、云南也有栽培。

【采收加工】狭叶番泻叶在开花前摘下叶片,阴干,然后压紧打包。尖叶番泻叶于9月间果实将成熟时,剪下枝条,摘取叶片晒干。

【性状】番泻叶药材见图2-3-5,性状描述见表2-3-3。

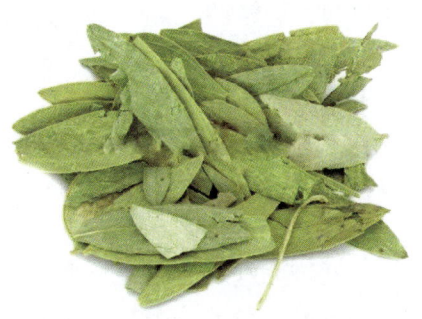

图 2-3-5　番泻叶药材(狭叶番泻叶)

表 2-3-3　番泻叶药材性状描述

项目	性状描述	
	狭叶番泻叶	尖叶番泻叶
形状	呈长卵形或卵状披针形,长1.5～5 cm,宽0.4～2 cm,叶端急尖,叶基稍不对称,全缘	呈披针形或长卵形,略卷曲,叶端短尖或微突,叶基不对称
形态	上表面黄绿色,下表面浅黄绿色,无毛或近无毛,叶脉稍隆起	两面均有细短毛茸
质地	革质,稍有黏性	
气味	气微弱而特异,味微苦	

【显微鉴别】横切面:二种叶的横切面构造大致相同。表皮细胞多角形,细胞中含大量黏液,上下表皮均可见平轴式气孔及单细胞非腺毛。叶肉组织为等面型,上面的栅栏细胞较长,约长150 μm;下面的栅栏细胞较短,长50～80 μm。海绵组织的细胞中含草酸钙簇晶。主脉维管束的上下两侧,有微木化的中柱鞘纤维层,外有含草酸钙棱晶的薄壁细胞,形成晶纤维。主脉的上方有栅栏组织通过。番泻叶横切面见图2-3-6。

粉末：淡绿色或黄绿色。表皮细胞多角形，垂周壁平直；气孔主为平轴式，副卫细胞多为2个，也有3个（狭叶番泻叶）。非腺毛为单细胞，壁较厚，有疣状突起，基部稍弯曲，长100～350 μm，直径12～25 μm。晶纤维众多，草酸钙棱晶直径12～15 μm。薄壁细胞含草酸钙簇晶，直径9～20 μm。番泻叶粉末见图2-3-7。

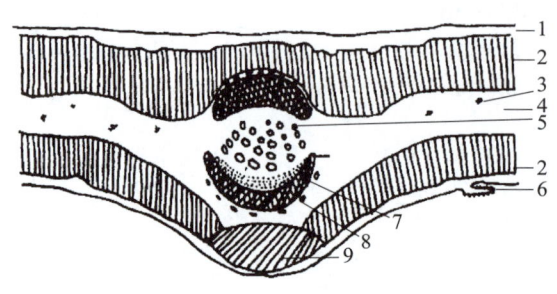

1—表皮　2—栅栏组织　3—草酸钙簇晶　4—海绵组织
5—导管　6—非腺毛　7—中柱鞘细胞　8—草酸钙棱晶
9—厚角组织

图2-3-6　番泻叶横切面

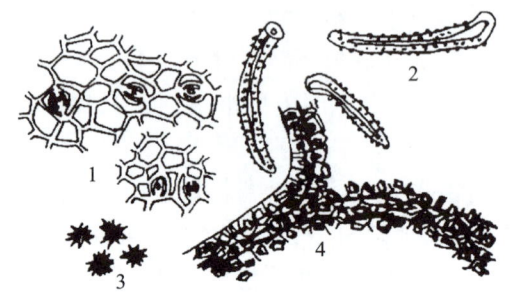

1—表皮细胞及平轴式气孔　2—非腺毛
3—草酸钙簇晶　4—晶纤维

图2-3-7　番泻叶粉末

【理化鉴别】（1）取本品粉末少量置滤纸上，滴加碱液，滤纸被染成红色。

（2）取本品粉末25 mg，加水50 mL和盐酸2 mL，置水浴上加热15分钟，放冷，加乙醚40 mL，振摇提取，分取醚层，通过无水硫酸钠层脱水，滤过，取滤液5 mL，蒸干，放冷，加氨试液5 mL，溶液显黄色或橙色，置水浴上加热2分钟后，变为紫红色。

【品质要求】以叶尖、色黄绿、叶片完整、无泥沙者为佳。

【功效】泻热行滞，通便，利水。

【贮藏要求】避光，置通风干燥处。

资料卡片

番泻叶常见伪品

（1）耳叶番泻叶，为豆科植物耳叶番泻的干燥小叶。常混于狭叶番泻叶中。小叶片为卵圆形或倒卵圆形，叶端钝圆或微凹，具短刺，长10～25 mm，宽5～15 mm，叶基不对称或对称。表面灰黄绿色或带红棕色，密被长茸毛。厚约0.25 mm，多不平展，易碎。显微特征为叶肉非等面型，上面具2列栅栏细胞，长50～60 μm，下面无栅栏细胞。草酸钙簇晶少且较小，直径10～15 μm，方晶直径8～12 μm。单细胞非腺毛较密，长200～450 μm，表面多平滑，基部平直。

（2）卵叶番泻叶，为豆科植物卵叶番泻的干燥小叶。主产于埃及、意大利，又称意大利番泻叶。叶片呈倒卵形，具棘尖，被短毛。显微特征为下表皮细胞呈乳头状突出，栅栏细胞1列通过主脉，下面栅栏细胞类方形或近圆形。

枇杷叶

【别名】杷叶。
【来源】蔷薇科植物枇杷的干燥叶。
【产地】主产于广东、江苏、广西、浙江。
【采收加工】全年均可采收,晒至七八成干时,扎成小把,再晒干。
【性状】枇杷叶药材见图 2-3-8a),性状描述见表 2-3-4。

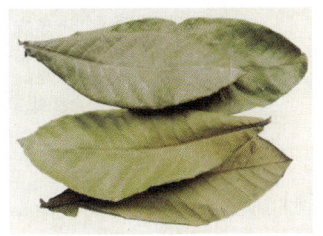

a)枇杷叶药材　　　　　　b)枇杷叶饮片

图 2-3-8　枇杷叶

表 2-3-4　枇杷叶药材性状描述

项目	性状描述
形状	呈长圆形或倒卵形,长 12~30 cm,宽 4~9 cm。先端尖,基部楔形,边缘有疏锯齿,近基部全缘
形态	上表面灰绿色、黄棕色或红棕色,较光滑;下表面密被黄色绒毛,主脉于下表面显著突起,侧脉羽状;叶柄极短,被棕黄色绒毛
质地	革质而脆,易折断
气味	气微,味微苦

【显微鉴别】横切面:上表皮细胞呈扁方形,外被厚角质层。下表皮有多数单细胞非腺毛,常弯曲,近主脉处多弯曲呈人字形。可见气孔。栅栏组织 3~4 列细胞,海绵组织疏松。主脉维管束外韧型,近环状,中柱鞘纤维束排列成不连续环状,壁木化,周围薄壁细胞含草酸钙方晶,形成晶纤维。主脉及叶肉中均散有黏液细胞,并含草酸钙方晶及簇晶。枇杷叶横切面见图 2-3-9。

粉末:黄棕色。上表皮细胞多角形,垂周壁平直,表面被角质层纹;无气孔。下表皮细胞较小,垂周壁弯曲,亦被角质层纹,有气孔,不定式。表皮具单细胞非腺毛,主脉部的单细胞非腺毛常呈人字形弯曲。叶肉组织中可见草酸钙方晶、簇晶及较大型的黏液细胞。枇杷叶粉末见图 2-3-10。

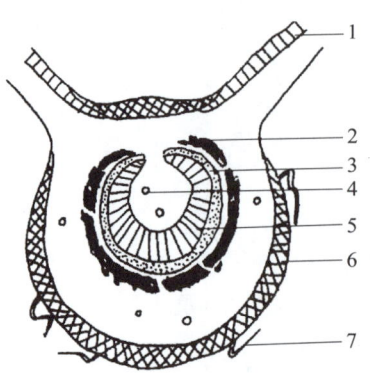
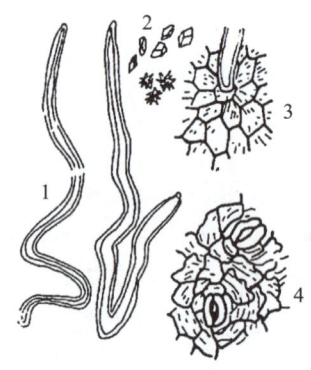

1—栅栏组织 2—纤维束 3—韧皮部 4—黏液细胞
5—木质部 6—厚角组织 7—非腺毛

图 2-3-9 枇杷叶横切面

1—非腺毛 2—草酸钙方晶和簇晶
3—上表皮细胞 4—下表皮细胞和气孔

图 2-3-10 枇杷叶粉末

【饮片性状】枇杷叶饮片见图 2-3-8b)。枇杷叶丝呈丝条状。表面灰绿色、黄棕色或红棕色，较光滑。下表面可见绒毛，主脉突出。革质而脆。气微，味微苦。

【品质要求】一般以叶片大、完整、色棕绿者为佳。

【功效】清肺止咳，降逆止呕。

【贮藏要求】置干燥处。

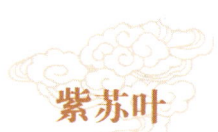

紫苏叶

【别名】苏叶。

【来源】唇形科植物紫苏的干燥叶（或带嫩枝）。

【产地】主产于江苏、浙江、河北等地。

【采收加工】夏季枝叶茂盛时采收，除去杂质，晒干。

【性状】紫苏叶药材见图 2-3-11，性状描述见表 2-3-5。

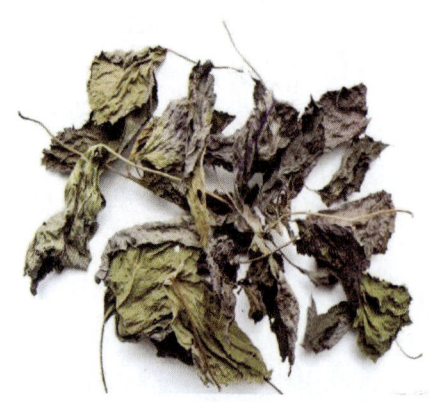

图 2-3-11 紫苏叶药材

表 2-3-5　　　　　　　　　　紫苏叶药材性状描述

项目	性状描述
形状	叶片多皱缩卷曲、破碎，完整叶片展平后呈卵圆形，长 4~11 cm，宽 2.5~9 cm。先端长尖或急尖，基部圆形或宽楔形，边缘具圆锯齿
形态	两面紫色或上表面绿色，下表面紫色，疏生灰白色毛，下表面有多数凹点状的腺鳞。叶柄长 2~7 cm，紫色或紫绿色。带嫩枝者，枝的直径 2~5 mm，紫绿色，断面中部有髓
质地	质脆
气味	气清香，味微辛

【饮片性状】同药材，或呈不规则的段。
【品质要求】以叶大、色紫、不碎、香气浓、无枝梗者为佳。
【功效】解表散寒，行气和胃。
【贮藏要求】置阴凉干燥处。

> **资料卡片**
>
> 紫苏梗
>
> 本品为紫苏的干燥茎。呈方柱形，四棱钝圆，长短不一，直径 0.5~1.5 cm。表面紫棕色或暗紫色，四面有纵沟及细纵纹，节部稍膨大，有对生的枝痕和叶痕。体轻，质硬，断面裂片状。切片厚 2~5 mm，常呈斜方形，木部黄白色，射线细密，呈放射状，髓部白色，疏松或中空。气微香，味淡。以外皮色紫棕、有香气者为佳。性温，味辛，理气宽中，止痛，安胎。

罗布麻叶

【别名】茶叶花、泽漆麻、野茶叶、红根草、野麻。
【来源】夹竹桃科植物罗布麻的干燥叶。
【产地】主产于东北、华北、西北地区，江苏、山东、安徽、河北等地亦产。
【采收加工】夏季采收，除去杂质，干燥。
【性状】罗布麻叶药材见图 2-3-12，性状描述见表 2-3-6。

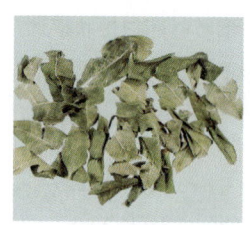

图 2-3-12　罗布麻叶药材

表 2-3-6　罗布麻叶药材性状描述

项目	性状描述
形状	多皱缩卷曲，有的破碎，完整叶片展平后呈椭圆状披针形或卵圆状披针形，长 2～5 cm，宽 0.5～2 cm；叶柄细，长约 4 mm
形态	淡绿色或灰绿色，先端钝，有小芒尖，基部钝圆或呈楔形，边缘具细齿，常反卷，两面无毛，叶脉于下表面突起
质地	质脆
气味	气微，味淡

【品质要求】以完整、梗少、色绿者为佳。

【功效】平肝安神，清热利水。

【贮藏要求】置阴凉干燥处。

想一想：如何区分罗布麻叶与番泻叶？

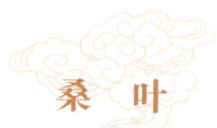

【别名】家桑、荆桑、桑葚树、黄桑叶。

【来源】桑科植物桑的干燥叶。

【产地】南北各地均产，以长江中下游地区为多。

【采收加工】初霜后采收，除去杂质，晒干。

【性状】桑叶药材见图 2-3-13，性状描述见表 2-3-7。

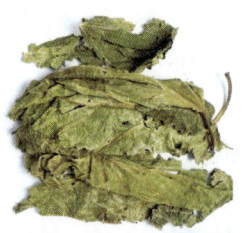

图 2-3-13　桑叶药材

表 2-3-7　　　　　　　　　　桑叶药材性状描述

项目	性状描述
形状	多皱缩、破碎。完整者有柄，叶片展平后呈卵形或宽卵形，长 8～15 cm，宽 7～13 cm。先端渐尖，基部截形、圆形或心形，边缘有锯齿或钝锯齿，有的不规则分裂
形态	上表面黄绿色或浅黄棕色，有的有小疣状突起；下表面颜色稍浅，叶脉突出，小脉网状，脉上被疏毛，脉基具簇毛
质地	质脆
气味	气微，味淡、微苦涩

【品质要求】以干燥、叶片大而完整、色黄绿或浅绿者为佳。
【功效】疏散风热，清肺润燥，清肝明目。
【贮藏要求】置干燥处。

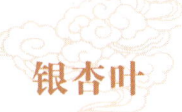

银杏叶

【别名】飞蛾叶、鸭脚子、白果叶。
【来源】银杏科植物银杏的干燥叶。
【产地】我国大部分地区均产，主产于广西、四川、河南、山东、湖北、辽宁、江苏等地。
【采收加工】秋季叶尚绿时采收，及时干燥。
【性状】银杏叶原植物及药材见图 2-3-14，药材性状描述见表 2-3-8。

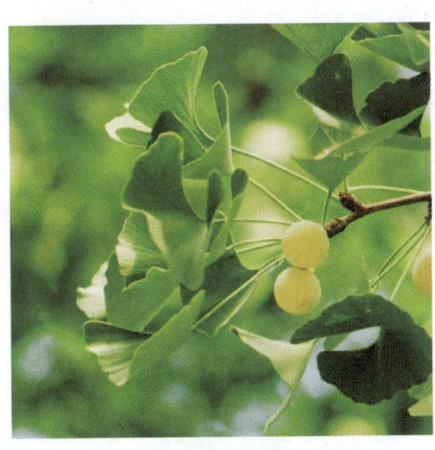
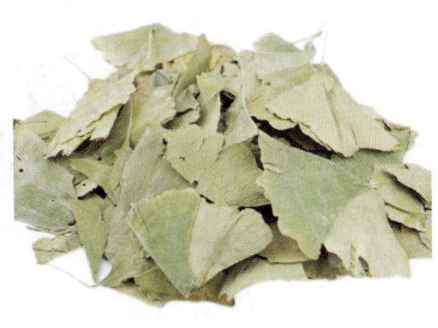

a）银杏叶原植物　　　　　　　　　b）银杏叶药材

图 2-3-14　银杏叶

表 2-3-8　　　　　　　　　　　　　银杏叶药材性状描述

项目	性状描述
形状	完整者呈扇形，长 3～12 cm，宽 5～15 cm。叶基楔形，叶柄长 2～8 cm
形态	黄绿色或浅棕黄色，上缘呈不规则的波状弯曲，有的中间凹入，深者可达叶长的 4/5。具二叉状平行叶脉，细而密，光滑无毛，易纵向撕裂
质地	体轻
气味	气微，味微苦

【品质要求】以叶片大、完整、无杂质者为佳。
【功效】活血化瘀，通络止痛，敛肺平喘，化浊降脂。
【贮藏要求】置通风干燥处。

项目二　花类中药的鉴定

一、花类中药的概念

花类中药是指以植物的花作为药用部位的药材，通常包括完整的花、花序或花的某一部分。完整的花有的是已开放的，如红花；有的是花蕾，如金银花、辛夷等。花序有的是采收未开放的，如款冬花；也有采收已开放的，如菊花。有的花类中药仅为花的一部分，如西红花是柱头，松花粉、蒲黄是花粉粒等。不同入药部位的花类中药见图 2-3-15。

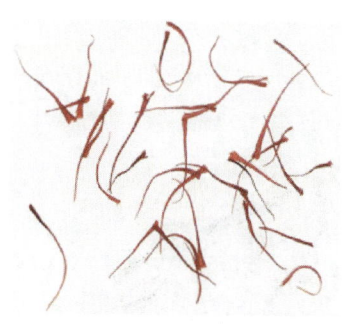
a）西红花（柱头入药）

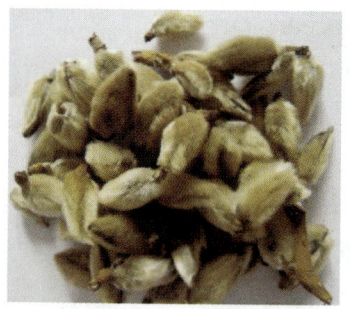
b）辛夷（花蕾入药）

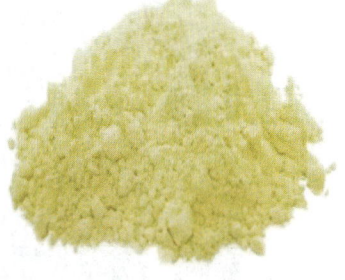
c）松花粉（花粉入药）

图 2-3-15　不同入药部位的花类中药

> **资料卡片**
>
> 花的组成
>
> 花是种子植物的繁殖器官。一朵完全的花是由花梗、花托、花萼、花冠、雄蕊、雌蕊等几部分组成的。
>
> 花梗是支撑花朵的柄,因此亦称花柄。
>
> 花梗顶端着生花萼、花冠、雄蕊、雌蕊的地方称花托。
>
> 花的最外一轮叶状构造称花萼。花萼通常为绿色,可大可小,包在花蕾外面,起保护花蕾的作用。
>
> 花冠位于花萼内侧,由若干片花瓣组成,排成一轮或多轮。通常花冠具有鲜艳的颜色。
>
> 位于花的中央部位,能产生卵细胞的器官称为雌蕊。有些花具有2枚甚或更多的雌蕊,而另一些则只具有1枚,雌蕊一般分为柱头、花柱和子房3部分。
>
> 位于花冠内侧能产生花粉粒的器官称雄蕊,雄蕊由花丝和花药两部分组成。

想一想:花类中药的入药部位包括哪些?

二、花类中药的采收加工

花类中药一般不宜在花完全盛开后采收,开放过久接近衰败的花朵,不仅影响药材的颜色、气味,而且有效成分的含量也会显著减少。

花类中药,有的在含苞待放时采收,如金银花、丁香、辛夷等;有的在花初开时采收,如洋金花、红花等;有的在花盛开时采收,如菊花、西红花等。而对于那些花期较长,花朵陆续开放的植物,应分批采收,以保证质量。

三、花类中药的性状

花类中药由于经过采收、干燥,常干缩、破碎而改变了形状,完整者常见有圆锥状、棒状、团簇状、丝状和粉末状等,水浸后展开可恢复原有的状态,并有明显的颜色和香气。

花类中药鉴别时首先注意其是单花、花序还是花的一部分。单花要注意一般特征,包括完全或不完全、单性花还是两性花、离瓣花还是合瓣花等;特别要注意花萼、花冠、雄蕊群、雌蕊群的数目和着生位置、形状、颜色、被毛与否、气味等。花序应注意其类别、形状、总苞片、苞片、小花的数目等。如果花序或花很小,肉眼不易辨认清楚,需要将干燥药材先放入水中浸泡后,再行解剖并借助放大镜或解剖镜观察。此外,花类中药常具蜜腺和含有挥发油,香气宜人,如月季花、玫瑰花、金银花、菊花等,可以作为其真伪和优劣鉴别的重要依据。

四、花类中药的鉴别

显微鉴别：花类中药显微鉴别除花梗和膨大的花托需制作横切片外，一般仅作表面制片和粉末制片观察。显微鉴别时应注意花瓣、雄蕊（特别是花粉粒）、雌蕊（子房、花柱及柱头）的特征。

理化鉴别：理化鉴别在花类中药鉴别方面有较广泛的应用，如西红花粉末加硫酸，酸液显蓝色经紫色缓缓变为红褐色或棕色。

> **资料卡片**
>
> **花粉粒**
>
> 花粉粒为植物雄蕊花药中经减数分裂形成的单核细胞，只有在显微镜下才能看到。花粉粒是花类中药显微鉴别的标志性特征之一，其形状、大小、外壁雕纹、萌发孔的类型及数目等因植物品种不同而有差异，正确观察和分析花粉粒形态是鉴别花类药材的关键。如红花、金银花、洋金花的花粉粒是类圆球形，丁香的花粉粒是类三角形；红花、金银花的花粉粒表面有刺状突起，西红花、槐米的花粉粒表面光滑。

五、花类中药的品质要求

花类中药要求完整、干燥、香气浓郁、无杂质和非药用部位。通常以完整、身干、香气纯正、无枝梗杂质、无霉变虫蛀者为佳。

六、花类中药的贮藏要求

花类中药要求置阴凉干燥处，防潮，防蛀。

七、常见花类中药

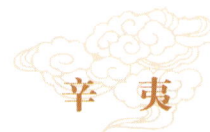

辛 夷

【别名】迎春、木笔花、毛辛夷、姜朴花。

【来源】木兰科植物望春花、玉兰或武当玉兰的干燥花蕾。

【产地】望春花主产于河南及湖北，质量最佳，销全国并出口；玉兰多为庭院栽培，主产于安庆,称"安春花",质较次;武当玉兰主产于湖北、陕西、四川,多限于地方习用。

【采收加工】冬末春初花未开放时采收,除去枝梗及杂质,阴干。

【性状】辛夷药材见图2-3-16,性状描述见表2-3-9。

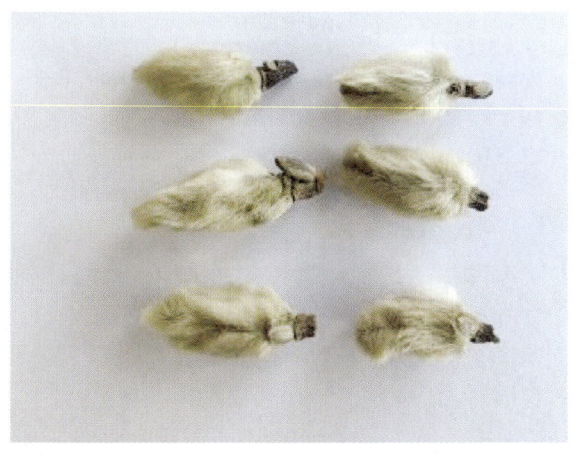

图2-3-16 辛夷药材(玉兰)

表2-3-9　　　　　　　　　　辛夷药材性状描述

项目	性状描述		
	望春花	玉兰	武当玉兰
形状	呈长卵形,似毛笔头,长1.2～2.5 cm,直径0.8～1.5 cm	长1.5～3 cm,直径1～1.5 cm	长2～4 cm,直径1～2 cm
形态	基部常有短梗,长约0.5 cm,梗上有类白色点状皮孔。苞片2～3层,每层2片,两层苞片间有小鳞芽,苞片外表面密被灰白色或灰绿色茸毛,内表面类棕色,无毛。花被片9,棕色,外轮花被片3,条形,约为内两轮长的1/4,呈萼片状;内两轮花被片6,每轮3,轮状排列。雄蕊和雌蕊多数,螺旋状排列	基部枝梗较粗壮,皮孔浅棕色。苞片外表面密被灰白色或灰绿色茸毛。花被片9,内外轮同型	基部枝梗粗壮,皮孔红棕色。苞片外表面密被淡黄色或淡黄绿色茸毛,有的最外层苞片茸毛已脱落而呈黑褐色;花被片10～12(15),内外轮无显著差异
质地	体轻,质脆		
气味	气芳香,味辛凉而稍苦		

【品质要求】以完整、内瓣紧密、无枝梗、香气浓者为佳。

【功效】散风寒,通鼻窍。

【贮藏要求】置阴凉干燥处。

> **资料卡片**
>
> 辛夷的化学成分
>
> 　　辛夷主含挥发油，油中主要成分为 α- 及 β- 蒎烯等。另含有木脂素类、生物碱类化合物等。按《中国药典（2020 年版）》规定法测定，本品含挥发油不得少于 1.0%（mL/g），含木兰脂素（$C_{23}H_{28}O_7$）不得少于 0.4%。

找一找：望春花、玉兰、武当玉兰药材在性状上的区别是什么？

红　花

【别名】草红花、红兰花、红兰。
【来源】菊科植物红花的干燥花。
【产地】主产于河南、河北、浙江、四川等地。
【采收加工】夏季花由黄变红时采摘，阴干或晒干。
【性状】红花原植物及药材见图 2-3-17，药材性状描述见表 2-3-10。

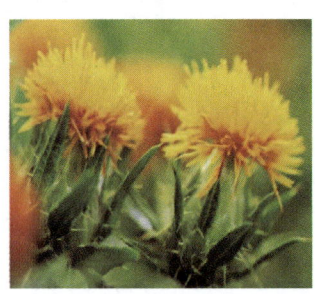 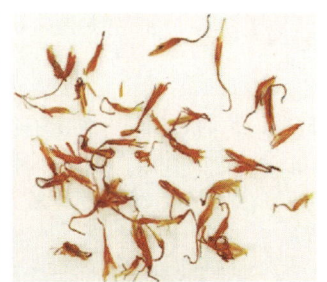

a）红花原植物　　　　b）红花药材

图 2-3-17　红花

表 2-3-10　　　　　　　　　　红花药材性状描述

项目	性状描述
形状	为不带子房的管状花，长 1～2 cm
形态	表面红黄色或红色，花冠筒细长，先端 5 裂，裂片呈狭条形，长 5～8 mm。雄蕊 5，花药聚合成筒状，黄白色。柱头长圆柱形，顶端微分叉
质地	质柔软
气味	气微香，味微苦

【品质要求】以花冠长、色红而鲜艳、无枝刺、质柔润、手握软如茸毛者为佳。
【功效】活血通经，散瘀止痛。
【贮藏要求】置阴凉干燥处。

资料卡片

红花的真伪鉴别

药材	红花	掺伪品
外观特征	花冠红色或黄红色，自然疏松，质轻	花冠深红色或暗红色，疏松性差，有的可见黏结的小团块，质较重
气味	气微香，味微苦	气微，味苦涩
水试	水染成金黄色，水液澄清，少有沉淀	水染成红色或橙红色，水液混浊，有少量沉淀

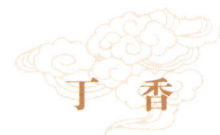

丁 香

【别名】公丁香、丁子香。
【来源】桃金娘科植物丁香的干燥花蕾。
【产地】主产于坦桑尼亚的桑给巴尔岛以及马来西亚、印度尼西亚等地，现我国海南、广东有引种栽培。
【采收加工】当花蕾由绿转红时采摘，晒干。
【性状】丁香药材见图 2-3-18，性状描述见表 2-3-11。

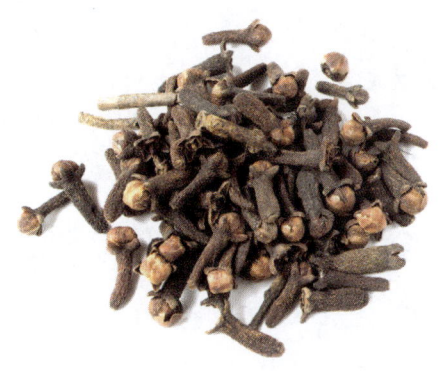

图 2-3-18　丁香药材

表 2-3-11　丁香药材性状描述

项目	性状描述
形状	略呈研棒状，长 1～2 cm
形态	花冠呈圆球形，直径 0.3～0.5 cm，花瓣 4，覆瓦状抱合，棕褐色或褐黄色，花瓣内为雄蕊和花柱，搓碎后可见众多黄色细粒状的花药。萼筒圆柱状，略扁，有的稍弯曲，长 0.7～1.4 cm，直径 0.3～0.6 cm，红棕色或棕褐色，上部有 4 枚三角状的萼片，十字状分开
质地	质坚实，富油性
气味	气芳香浓烈，味辛辣、有麻舌感

【**显微鉴别**】萼筒中部横切面：表皮细胞 1 列，有较厚角质层。皮层外侧散有 2～3 列径向延长的椭圆形油室，长 150～200 μm；其下有 20～50 个小型双韧维管束，断续排列成环，维管束外围有少数中柱鞘纤维，壁厚，木化。内侧为数列薄壁细胞组成的通气组织，有大型腔隙。中心轴柱薄壁组织间散有多数细小维管束，薄壁细胞含众多细小草酸钙簇晶。丁香萼筒中部横切面见图 2-3-19。

粉末：暗红棕色。纤维梭形，顶端钝圆，壁较厚。花粉粒众多，极面观三角形，赤道表面观双凸镜形，具 3 副合沟。草酸钙簇晶众多，直径 4～26 μm，存在于较小的薄壁细胞中。油室多破碎，分泌细胞界限不清，含黄色油状物。丁香粉末见图 2-3-20。

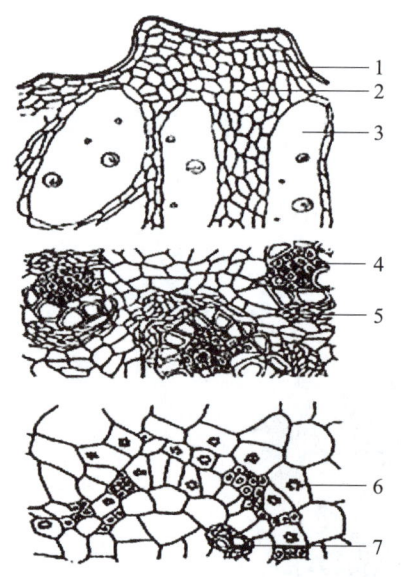

1—表皮细胞　2—皮层　3—油室　4—中柱鞘纤维
5—双韧维管束　6—草酸钙簇晶　7—维管束

图 2-3-19　丁香萼筒中部横切面

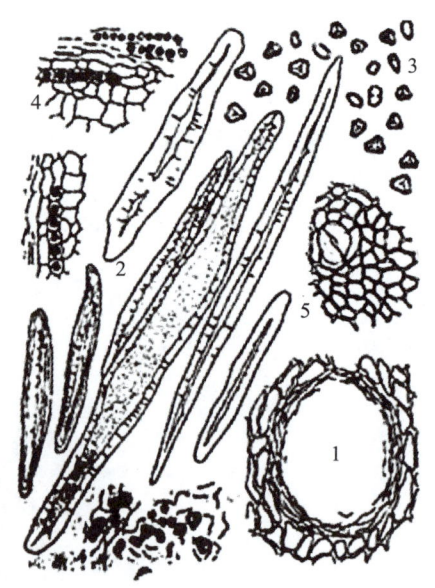

1—油室　2—纤维　3—花粉粒
4—草酸钙簇晶　5—气孔

图 2-3-20　丁香粉末

【品质要求】以完整、个大、油性足、颜色深红、香气浓郁、入水下沉者为佳。
【功效】温中降逆,补肾助阳。
【贮藏要求】置阴凉干燥处。

> **资料卡片**
>
> 母丁香
>
> 　　本品为桃金娘科植物丁香的干燥近成熟果实,又称"鸡舌香"。果将熟时采摘,晒干。果实呈长倒卵形至长圆形,长1.5~3 cm,直径0.5~1 cm。顶端有齿状萼片4枚,向中央弯曲,基部具果柄残痕,表面棕褐色,粗糙,多细皱纹。果皮与种皮薄壳状,质脆,易破碎脱落,有的已无果皮或种皮,仅为种仁。种仁倒卵形,暗棕色,由两片肥厚的子叶抱合而成,子叶形如鸡舌,不规则抱合,中央有一条细杆状的胚根,由子叶的中央伸至较宽的顶端。质坚硬,难破碎。气微香,味麻辣。

金银花

【别名】银花、双花、二宝花。
【来源】忍冬科植物忍冬的干燥花蕾或带初开的花。
【产地】主产于山东、河南等地。以山东产量大、质量优,称"东银花"或"济银花";河南产者,称"密银花"或"怀银花"。
【采收加工】夏初花开放前采收,干燥。
【性状】金银花药材见图2-3-21,性状描述见表2-3-12。

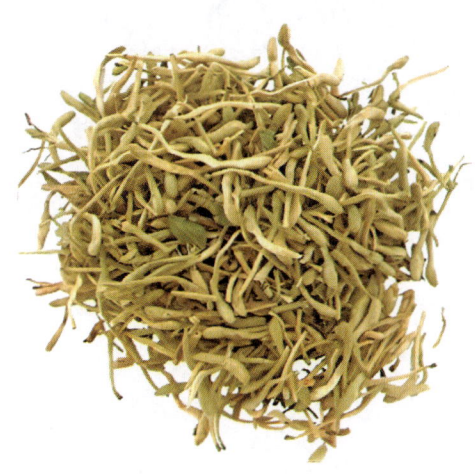

图2-3-21　金银花药材

表 2-3-12　　　　　　　　　　金银花药材性状描述

项目	性状描述
形状	呈棒状，上粗下细，略弯曲，长 2～3 cm，上部直径约 3 mm，下部直径约 1.5 mm
形态	表面黄白色或绿白色（贮久色渐深），密被短柔毛。偶见叶状苞片。花萼绿色，先端 5 裂，裂片有毛，长约 2 mm。开放者花冠筒状，先端二唇形；雄蕊 5，附于筒壁，黄色；雌蕊 1，子房无毛
质地	质柔软
气味	气清香，味淡、微苦

【显微鉴别】粉末：浅黄棕色或黄绿色。腺毛较多，头部倒圆锥形、类圆形或略扁圆形，4～33 细胞，排成 2～4 层，直径 30～64～108 μm，柄部 1～5 细胞，长可达 700 μm。非腺毛有两种：一种为厚壁非腺毛，单细胞，长可达 900 μm，表面有微细疣状或泡状突起，有的具螺纹；另一种为薄壁非腺毛，单细胞，甚长，弯曲或皱缩，表面有微细疣状突起。草酸钙簇晶直径 6～45 μm。花粉粒类圆形或三角形，表面具细密短刺及细颗粒状雕纹，具 3 孔沟。金银花粉末见图 2-3-22。

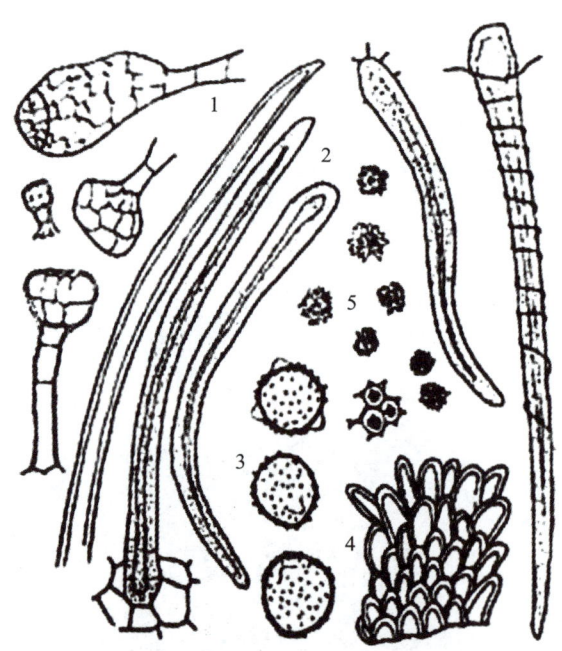

1—腺毛　2—非腺毛　3—花粉粒　4—柱头顶端表皮细胞　5—草酸钙簇晶

图 2-3-22　金银花粉末

【品质要求】以花蕾多、色淡、质柔软、气清香者为佳。

【功效】清热解毒，疏散风热。

【贮藏要求】置阴凉干燥处，防潮，防蛀。

> **资料卡片**
>
> 金银花真伪品鉴别
>
> 　　市场上金银花的掺伪现象严重。掺入物有黄芫花、毛瑞香、扁豆花、夜香树花、金银花药渣、面粉、玉米面、蔗糖、食盐、白矾、白砂土、滑石粉、石英粉、萝卜条、锯末、细砂等,掺伪金银花表面常黏附细粉状物,体重而脆,掺糖者味甜,掺盐者味咸,掺矾者味涩。用热水泡之,水层混浊或有沉淀产生。

款冬花

【别名】款冬、冬花。

【来源】菊科植物款冬的干燥花蕾。

【产地】主产于河南、甘肃、山西、陕西等地。

【采收加工】12 月或地冻前当花尚未出土时采挖,除去花梗和泥沙,阴干。

【性状】款冬花原植物及药材见图 2-3-23,药材性状描述见表 2-3-13。

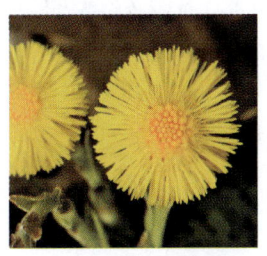 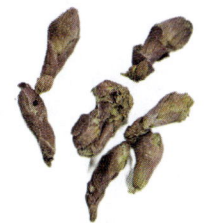

a)款冬花原植物　　　b)款冬花药材

图 2-3-23　款冬花

表 2-3-13　　　　　　　　　　款冬花药材性状描述

项目	性状描述
形状	呈长圆棒状
形态	单生或 2～3 个基部连生,长 1～2.5 cm,直径 0.5～1 cm。上端较粗,下端渐细或带有短梗,外面被有多数鱼鳞状苞片。苞片外表面紫红色或淡红色,内表面密被白色絮状茸毛。撕开后可见白色茸毛
质地	体轻
气味	气香,味微苦而辛

【品质要求】以花蕾大、肥壮、色紫红鲜艳、花梗短者为佳。

【功效】润肺下气，止咳化痰。

【贮藏要求】置干燥处，防潮，防蛀。

资料卡片

款冬花的分级

等级		性状描述	
		共同点	区别点
选货	一等	呈长圆棒状。上端较粗，下端渐细，外面被有多数鱼鳞状苞片，苞片外表面紫红色或淡红色，内表面密被白色絮状茸毛。体轻，撕开可见絮状白色茸毛。气香，味微苦而辛	花蕾较大，无开头。黑头≤3%，总花梗长度≤0.5 cm
	二等		花蕾大小不等。开头≤3%、黑头≤3%，总花梗长度≤2 cm
统货		呈长圆棒状。单生或2～3个基部连生，长1～2.5 cm，直径0.5～1 cm。上端较粗，下端渐细或带有短梗，外面被有多数鱼鳞状苞片。苞片外表面紫红色或淡红色，内表面密被白色絮状茸毛。体轻，撕开后可见白色茸毛。气香，味微苦而辛	

合欢花

【别名】马缨花。

【来源】豆科植物合欢的干燥花序或花蕾。

【产地】我国各地均产。

【采收加工】夏季花开放时择晴天采收或花蕾形成时采收，及时晒干。前者习称"合欢花"，后者习称"合欢米"。

【性状】合欢花药材见图2-3-24，性状描述见表2-3-14。

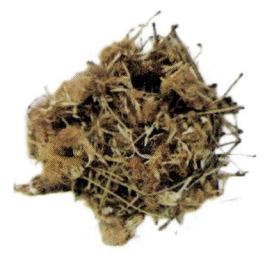
a) 合欢花

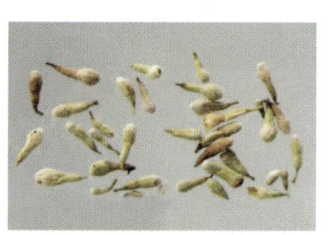
b) 合欢米

图 2-3-24　合欢花药材

表 2-3-14　合欢花药材性状描述

项目	性状描述	
	合欢花	合欢米
形状	头状花序，皱缩成团	呈棒槌状，长 2~6 mm，膨大部分直径约 2 mm
形态	总花梗长 3~4 cm，有时与花序脱离，黄绿色，有纵纹，被稀疏毛茸。花全体密被毛茸，细长而弯曲，长 0.7~1 cm，淡黄色或黄褐色，无花梗或几无花梗。花萼筒状，先端有 5 小齿；花冠筒长约为萼筒的 2 倍，先端 5 裂，裂片披针形；雄蕊多数，花丝细长，黄棕色至黄褐色，下部合生，上部分离，伸出花冠筒外	淡黄色至黄褐色，全体被毛茸，花梗极短或无。花萼筒状，先端有 5 小齿；花冠未开放；雄蕊多数，细长并弯曲，基部连合，包于花冠内
质地	质柔软	
气味	气微香，味淡	气微香，味淡

【品质要求】以体干、完整、色粉、无杂质者为佳。
【功效】解郁安神。
【贮藏要求】置通风干燥处。

旋覆花

【别名】复花、旋福花、金沸草花。
【来源】菊科植物旋覆花或欧亚旋覆花的干燥头状花序。
【产地】我国各地均产。以河南产量最大，江苏、浙江产品质佳。
【采收加工】夏、秋二季花开放时采收，除去杂质，阴干或晒干。
【性状】旋覆花药材见图 2-3-25，性状描述见表 2-3-15。

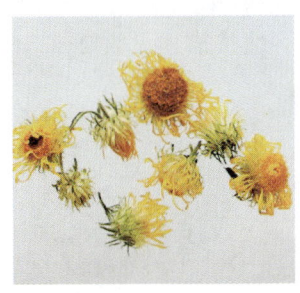

图 2-3-25　旋覆花药材

表 2-3-15　　旋覆花药材性状描述

项目	性状描述
形状	呈扁球形或类球形，直径 1～2 cm
形态	总苞由多数苞片组成，呈覆瓦状排列，苞片披针形或条形，灰黄色，长 4～11 mm；总苞基部有时残留花梗，苞片及花梗表面被白色茸毛，舌状花 1 列，黄色，长约 1 cm，多卷曲，常脱落，先端 3 齿裂；管状花多数，棕黄色，长约 5 mm，先端 5 齿裂；子房顶端有多数白色冠毛，长 5～6 mm。有的可见椭圆形小瘦果
质地	体轻，易散碎
气味	气微，味微苦

【品质要求】以花序多数完整、色黄白、苞片色灰绿、无枝梗者为佳。

【功效】降气，消痰，行水，止呕。

【贮藏要求】置干燥处，防潮。

> **资料卡片**
>
> 金沸草
>
> 　　金沸草为菊科植物条叶旋覆花或旋覆花的干燥地上部分，夏秋季割取全草，晒干。功用同旋覆花。

蒲　黄

【别名】蒲黄花粉、蒲棒花粉、蒲花、卜黄。

【来源】香蒲科植物水烛香蒲、东方香蒲或同属植物的干燥花粉。

【产地】主产于江苏、浙江、山东、安徽、湖北等地。

【采收加工】夏季采收蒲棒上部的黄色雄花序，晒干后碾轧，筛取花粉。剪取雄花后，晒干，成为带有雄花的花粉，即为草蒲黄。

【性状】蒲黄药材见图 2-3-26，性状描述见表 2-3-16。

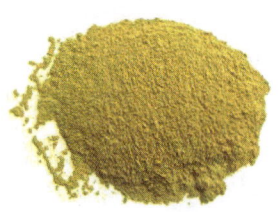

图 2-3-26　蒲黄药材

表 2-3-16　蒲黄药材性状描述

项目	性状描述
形状	黄色粉末
形态	色黄，放水中则飘浮水面
质地	体轻。手捻有滑腻感，易附着手指上
气味	气微，味淡

【品质要求】以粉细、质轻、色鲜黄、滑腻感强者为佳，草蒲黄品质较次。
【功效】止血，化瘀，通淋。
【贮藏要求】置通风干燥处，防潮，防蛀。

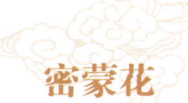

密蒙花

【别名】蒙花、老蒙花。
【来源】马钱科植物密蒙花的干燥花蕾和花序。
【产地】主产于陕西、甘肃、湖北、湖南、广东、广西、四川、贵州、云南等地。
【采收加工】春季花未开放时采收，除去杂质，干燥。
【性状】密蒙花药材见图 2-3-27，性状描述见表 2-3-17。

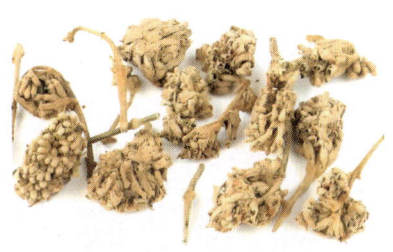

图 2-3-27　密蒙花药材

表 2-3-17　密蒙花药材性状描述

项目	性状描述
形状	多为花蕾密聚的花序小分枝，呈不规则圆锥状，长 1.5～3 cm
形态	表面灰黄色或棕黄色，密被茸毛。花蕾呈短棒状，上端略大，长 0.3～1 cm，直径 0.1～0.2 cm；花萼钟状，先端 4 齿裂；花冠呈筒状，与萼等长或稍长，先端 4 裂，裂片卵形；雄蕊 4，着生在花冠管中部
质地	质柔软
气味	气微香，味微苦、辛

【品质要求】以花蕾密聚、色灰黄、有茸毛、质柔软、无枝梗及杂质者为佳。
【功效】清热泻火,养肝明目,退翳。
【贮藏要求】置通风干燥处,防潮。

📖 资料卡片

新蒙花

本品为瑞香科植物结香的花蕾或花序。呈半球形头状花序,常数十朵集成一簇,直径约2 cm,总苞片6~8枚,花序轴钩状弯曲。单花呈短棒状,稍弯曲,绢丝状长毛茸呈浅黄色或灰白色,无花瓣,花萼筒直径约4 mm,黄色,先端4裂呈花瓣状;雄蕊8枚,2轮排列。功效同密蒙花而稍逊。

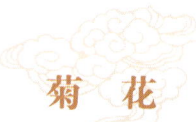

菊　花

【别名】甘菊、药菊。
【来源】菊科植物菊的干燥头状花序。
【产地】主产于安徽、浙江、河南、四川等地,山东、河北、湖南亦产,销往全国各地,并出口至国外。
【采收加工】9—11月花盛开时分批采收,阴干或焙干,或熏、蒸后晒干。药材按产地和加工方法不同,分为"亳菊""滁菊""贡菊""杭菊""怀菊"。
【性状】菊花药材见图2-3-28,性状描述见表2-3-18。

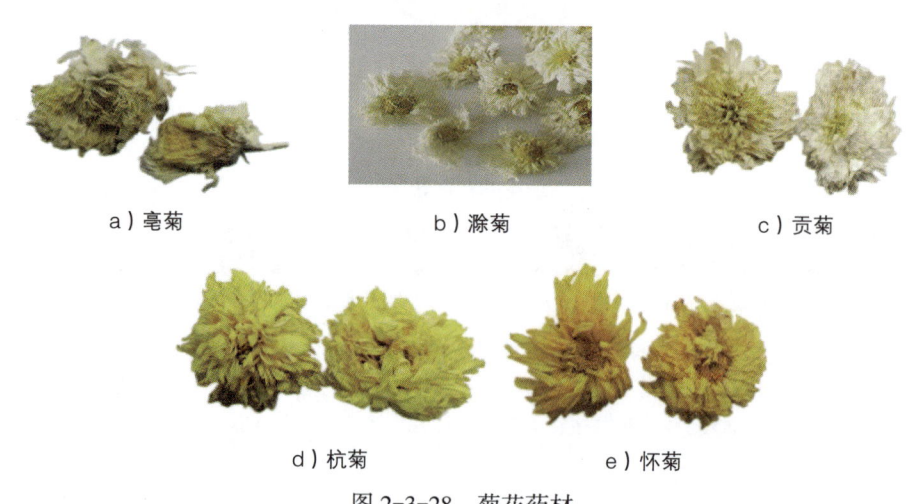

a)亳菊　　　b)滁菊　　　c)贡菊

d)杭菊　　　e)怀菊

图2-3-28　菊花药材

表 2-3-18　　菊花药材性状描述

项目	性状描述				
	亳菊	滁菊	贡菊	杭菊	怀菊
形状	呈倒圆锥形或圆筒形，有时稍压扁呈扇形，直径 1.5~3 cm，离散	呈不规则球形或扁球形，直径 1.5~2.5 cm	呈扁球形或不规则球形，直径 1.5~2.5 cm	呈碟形或扁球形，直径 2.5~4 cm，常数个相连成片	呈不规则球形或扁球形，直径 1.5~2.5 cm
形态	总苞碟状；总苞片 3~4 层，卵形或椭圆形，草质，黄绿色或褐绿色，外面被柔毛，边缘膜质。花托半球形，无托片或托毛。舌状花数层，雌性，位于外围，类白色，劲直，上举，纵向折缩，散生金黄色腺点；管状花多数，花两性，位于中央，为舌状花所隐藏，黄色，顶端 5 齿裂。瘦果不发育，无冠毛	舌状花类白色，不规则扭曲，内卷，边缘皱缩，有时可见淡褐色腺点；管状花大多隐藏	舌状花白色或类白色，斜升，上部反折，边缘稍内卷而皱缩，通常无腺点；管状花少，外露	舌状花类白色或黄色，平展或微折叠，彼此粘连，通常无腺点；管状花多数，外露	多数为舌状花，舌状花类白色或黄色，不规则扭曲内卷，边缘皱缩，有时可见腺点；管状花大多隐藏
质地	体轻，质柔润，干时松脆				
气味	气清香，味甘、微苦				

【品质要求】均以花朵完整、颜色鲜艳、气清香、少梗叶者为佳。
【功效】散风清热，平肝明目，清热解毒。
【贮藏要求】置阴凉干燥处，密闭保存，防霉，防蛀。

找一找：亳菊、滁菊、贡菊、杭菊、怀菊药材在性状上的区别是什么？

野菊花

【别名】山菊花、千层菊、黄菊花。
【来源】菊科植物野菊的干燥头状花序。
【产地】主产于江苏、安徽、广西、山东等地。
【采收加工】秋、冬二季花初开放时采摘，晒干，或蒸后晒干。
【性状】野菊花原植物及药材见图 2-3-29，药材性状描述见表 2-3-19。

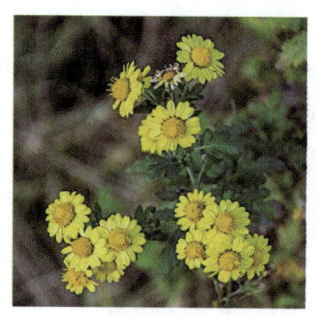 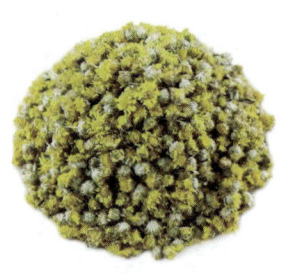

a）野菊花原植物　　　　　　b）野菊花药材

图 2-3-29　野菊花

表 2-3-19　野菊花药材性状描述

项目	性状描述
形状	呈类球形，直径 0.3～1 cm
形态	棕黄色。总苞由 4～5 层苞片组成，外层苞片卵形或条形，外表面中部灰绿色或浅棕色，通常被白毛，边缘膜质；内层苞片长椭圆形，膜质，外表面无毛。总苞基部有的残留总花梗。舌状花 1 轮，黄色至棕黄色，皱缩卷曲；管状花多数，深黄色
质地	体轻
气味	气芳香，味苦

【品质要求】以完整、色黄、气香者为佳。
【功效】清热解毒，泻火平肝。
【贮藏要求】置阴凉干燥处，防潮，防蛀。

实训五

叶类、花类中药的鉴定

【实训目标】
1. 能够运用叶类、花类中药的性状鉴定方法，说出相应的中药正名。
2. 能够用水试的方法鉴别红花的真伪。

【实训准备】
1. 器具
放大镜、紫外分析仪等性状、显微及理化鉴定常用实验器具。
2. 药材及饮片
淫羊藿、大青叶、番泻叶、枇杷叶、紫苏叶、罗布麻叶、桑叶、银杏叶、辛夷、丁香、金银花、款冬花、红花、合欢花、旋覆花、蒲黄、密蒙花、菊花、野菊花等。

【实训内容】
1. 常用叶类、花类中药的鉴定。
2. 水试法鉴别红花。

【实训步骤】
1. 取叶类、花类中药标本，注意观察其形状、大小、色泽、表面特征、质地、断面、气味等。
2. 红花水试：取正品红花少许于烧杯中，加 60 ℃ 热水适量，搅拌，水染成金黄色。

【实训提示】
1. 常用叶类、花类中药鉴定要点
（1）番泻叶：注意观察基部及表面情况。
（2）枇杷叶：注意观察表面绒毛及质地。
（3）紫苏叶：注意观察表面颜色及气味。
（4）金银花：注意观察表面绒毛。
（5）红花：注意观察表面颜色及质地。
（6）辛夷："望春花"——似毛笔头，苞片外表面密被灰白色或灰绿色有光泽的长茸毛。"玉兰"——苞片外密被灰白色或灰绿色茸毛。"武当玉兰"——苞片外密被淡黄色或淡黄绿色茸毛。
（7）丁香：注意观察表面性状、颜色，口试气味。
（8）蒲黄：感觉其质地并水试。
（9）款冬花：常 2～3 个花序连在一起，习称"连三朵"，内表面密被白色絮状茸毛，撕开后可见白色丝状棉毛。

2. 易混中药的性状鉴别
番泻叶与罗布麻叶：注意观察比较二者的形态、表面、质地、气味等。

【实训思考】
番泻叶与罗布麻叶的性状特征有何不同点？

【实训考核】
随机抽取叶类、花类中药，学生能够正确写出中药的正名、来源、入药部位及功效等。

序号	考核内容	考核标准	配分	得分
1	中药正名	能根据中药饮片快速、准确写出正名	25	
2	中药来源	能根据中药饮片快速、准确写出来源	25	
3	中药入药部位	能根据中药饮片快速、准确写出入药部位	25	

续表

序号	考核内容	考核标准	配分	得分
4	中药功效	能根据中药饮片快速、准确写出功效	25	
5	职业素养	能够诚实、严谨鉴别中药，具有依法鉴定、质量第一的意识	一票否决项：中药鉴定过程中出现不诚实、不严谨现象，则考核为0分	
总计				

学完本任务，你应该知道

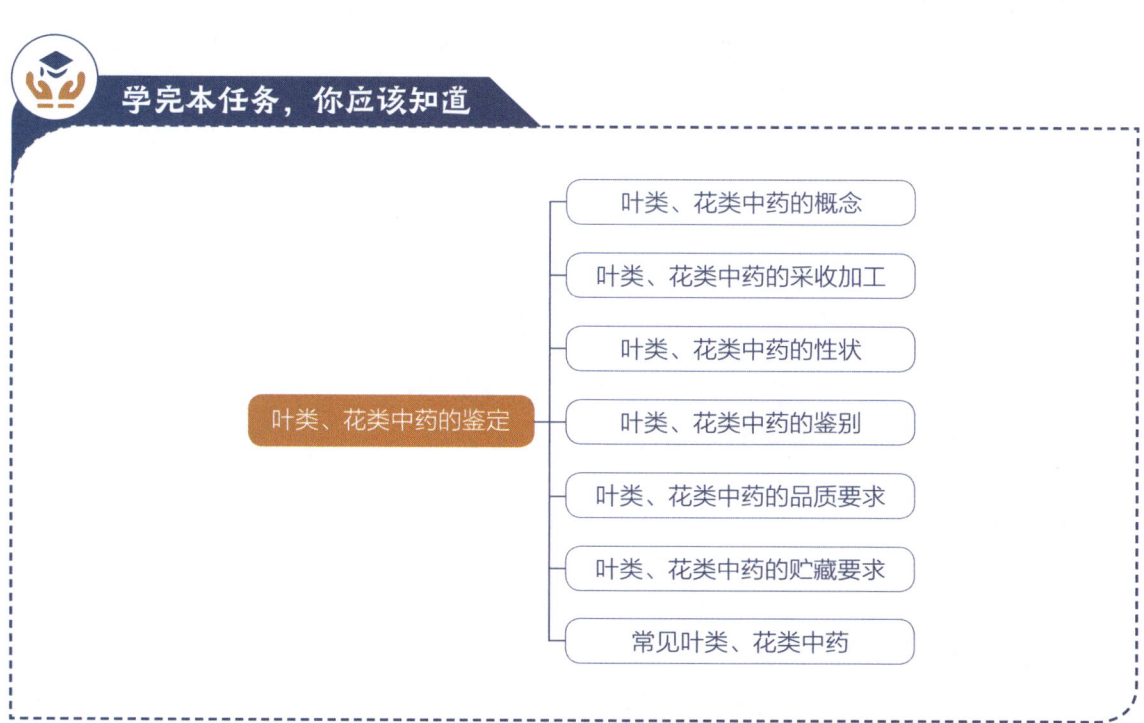

思考与练习

一、单项选择题

1. 下列可以枝梢入药的是（　　）。
   A. 枇杷叶　　B. 侧柏叶　　C. 罗布麻叶　　D. 番泻叶
2. 下列叶类中药宜在花盛开期采收的是（　　）。
   A. 大青叶　　B. 艾叶　　C. 桑叶　　D. 薄荷叶

3. 下表面密被黄色绒毛，主脉于下表面显著突起，侧脉羽状的中药是（　　）。
   A. 大青叶　　　　B. 枇杷叶　　　　C. 番泻叶　　　　D. 罗布麻叶
4. 叶片两面紫色或上表面绿色，下表面紫色的中药是（　　）。
   A. 番泻叶　　　　B. 紫苏叶　　　　C. 淫羊藿　　　　D. 大青叶
5. 罗布麻叶原植物来源于（　　）。
   A. 夹竹桃科　　　B. 十字花科　　　C. 五加科　　　　D. 毛茛科
6. 番泻叶粉末遇碱显（　　）。
   A. 棕红色　　　　B. 红色　　　　　C. 污绿色　　　　D. 黄棕色
7. 狭叶番泻叶主产于（　　）。
   A. 印度　　　　　B. 海南　　　　　C. 浙江　　　　　D. 云南
8. 红花的入药部位是（　　）。
   A. 干燥柱头　　　B. 干燥花蕾　　　C. 干燥花　　　　D. 干燥头状花序
9. 水浸将水染成金黄色的中药是（　　）。
   A. 西红花　　　　B. 金银花　　　　C. 红花　　　　　D. 洋金花
10. 豆科植物合欢的干燥花蕾入药称为（　　）。
    A. 合欢花　　　　B. 合欢米　　　　C. 槐花　　　　　D. 丁香
11. 下列中药不是在含苞待放时采收的是（　　）。
    A. 菊花　　　　　B. 辛夷　　　　　C. 丁香　　　　　D. 金银花
12. 下列描述与红花不符的是（　　）。
    A. 菊科植物红花的干燥花
    B. 不带子房的管状花
    C. 表面红黄色或红色
    D. 用水浸泡，可见橙黄色直线下降并缓慢扩散，水被染成黄色
13. 款冬花的药用部位是（　　）。
    A. 成熟花　　　　B. 花蕾　　　　　C. 柱头　　　　　D. 花药
14. 《中国药典》规定大青叶来源于（　　）。
    A. 蔷薇科　　　　B. 蓼科　　　　　C. 十字花科　　　D. 毛茛科
15. 辛夷的药用部位是（　　）。
    A. 带花的果穗　　B. 花蕾　　　　　C. 花粉　　　　　D. 花冠
16. 丁香的科属是（　　）。
    A. 菊科　　　　　B. 豆科　　　　　C. 忍冬科　　　　D. 桃金娘科
17. 花蕾成研棒状，长1~2 cm，表面棕褐色至褐黄色，有细粒状花药的中药是（　　）。
    A. 金银花　　　　B. 款冬花　　　　C. 丁香　　　　　D. 红花
18. 下列对花类中药采收加工时间叙述不正确的是（　　）。
    A. 辛夷的采收时间为冬末春初花未开时

B. 丁香通常当花蕾由绿色转红时采摘
C. 金银花采收时间为花开时
D. 红花在夏季花由黄变红时择晴天早晨露水未干时采收

二、简答题

1. 大青叶和蓼大青叶的区别有哪些？
2. 如何鉴别金银花的真伪优劣？

任务四　种子类、果实类中药的鉴定

学习目标

1. 掌握种子类、果实类中药的一般鉴定特征。
2. 掌握种子类、果实类中药常见品种的来源和性状。
3. 掌握种子类、果实类中药典型品种的理化和显微鉴定特征。
4. 熟悉种子类、果实类中药常见品种的产地、采收加工和主要功效。

任务引入

某药厂新购进了一批种子类、果实类中药，小赵作为质检员需要完成本批次中药的质量检验验收工作，并填写验收记录，将合格的中药入库，不合格中药则填写拒收报告单并进行退货处理。

种子类、果实类中药应从哪些方面进行鉴定呢？

项目一　种子类中药的鉴定

一、种子类中药的概念

种子类中药是指以植物的种子为药用部位的药材。多数为完整的种子，如决明子、苦杏仁；少数仅以种子的一部分入药，如薏苡仁是种仁，绿豆衣是种皮，龙眼肉是假种皮等；少数为种子加工后入药，如淡豆豉是发酵加工品，大豆黄卷是发芽加工品。不同入药部位的种子类中药见图2-4-1。

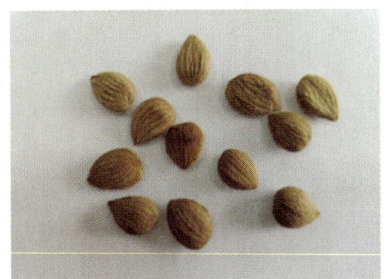 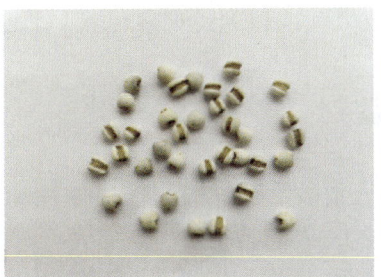 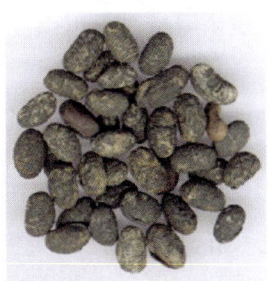

a）苦杏仁（种子入药）　　　b）薏苡仁（种仁入药）　　　c）淡豆豉（发酵品入药）

图 2-4-1　不同入药部位的种子类中药

> **资料卡片**
>
> 种子的组成
>
> 种子是种子植物的繁殖器官，通常由种皮、胚乳、胚 3 部分组成。
>
> 种皮包在种子的外面，有保护胚乳和胚的作用。种皮的结构因植物种类而不同，具有鉴别意义，种皮常由一种或数种组织构成。有些植物种皮有两层，分为外种皮和内种皮。
>
> 胚是种子最重要的部分，包括胚根、胚茎、胚芽和子叶 4 部分，子叶占胚的大部分。
>
> 胚乳由极核细胞受精后发育而成，分为内胚乳和外胚乳。大多数种子具有内胚乳，在无胚乳的种子中，也可见到残存的 1~2 列内胚乳细胞。胚乳中贮藏大量的脂肪油、糊粉粒、淀粉粒等。

想一想：种子类中药的入药部位包括哪些？

二、种子类中药的采收加工

种子类中药一般在果实成熟期种子完全成熟后，收集成熟饱满的种子入药。对成熟期不一致的种子类中药，应分批采收；果皮易爆裂的种子，宜随熟随采，以免种子散落。

三、种子类中药的性状

种子类中药鉴别时主要观察种子的形状、大小、颜色、表面纹理、断面及气味等特征。种子表面要注意观察种脐、种孔、种脊、合点、种阜等结构特点，有无毛茸及纹理。剥掉种皮可见种仁的部分，注意胚乳的有无及子叶的数目。对于非常细小的种子类中药，肉眼不易辨认清楚，可以借助放大镜或解剖镜观察。

四、种子类中药的鉴别

显微鉴别：种子类中药显微鉴别一般制作横切片和粉末制片观察。显微鉴别时应注意种皮、胚乳（特别是糊粉粒）、胚的特征。

理化鉴别：理化鉴别在种子类中药鉴别方面有较广泛的应用。如葶苈子、车前子水浸后表面显黏性，胖大海遇水膨胀成海绵状。

资料卡片

糊粉粒

糊粉粒是植物细胞内储藏蛋白质的结构，存在于植物的种子内，多见于胚乳和子叶细胞里。糊粉粒所储存的蛋白质是细胞代谢的产物，是稳定的、无活性的蛋白质。糊粉粒的形状、大小及构造因植物品种而异，对中药鉴定具有重要意义。

五、种子类中药的品质要求

种子类中药要求籽粒完整、干燥、香气浓郁、无杂质和非药用部位。通常以粒大、色泽正常、无虫蛀者为佳。

六、种子类中药的贮藏要求

种子类中药要求置阴凉干燥处，防潮，防蛀。

七、常见种子类中药

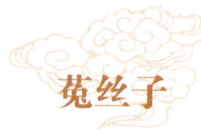

菟丝子

【别名】吐丝子。
【来源】旋花科植物南方菟丝子或菟丝子的干燥成熟种子。
【产地】我国大部分地区均产。
【采收加工】秋季果实成熟时采收植株，晒干，打下种子，除去杂质。
【性状】菟丝子药材见图2-4-2，性状描述见表2-4-1。

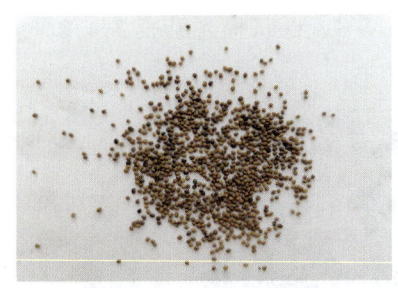

图 2-4-2　菟丝子药材

表 2-4-1　　　　　　　　　　　　菟丝子药材性状描述

项目	性状描述
形状	类球形
形态	表面灰棕色至棕褐色，粗糙，种脐线形或扁圆形
质地	质坚实
气味	气微，味淡

【鉴别】取本品少量，加沸水浸泡后，表面有黏性；加热煮至种皮破裂时，可露出黄白色卷旋状的胚，形如吐丝。

【品质要求】以色灰黄、颗粒饱满、身干、无杂质者为佳。

【功效】补益肝肾，固精缩尿，安胎，明目，止泻；外用消风祛斑。

【贮藏要求】置通风干燥处。

资料卡片

菟丝子的化学成分

菟丝子主含黄酮类、苷类化合物，另含氨基酸及微量元素等化学成分。按《中国药典（2020 年版）》规定法测定，以干燥品计算，本品含金丝桃苷（$C_{21}H_{20}O_{12}$）不得少于 0.10%。

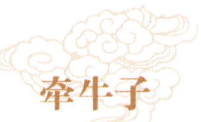

牵牛子

【别名】黑丑、白丑、二丑。

【来源】旋花科植物裂叶牵牛或圆叶牵牛的干燥成熟种子。

【产地】我国大部分地区均产。

【采收加工】秋末果实成熟、果壳未开裂时采割植株，晒干，打下种子，除去杂质。

【性状】牵牛子药材见图2-4-3，性状描述见表2-4-2。

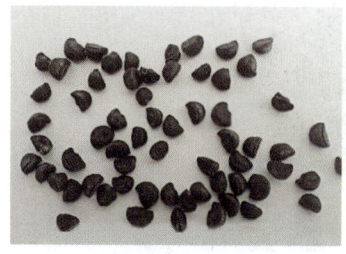 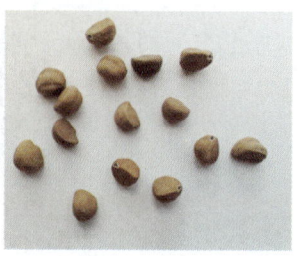

a) 牵牛子药材（黑丑）   b) 牵牛子药材（白丑）

图2-4-3 牵牛子药材

表2-4-2 牵牛子药材性状描述

项目	性状描述
形状	似橘瓣状，长4～8 mm，宽3～5 mm
形态	表面灰黑色或淡黄白色，背面有一条浅纵沟，腹面棱线的下端有一点状种脐，微凹。横切面可见淡黄色或黄绿色皱缩折叠的子叶，微显油性
质地	质硬
气味	气微，味辛、苦，有麻感

【鉴别】取本品，加水浸泡后种皮呈龟裂状，手捻有明显的黏滑感。

【品质要求】以饱满、无杂质者为佳。

【功效】泻下通便，消痰涤饮，杀虫攻积。

【贮藏要求】置干燥处。

📖 资料卡片

牵牛子的化学成分

牵牛子含有机酸类、酯类化合物、氨基酸、脂肪油及微量元素等化学成分。《中国药典（2020年版）》规定，照醇溶性浸出物测定法（通则2201）项下的冷浸法测定，用乙醇作溶剂，本品浸出物不得少于15.0%。

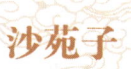

沙苑子

【别名】潼蒺藜、沙苑蒺藜。

【来源】豆科植物扁茎黄芪的干燥成熟种子。

【产地】主产于陕西、内蒙古、辽宁、河北、甘肃。

【采收加工】秋末冬初果实成熟尚未开裂时采割植株,晒干,打下种子,除去杂质,晒干。

【性状】沙苑子药材见图 2-4-4,性状描述见表 2-4-3。

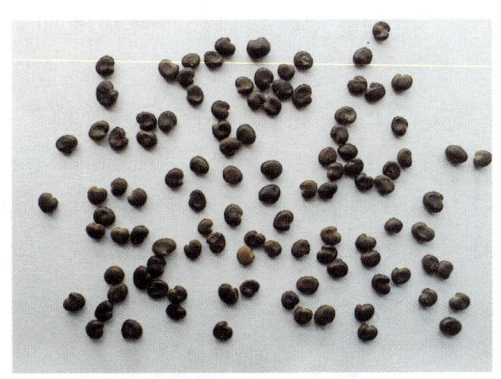

图 2-4-4 沙苑子药材

表 2-4-3 沙苑子药材性状描述

项目	性状描述
形状	略呈肾形而稍扁,长 2～2.5 mm,宽 1.5～2 mm,厚约 1 mm
形态	表面光滑,褐绿色或灰褐色,边缘一侧微凹处具圆形种脐。子叶 2,淡黄色,胚根弯曲,长约 1 mm
质地	质坚硬,不易破碎
气味	气微,味淡,嚼之有豆腥气

【品质要求】以颗粒饱满、色绿褐、无杂质者为佳。

【功效】补肾助阳,固精缩尿,养肝明目。

【贮藏要求】置通风干燥处。

📖 资料卡片

沙苑子的化学成分

沙苑子主含黄酮类、三萜类化合物,氨基酸,微量元素等化学成分。按《中国药典(2020年版)》规定法测定,以干燥品计算,本品含沙苑子苷($C_{28}H_{32}O_{16}$)不得少于0.060%。

 想一想:沙苑子常见的伪品有哪些?

郁李仁

【别名】山梅子、小李仁、郁子、李仁肉。

【来源】蔷薇科植物欧李、郁李或长柄扁桃的干燥成熟种子。前两种习称"小李仁",后一种习称"大李仁"。

【产地】欧李主产于黑龙江、辽宁、河北、山东等地,郁李主产于华东及河南、河北、山西等地,长柄扁桃主产于陕西、内蒙古。

【采收加工】夏、秋二季采收成熟果实,除去果肉和核壳,取出种子,干燥。

【性状】郁李仁药材见图2-4-5,性状描述见表2-4-4。

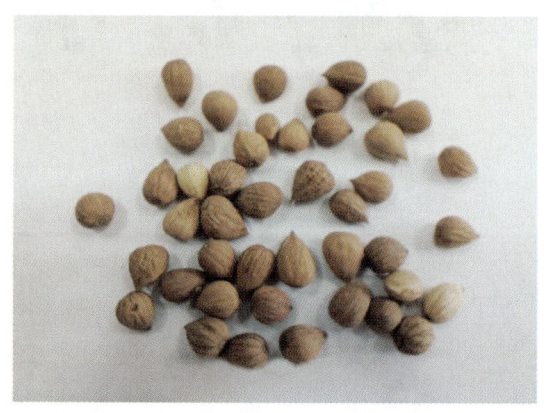

图2-4-5 郁李仁药材(小李仁)

表2-4-4 郁李仁药材性状描述

项目	性状描述	
	小李仁	大李仁
形状	呈卵形,长5~8 mm,直径3~5 mm	长6~10 mm,直径5~7 mm
形态	表面黄白色或浅棕色,一端尖,另端钝圆。尖端一侧有线形种脐,圆端中央有深色合点,自合点处向上具多条纵向维管束脉纹。种皮薄,子叶2,乳白色	表面黄棕色
质地	富油性	
气味	气微,味微苦	

【品质要求】以颗粒饱满、色黄白、完整者为佳。

【功效】润肠通便,下气利水。

【贮藏要求】置阴凉干燥处,防蛀。

> **资料卡片**
>
> 郁李仁的化学成分
>
> 　　郁李仁主含苦杏仁苷,脂肪油含量在 58.3%～74.2%,另含有挥发性有机酸、粗蛋白质、纤维素、淀粉、油酸等。按《中国药典(2020年版)》规定法测定,以干燥品计算,本品含苦杏仁苷($C_{20}H_{27}NO_{11}$)不得少于 2.0%。

❓ 找一找:小李仁和大李仁药材在性状上的区别是什么?

槟 榔

【别名】大腹子、大白、槟榔子、橄榄子。

【来源】棕榈科植物槟榔的干燥成熟种子。

【产地】我国主产于海南、云南、台湾等热带亚热带地区。原产于马来西亚,印度尼西亚、印度、菲律宾等地产量大。

【采收加工】春末至秋初采收成熟果实,用水煮后,干燥,除去果皮,取出种子,干燥。

【性状】槟榔药材见图 2-4-6,性状描述见表 2-4-5。

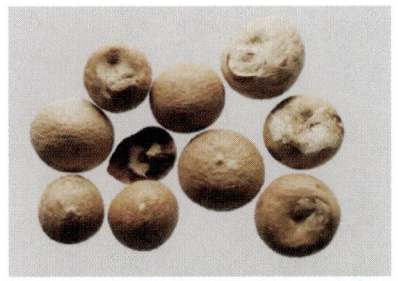 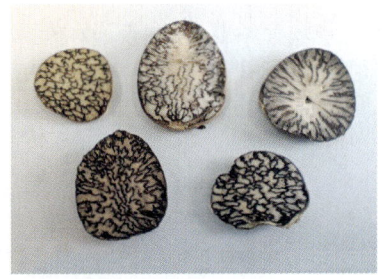

a)槟榔药材　　　　　　　　　　b)槟榔药材断面

图 2-4-6　槟榔

表 2-4-5　　　　　　　　　　槟榔药材性状描述

项目	性状描述
形状	呈扁球形或圆锥形,高 1.5～3.5 cm,底部直径 1.5～3 cm
形态	表面淡黄棕色或淡红棕色,具稍凹下的网状沟纹,底部中心有圆形凹陷的珠孔,其旁有一明显瘢痕状种脐。断面可见棕色种皮与白色胚乳相间的大理石样花纹

续表

项目	性状描述
质地	质坚硬
气味	气微,味涩、微苦

【显微鉴别】横切面:种皮组织分内、外层,外层为数列切向延长的扁平石细胞,内含红棕色物,石细胞形状、大小不一,常有细胞间隙;内层为数列薄壁细胞,含棕红色物,并散有少数维管束。外胚乳较狭窄,种皮内层与外胚乳常插入内胚乳中,形成错入组织;内胚乳细胞白色,多角形,壁厚,纹孔大,含油滴和糊粉粒。

【品质要求】以个大、坚实、体重、断面颜色鲜艳、无空泡、无破裂者为佳。

【功效】杀虫,消积,行气,利水,截疟。

【贮藏要求】置通风干燥处,防蛀。

想一想:槟榔断面大理石样花纹是怎么形成的?

苦杏仁

【别名】杏仁。

【来源】蔷薇科植物山杏、西伯利亚杏、东北杏或杏的干燥成熟种子。

【产地】山杏主产于辽宁、河北、内蒙古、山东等地,西伯利亚杏主产于东北、华北地区,东北杏主产于东北地区,杏主产于东北、华北、西北地区。

【采收加工】夏季采收成熟果实,除去果肉和核壳,取出种子,晒干。

【性状】苦杏仁药材见图2-4-7,性状描述见表2-4-6。

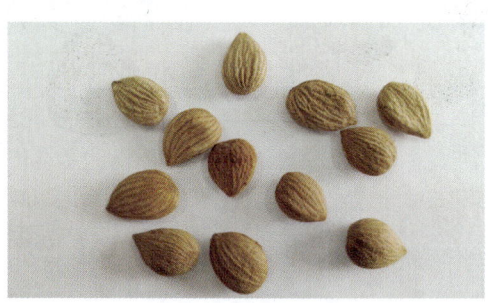

图 2-4-7　苦杏仁药材

表 2-4-6　苦杏仁药材性状描述

项目	性状描述
形状	呈扁心形,长 1~1.9 cm,宽 0.8~1.5 cm,厚 0.5~0.8 cm

续表

项目	性状描述
形态	表面黄棕色至深棕色,一端尖,另端钝圆,肥厚,左右不对称,尖端一侧有短线形种脐,圆端合点处向上具多数深棕色的脉纹。种皮薄,子叶2,乳白色
质地	富油性
气味	气微,味苦

【品质要求】以颗粒饱满、完整、味苦者为佳。
【功效】降气止咳平喘,润肠通便。
【贮藏要求】置阴凉干燥处,防蛀。

资料卡片

苦杏仁的化学成分

苦杏仁主含苦杏仁苷、脂肪油,另含有苦杏仁酶、樱叶酶、多种维生素及矿物质元素。按《中国药典(2020年版)》规定法测定,本品以干燥品计算,含苦杏仁苷($C_{20}H_{27}NO_{11}$)不得少于3.0%。

查一查:苦杏仁和甜杏仁药材有什么区别?

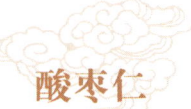

【别名】枣仁、山枣仁。
【来源】鼠李科植物酸枣的干燥成熟种子。
【产地】主产于河北、陕西、辽宁、河南等地。以河北产量较大,销往全国。
【采收加工】秋末冬初采收成熟果实,除去果肉和核壳,收集种子,晒干。
【性状】酸枣仁药材见图2-4-8,性状描述见表2-4-7。

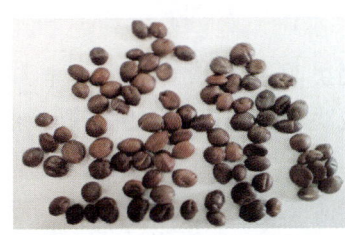

图2-4-8 酸枣仁药材

表 2-4-7　酸枣仁药材性状描述

项目	性状描述
形状	呈扁圆形或扁椭圆形，长 5～9 mm，宽 5～7 mm，厚约 3 mm
形态	表面紫红色或紫褐色，平滑有光泽，有的有裂纹。有的两面均呈圆隆状突起；有的一面较平坦，中间有 1 条隆起的纵线纹；另一面稍突起。一端凹陷，可见线形种脐；另端有细小突起的合点。种皮较脆，胚乳白色，子叶 2，浅黄色
质地	种皮较脆，子叶富油性
气味	气微，味淡

【品质要求】以粒大、饱满、完整、有光泽、外皮色紫红、无核者为佳。
【功效】养心补肝，宁心安神，敛汗，生津。
【贮藏要求】置阴凉干燥处，防蛀。

资料卡片

酸枣仁的商品分级

等级		性状描述	
		共同点	区别点
选货	一等	呈扁圆形或扁椭圆形。表面紫红色或紫褐色，平滑有光泽，有的有裂纹。有的两面均呈圆隆状突起；有的一面较平坦，中间有 1 条隆起的纵线纹；另一面稍突起。一端凹陷，可见线形种脐；另端有细小突起的合点。种皮较脆，胚乳白色，子叶 2，浅黄色，富油性。气微，味淡	饱满。核壳 ≤2%，碎仁 ≤2%。无黑仁
	二等		较饱满。碎仁 ≤5%
统货		呈扁圆形或扁椭圆形，饱满度、碎仁率不一	

查一查：酸枣仁常见伪品有哪些？

决明子

【别名】决明、草决明、马蹄决明。
【来源】豆科植物钝叶决明或决明（小决明）的干燥成熟种子。
【产地】主产于安徽、广州、四川、浙江、广东等地。
【采收加工】秋季采收成熟果实，晒干，打下种子，除去杂质。
【性状】决明子药材见图 2-4-9，性状描述见表 2-4-8。

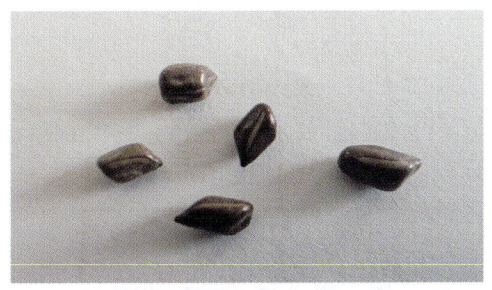

图 2-4-9 决明子药材（决明）

表 2-4-8　　　　　　　　　　决明子药材性状描述

项目	性状描述	
	决明	小决明
形状	略呈菱方形或短圆柱形，两端平行倾斜，长 3～7 mm，宽 2～4 mm	呈短圆柱形，较小，长 3～5 mm，宽 2～3 mm
形态	表面绿棕色或暗棕色，平滑有光泽。一端较平坦，另端斜尖，背腹面各有 1 条突起的棱线，棱线两侧各有 1 条斜向对称而色较浅的线形凹纹。种皮薄，子叶 2，黄色，呈 "S" 形折曲并重叠	表面棱线两侧各有 1 片宽广的浅黄棕色带
质地	质坚硬	
气味	气微，味微苦	

【品质要求】以颗粒饱满、色泽光亮者为佳。

【功效】清热明目，润肠通便。

【贮藏要求】置干燥处。

资料卡片

决明子的化学成分

决明子主含蒽醌类化合物，另含有苯骈吡咯酮类、苷类、脂肪酸类、黄酮类化合物，氨基酸，多糖，挥发油及无机元素等化学成分。按《中国药典（2020 年版）》规定法测定，本品以干燥品计算，含大黄酚（$C_{15}H_{10}O_4$）不得少于 0.20%，含橙黄决明素（$C_{17}H_{14}O_7$）不得少于 0.080%。

 找一找：决明和小决明药材在性状上的区别是什么？

王不留行

【别名】王不留、奶米。

【来源】石竹科植物麦蓝菜的干燥成熟种子。

【产地】主产于河北、山东、辽宁、黑龙江等地，河北产量最大。

【采收加工】夏季果实成熟、果皮尚未开裂时采割植株，晒干，打下种子，除去杂质，再晒干。

【性状】王不留行药材见图2-4-10，性状描述见表2-4-9。

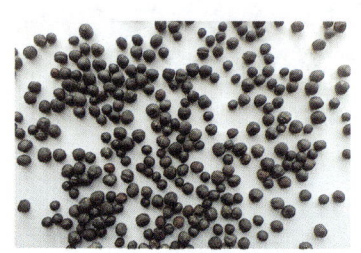

图 2-4-10　王不留行药材

表 2-4-9　　　　　　　　　　　　王不留行药材性状描述

项目	性状描述
形状	呈球形，直径约 2 mm
形态	表面黑色，少数红棕色，略有光泽，有细密颗粒状突起，一侧有一凹陷的纵沟。胚乳白色，胚弯曲成环，子叶 2
质地	质硬
气味	气微，味微涩、苦

【品质要求】以饱满、身干、杂质少、色黑者为佳。

【功效】活血通经，下乳消肿，利尿通淋。

【贮藏要求】置干燥处。

资料卡片

王不留行的化学成分

王不留行主含三萜皂苷、环肽、黄酮类化合物及多糖等化学成分，另含有香豆素类化合物、类脂、氨基酸等。按《中国药典（2020年版）》规定法测定，本品以干燥品计算，含王不留行黄酮苷（$C_{32}H_{38}O_{19}$）不得少于 0.40%。

肉豆蔻

【别名】玉果、肉果。

【来源】肉豆蔻科植物肉豆蔻的干燥种仁。

【产地】主产于马来西亚、印度尼西亚,我国广东、广西、云南等地亦有栽培。

【采收加工】每年4—6月及11—12月各采收1次。成熟果实剖开果皮,剥下假种皮,击破壳状种皮。直接烘干,或将种仁放入石灰乳中浸1天,然后低温烘干。

【性状】肉豆蔻药材见图2-4-11,性状描述见表2-4-10。

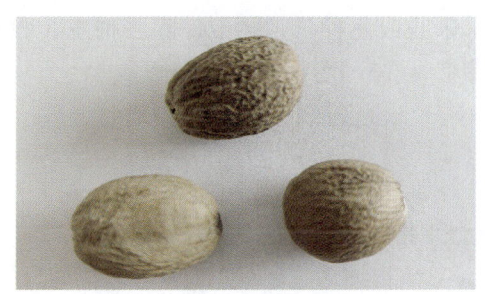

图2-4-11　肉豆蔻药材

表2-4-10　　　　　　　　　　肉豆蔻药材性状描述

项目	性状描述
形状	呈卵圆形或椭圆形,长2~3 cm,直径1.5~2.5 cm
形态	表面灰棕色或灰黄色,有时外被白粉(石灰粉末)。全体有浅色纵行沟纹和不规则网状沟纹。种脐位于宽端,呈浅色圆形突起,合点呈暗凹陷。种脊呈纵沟状,连接两端。断面显棕黄色相杂的大理石花纹,宽端可见干燥皱缩的胚
质地	质坚,胚富油性
气味	气香浓烈,味辛

【品质要求】以个大、体重、坚实、气香浓者为佳。

【功效】温中行气,涩肠止泻。

【贮藏要求】置阴凉干燥处,防蛀。

📖 资料卡片

肉豆蔻的化学成分

肉豆蔻主含挥发油、脂肪油、苯丙素类化合物等化学成分。按《中国药典

（2020年版）》规定法测定，本品含挥发油不得少于6.0%（mL/g）；以干燥品计算，含去氢二异丁香酚（$C_{20}H_{22}O_4$）不得少于0.10%。

柏子仁

【别名】柏实、侧柏子、侧柏仁。
【来源】柏科植物侧柏的干燥成熟种仁。
【产地】主产于山东、河南、河北等地。
【采收加工】秋、冬二季采收成熟种子，晒干，除去种皮，收集种仁。
【性状】柏子仁药材见图2-4-12，性状描述见表2-4-11。

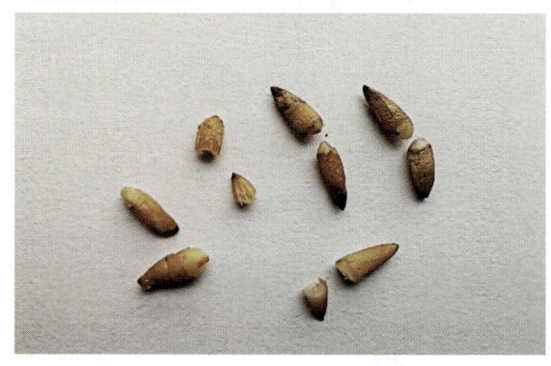

图2-4-12 柏子仁药材

表2-4-11 柏子仁药材性状描述

项目	性状描述
形状	呈长卵形或长椭圆形，长4～7 mm，直径1.5～3 mm
形态	表面黄白色或淡黄棕色，外包膜质内种皮，顶端略尖，有深褐色的小点，基部钝圆
质地	质软，富油性
气味	气微香，味淡

【品质要求】以颗粒饱满、色黄白、油性大、完整、无皮壳、无杂质者为佳。
【功效】养心安神，润肠通便，止汗。
【贮藏要求】置阴凉干燥处，防热，防蛀。

资料卡片

柏子仁的商品分级

等级	性状描述	
	共同点	区别点
选货	呈长卵形或长椭圆形，长4~7 mm，直径1.5~3 mm。表面黄白色或淡黄棕色，外包膜质内种皮，顶端略尖，有深褐色的小点，基部钝圆。质软，富油性。气微香，味淡	杂质<1%，碎粒<3%
统货		杂质>1%，且≤3%；碎粒<5%

胖大海

【别名】大海子、通大海、大洞果、大发。

【来源】梧桐科植物胖大海的干燥成熟种子。

【产地】原产于越南、印度、马来西亚、泰国及印度尼西亚等国。现我国广东、云南有栽培。

【采收加工】果实成熟时采收成熟种子，晒干。

【性状】胖大海药材见图2-4-13，性状描述见表2-4-12。

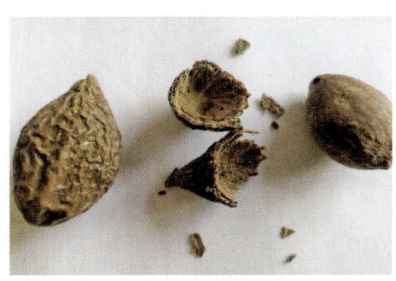

图2-4-13　胖大海药材

表2-4-12　　　　　　　　　　胖大海药材性状描述

项目	性状描述
形状	呈纺锤形或椭圆形，长2~3 cm，直径1~1.5 cm
形态	表面棕色或暗棕色，微有光泽，具不规则的干缩皱纹。外层种皮极薄，中层种皮较厚，黑褐色，遇水膨胀成海绵状。断面可见散在的树脂状小点。内层种皮可与中层种皮剥离，内有2片肥厚胚乳，广卵形；子叶2枚，菲薄，紧贴于胚乳内侧，与胚乳内层种皮等大

续表

项目	性状描述
质地	外层种皮质脆，易脱落，中层种皮质松易碎，稍革质。嚼之有黏性
气味	气微，味淡

【鉴别】取本品数粒置烧杯中，加沸水适量，放置数分钟即吸水膨胀成棕色半透明的海绵状物。

【品质要求】以个坚实、外皮细、色黄棕、有光泽、不破裂者为佳。

【功效】清热润肺，利咽开音，润肠通便。

【贮藏要求】置干燥处，防霉，防蛀。

资料卡片

胖大海的伪品

梧桐科圆粒苹婆的成熟种子为胖大海常见伪品。

本品呈圆球形，长 1.8～2.5 cm，直径 1.6～2.2 cm，表面皱纹较密，浸水中虽膨胀但速度慢，仅能达原体积的 2 倍，种子无胚乳，子叶 2 枚，甚肥厚。

找一找：胖大海药材和圆粒苹婆的区别是什么？

薏苡仁

【别名】薏仁、苡仁、薏米、米仁。

【来源】禾本科植物薏米的干燥成熟种仁。

【产地】主产于福建、河北、辽宁等地。

【采收加工】秋季果实成熟时采割植株，晒干，打下果实，再晒干，除去外壳及黄褐色种皮和杂质，收集种仁。

【性状】薏苡仁药材见图 2-4-14，性状描述见表 2-4-13。

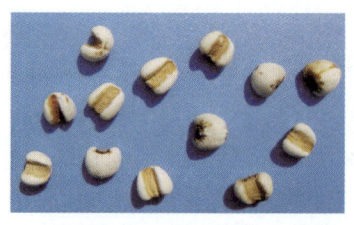

图 2-4-14　薏苡仁药材

表 2-4-13　薏苡仁药材性状描述

项目	性状描述
形状	呈宽卵形或长椭圆形，长 4~8 mm，宽 3~6 mm
形态	表面乳白色，光滑，偶有残存的黄褐色种皮；一端钝圆，另端较宽而微凹，有一淡棕色点状种脐；背面圆凸，腹面有一条较宽而深的纵沟。断面白色
质地	质坚实，粉性
气味	气微，味微甜

【品质要求】以粒大、饱满、色白、完整者为佳。
【功效】利水渗湿，健脾止泻，除痹，排脓，解毒散结。
【贮藏要求】置通风干燥处，防蛀。

资料卡片

薏苡仁的商品分级

等级	性状描述	
	共同点	区别点
选货	呈宽卵形或长椭圆形。表面乳白色，光滑，偶有残存的黄褐色种皮。一端钝圆，另端较宽而微凹，有一淡棕色点状种脐。背面圆凸，腹面有一条较宽而深的纵沟。质坚实，断面白色，粉性。气微，味微甜	大小较为均匀，长 0.45~0.70 cm，宽 0.45~0.60 cm，具有米香气，无碎粒
统货		大小不等，长 0.45~0.80 cm，宽 0.30~0.65 cm，微有米香气，碎粒≤3%

青葙子

【别名】青葙、野鸡冠花。
【来源】苋科植物青葙的干燥成熟种子。
【产地】我国大部分地区均产。
【采收加工】秋季果实成熟时采割植株或摘取果穗，晒干，收集种子，除去杂质。
【性状】青葙子药材见图 2-4-15，性状描述见表 2-4-14。

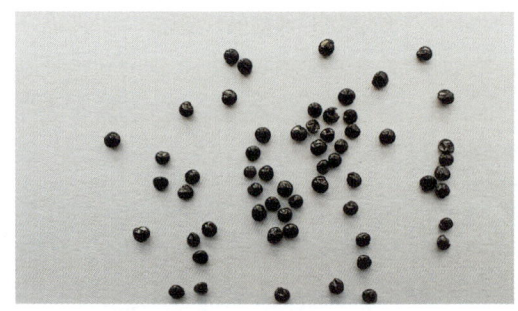

图 2-4-15 青葙子药材

表 2-4-14　　　　　　　　　　青葙子药材性状描述

项目	性状描述
形状	呈扁圆形，少数呈圆肾形，直径 1～1.5 mm
形态	表面黑色或红黑色，光亮，中间微隆起，侧边微凹处有种脐
质地	种皮薄而脆
气味	气微，味淡

【品质要求】以籽粒饱满、色黑、光亮者为佳。
【功效】清肝泻火，明目退翳。
【贮藏要求】置干燥处。

车前子

【来源】车前科植物车前或平车前的干燥成熟种子。
【产地】主产于江西、四川、黑龙江等地。
【采收加工】夏、秋二季种子成熟时采收果穗，晒干，搓出种子，除去杂质。
【性状】车前子药材见图 2-4-16，性状描述见表 2-4-15。

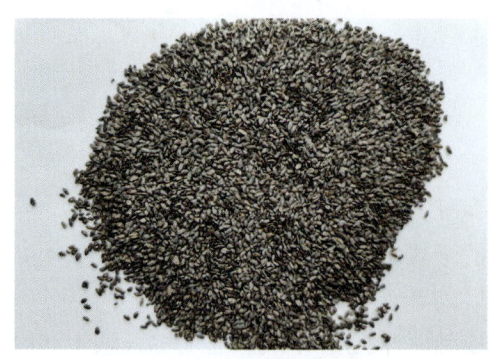

图 2-4-16 车前子药材

表 2-4-15　车前子药材性状描述

项目	性状描述
形状	呈椭圆形、不规则长圆形或三角状长圆形，略扁，长约 2 mm，宽约 1 mm
形态	表面黄棕色至黑褐色，有细皱纹，一面有灰白色凹点状种脐
质地	质硬
气味	气微，味淡

【品质要求】以粒大、饱满、颜色均匀者为佳。
【功效】清热利尿通淋，渗湿止泻，明目，祛痰。
【贮藏要求】置通风干燥处，防潮。

> **资料卡片**
>
> 车前子的化学成分
>
> 　　车前子主含黄酮类、三萜类化合物及挥发油、多糖等化学成分，另含有生物碱、蛋白质、氨基酸、环烯醚萜苷类化合物等。按《中国药典（2020 年版）》规定法测定，本品以干燥品计算，含京尼平苷酸（$C_{16}H_{22}O_{10}$）不得少于 0.50%，毛蕊花糖苷（$C_{29}H_{36}O_{15}$）不得少于 0.40%。

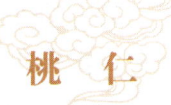

桃　仁

【别名】桃核仁。
【来源】蔷薇科植物桃或山桃的干燥成熟种子。
【产地】主产于四川、云南、河北、山西、山东等地。
【采收加工】果实成熟后采收，除去果肉和核壳，取出种子，晒干。
【性状】桃仁药材见图 2-4-17，性状描述见表 2-4-16。

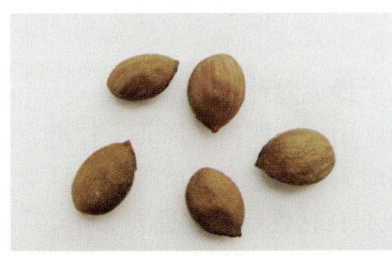

图 2-4-17　桃仁药材（桃仁）

表 2-4-16　桃仁药材性状描述

项目	性状描述	
	桃仁	山桃仁
形状	呈扁长卵形，长 1.2~1.8 cm，宽 0.8~1.2 cm，厚 0.2~0.4 cm	呈类卵圆形，较小而肥厚，长约 0.9 m，宽约 0.7 cm，厚约 0.5 cm
形态	表面黄棕色至红棕色，密布颗粒状突起。一端尖，中部膨大，另端钝圆稍偏斜，边缘较薄。尖端一侧有短线形种脐，圆端有颜色略深不甚明显的合点，自合点处散出多数纵向维管束。种皮薄，子叶 2，类白色	
质地	子叶富油性	
气味	气微，味微苦	

【品质要求】以颗粒饱满、均匀、完整者为佳。
【功效】活血祛瘀，润肠通便，止咳平喘。
【贮藏要求】置阴凉干燥处，防蛀。

资料卡片

桃仁的化学成分

桃仁主含苦杏仁苷，另含有脂肪油、挥发油、糖类化合物、蛋白质、氨基酸、维生素、苦杏仁酶、尿囊素酶及微量元素等。按《中国药典（2020年版）》规定法测定，本品以干燥品计算，含苦杏仁苷（$C_{20}H_{27}NO_{11}$）不得少于 2.0%。

核桃仁

【别名】胡桃仁、胡桃肉。
【来源】胡桃科植物胡桃的干燥成熟种子。
【产地】主产于云南、陕西、山西、四川、河北、甘肃、新疆、安徽等地。
【采收加工】秋季果实成熟时采收，除去肉质果皮，晒干，再除去核壳和木质隔膜。
【性状】核桃仁药材见图 2-4-18，性状描述见表 2-4-17。

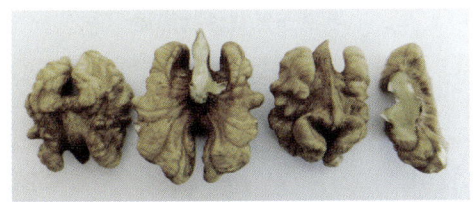

图 2-4-18 核桃仁药材

表 2-4-17 核桃仁药材性状描述

项目	性状描述
形状	多破碎,为不规则的块状,有皱曲的沟槽,大小不一;完整者类球形,直径 2~3 cm
形态	种皮淡黄色或黄褐色,膜状,维管束脉纹深棕色。子叶类白色
质地	质脆,富油性
气味	气微,味甘;种皮味涩、微苦

【品质要求】以颗粒饱满、完整、油性大者为佳。

【功效】补肾,温肺,润肠。

【贮藏要求】置阴凉干燥处,防蛀。

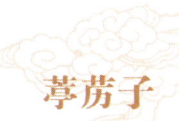

葶苈子

【别名】葶力子。

【来源】十字花科植物播娘蒿或独行菜的干燥成熟种子。其中前者习称"南葶苈子",后者习称"北葶苈子"。

【产地】南葶苈子主产于江苏、山东等地,北葶苈子主产于河北、辽宁、内蒙古等地。

【采收加工】夏季果实成熟时采割植株,晒干,搓出种子,除去杂质。

【性状】葶苈子药材见图 2-4-19,性状描述见表 2-4-18。

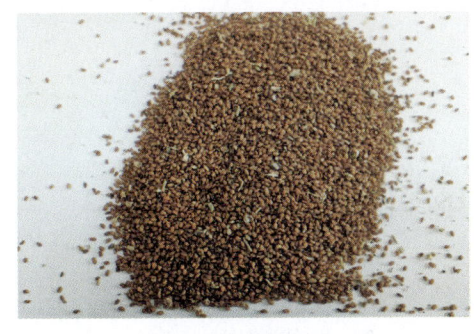

图 2-4-19 葶苈子药材(北葶苈子)

表 2-4-18　葶苈子药材性状描述

项目	性状描述	
	南葶苈子	北葶苈子
形状	呈长圆形，略扁，长 0.8~1.2 mm，宽约 0.5 mm	呈卵圆形，长 1~1.5 mm，宽 0.5~1 mm
形态	表面棕色或红棕色，微有光泽，具纵沟 2 条，其中 1 条较明显。一端钝圆，另一端微凹或较平截，种脐类白色，位于凹入端或平截处	一端钝圆，另一端尖而微凹，种脐位于凹入端
质地	略带黏性	黏性较强
气味	气微，味微辛、苦	味微辛辣

【鉴别】取本品少量，加水浸泡后，用放大镜观察，南葶苈子透明状黏液层较薄，厚度约为种子宽度的 1/5 以下。北葶苈子透明状黏液层较厚，厚度可超过种子宽度的 1/2 以上。

【品质要求】以籽粒饱满、身干、色红棕、有光泽、黏性强、无杂质者为佳。

【功效】泻肺平喘，行水消肿。

【贮藏要求】置干燥处。

📖 资料卡片

葶苈子的化学成分

葶苈子主含强心苷类、异硫氰酸类化合物及脂肪油，另含有硫杂环丁烷衍生物、丁烯腈、二烯丙基二硫化物等。按《中国药典（2020 年版）》规定法测定，本品以干燥品计算，含槲皮素 -3-O-β-D- 葡萄糖 -7-O-β-D- 龙胆双糖苷（$C_{33}H_{40}O_{22}$）不得少于 0.075%。

❓ **找一找**：南葶苈子和北葶苈子药材在性状上的区别是什么？

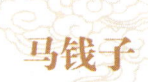

马钱子

【别名】番木鳖、马钱。

【来源】马钱科植物马钱的干燥成熟种子。

【产地】主产于印度、越南、缅甸、泰国、斯里兰卡等地，多进口。

【采收加工】冬季采收成熟果实，取出种子，晒干。

【性状】马钱子药材见图 2-4-20，性状描述见表 2-4-19。

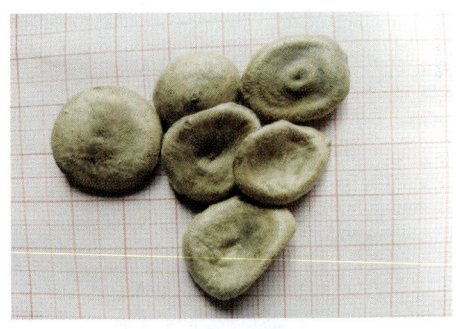

图 2-4-20 马钱子药材

表 2-4-19　　　　　　　　　　　马钱子药材性状描述

项目	性状描述
形状	呈纽扣状圆板形，常一面隆起，另一面稍凹下，直径 1.5～3 cm，厚 0.3～0.6 cm
形态	表面密被灰棕色或灰绿色绢状茸毛，自中间向四周呈辐射状排列，有丝样光泽。边缘稍隆起，较厚，有突起的珠孔，底面中心有突起的圆点状种脐。平行剖面可见淡黄白色胚乳，角质状，子叶心形，叶脉 5～7 条
质地	质坚硬
气味	气微，味极苦

【品质要求】以个大、饱满、肉厚、色灰棕、茸毛细密、无破碎者为佳。

【功效】通络止痛，散结消肿。

【贮藏要求】置干燥处。

资料卡片

马钱子的化学成分

马钱子主含生物碱，士的宁和马钱子碱为其主要活性成分。按《中国药典（2020 年版）》规定法测定，本品以干燥品计算，含士的宁（$C_{21}H_{22}N_2O_2$）应为 1.20%～2.20%，马钱子碱（$C_{23}H_{26}N_2O_4$）不得少于 0.80%。

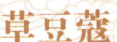

草豆蔻

【别名】草蔻。

【来源】姜科植物草豆蔻的干燥近成熟种子。

【产地】主产于广东、广西、海南等地。

【采收加工】夏、秋二季采收,晒至九成干,或用水略烫,晒至半干,除去果皮,取出种子团,晒干。

【性状】草豆蔻药材见图 2-4-21,性状描述见表 2-4-20。

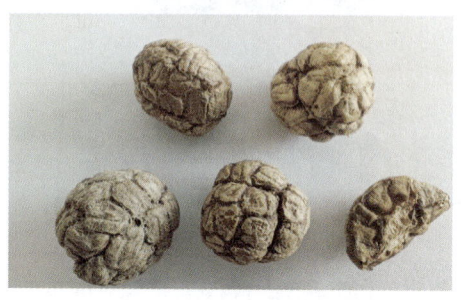

图 2-4-21　草豆蔻药材

表 2-4-20　　　　　　　　　　　　草豆蔻药材性状描述

项目	性状描述
形状	类球形的种子团,直径 1.5~2.7 cm;种子为卵圆状多面体,长 3~5 mm,直径约 3 mm
形态	表面灰褐色,中间有黄白色的隔膜,将种子团分成 3 瓣,每瓣有种子多数,粘连紧密,种子团略光滑。种子外被淡棕色膜质假种皮,种脊为一条纵沟,一端有种脐
质地	质硬
气味	气香,味辛、微苦

【品质要求】以个大、坚实、完整者为佳。

【功效】燥湿行气,温中止呕。

【贮藏要求】置阴凉干燥处。

📖 **资料卡片**

草豆蔻的化学成分

草豆蔻主含挥发油、黄酮类、二苯庚烷类化合物等化学成分,另含有萜类化合物、多糖等。按《中国药典(2020 年版)》规定法测定,本品含挥发油不得少于 1.0%(mL/g);按干燥品计算,含山姜素($C_{16}H_{14}O_4$)、乔松素($C_{15}H_{12}O_4$)和小豆蔻明($C_{16}H_{14}O_4$)的总量不得少于 1.35%,桤木酮($C_{19}H_{18}O$)不得少于 0.50%。

项目二　果实类中药的鉴定

一、果实类中药的概念

果实类中药是指以植物的果实为药用部位的药材，通常包括完整的果实、果穗或果实的某一部分。完整的果实有成熟果实，如山楂、五味子；有幼果，如枳实；有近成熟果实，如木瓜等。果穗有夏枯草、荜茇等。有的果实类中药药用部位仅为果实的一部分，如陈皮是果皮，山茱萸是果肉，丝瓜络、橘络是中果皮维管束，柿蒂是宿萼等。不同入药部位的果实类中药见图 2-4-22。

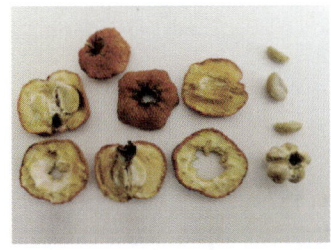 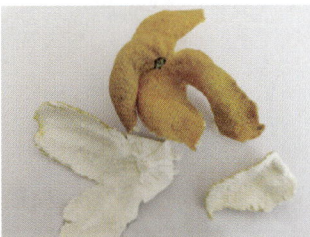 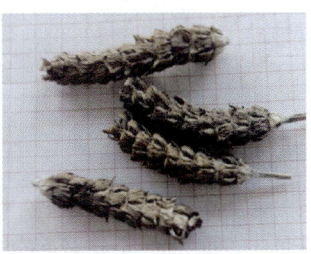

　　a）山楂（果实入药）　　　　b）陈皮（果皮入药）　　　c）夏枯草（果穗入药）

图 2-4-22　不同入药部位的果实类中药

想一想：果实类中药的入药部位包括哪些？

> **资料卡片**
>
> 果实的组成
>
> 　　果实是种子植物的繁殖器官，由果皮和种子构成。果皮分为外果皮、中果皮和内果皮 3 部分。
>
> 　　外果皮是果皮的最外层，通常由 1～2 层细胞构成。外果皮上常有气孔、角质层、蜡被、毛、钩、刺等，对果实具有保护作用。
>
> 　　中果皮是果皮的中层，占果皮的大部分。中果皮因果实类型不同，细胞结构变化较大。其多由薄壁组织构成，具有多数细小的维管束。
>
> 　　内果皮是果皮的最内层。内果皮因果实类型不同变化较大。其多由一层薄壁细胞组成，也有的为一到多层石细胞。

二、果实类中药的采收加工

果实类中药一般在果实成熟时采收，如五味子、山楂等；有些在果实近成熟时采收，如吴茱萸、木瓜等；有些在果实未成熟时采收，如枳壳、化橘红等；有些采收幼果，如枳实、西青果等。果实成熟期不一致时，要随熟随采，分批采收，果皮易开裂的果实要及时采收，以免种子散落。

三、果实类中药的性状

果实类中药由于经过采收、干燥，表面常会皱缩，尤其是果皮肉质化的果实类型。鉴别时首先注意其是完整果实、果穗还是果实的一部分。注意观察果实形状、大小、颜色、表面、质地、断面和气味等特征。完整果实多为类球形或扁球形，表面常有附属物，基部有果柄，顶端常有花柱残基，有的带有宿萼，如蔓荆子、覆盆子等。同时还应注意果实内种子的特点。

四、果实类中药的鉴别

显微鉴别：果实类中药显微鉴别一般制作横切片和粉末制片观察。显微鉴别时应注意外果皮、中果皮、内果皮及种子的特点。

理化鉴别：理化鉴别在果实类中药鉴别方面有较广泛的应用。如栀子水试会把水染成金黄色。

五、果实类中药的品质要求

果实类中药要求完整、干燥、香气浓郁、无杂质和非药用部位。通常以果实完整、身干、无非药用部位、无杂质、无霉变、无虫蛀、色泽正常、气味浓厚者为佳。

六、果实类中药的贮藏要求

果实类中药要求置阴凉通风干燥处，防潮，防霉，防蛀。

七、常见果实类中药

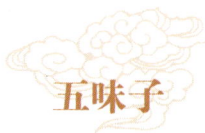

五味子

【别名】北五味子。

【来源】木兰科植物五味子的干燥成熟果实。习称"北五味子"。

【产地】主产于黑龙江、吉林、辽宁、河北等地。

【采收加工】秋季果实成熟时采摘，晒干或蒸后晒干，除去果梗和杂质。

【性状】五味子药材见图 2-4-23，性状描述见表 2-4-21。

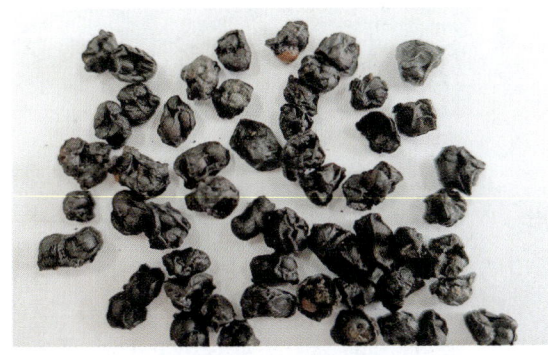

图 2-4-23　五味子药材

表 2-4-21　　　　　　　　　　　五味子药材性状描述

项目	性状描述
形状	呈不规则的球形或扁球形，直径 5~8 mm
形态	表面红色、紫红色或暗红色，皱缩，显油润；有的表面呈黑红色或出现"白霜"。种子 1~2，肾形，表面棕黄色，有光泽
质地	果肉柔软，种皮薄而脆
气味	果肉气微，味酸；种子破碎后有香气，味辛、微苦

【品质要求】以粒大、肉厚、色紫红、有光泽者为佳。
【功效】收敛固涩，益气生津，补肾宁心。
【贮藏要求】置通风干燥处，防霉。

资料卡片

五味子的商品分级

等级	性状描述	
	共同点	区别点
一等	呈不规则球形、扁球形或椭圆形。皱缩，内有肾形种子 1~2 粒。果肉味酸，种子有香气，味辛微苦	表面红色、暗红色或紫红色，质油润。干瘪粒不超过 2%
二等		表面黑红或出现"白霜"，干瘪粒不超过 20%

> **查一查**：南五味子的来源是什么？北五味子和南五味子药材在性状上的区别是什么？

山茱萸

【别名】山萸肉、枣皮。
【来源】山茱萸科植物山茱萸的干燥成熟果肉。
【产地】主产于浙江、河南、安徽，以浙江产量大，质量佳。
【采收加工】秋末冬初果皮变红时采收果实，用文火烘或置沸水中略烫后，及时除去果核，干燥。
【性状】山茱萸药材见图 2-4-24，性状描述见表 2-4-22。

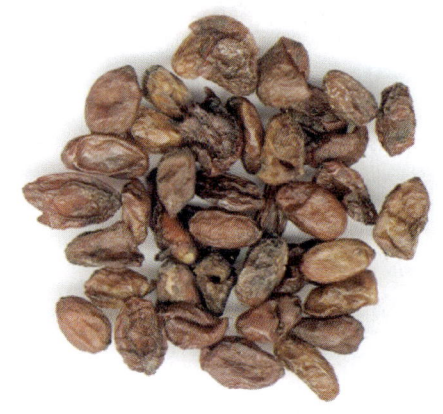

图 2-4-24　山茱萸药材

表 2-4-22　　　　　　　　　　　山茱萸药材性状描述

项目	性状描述
形状	呈不规则的片状或囊状，长 1~1.5 cm，宽 0.5~1 cm
形态	表面紫红色至紫黑色，皱缩，有光泽。顶端有的有圆形宿萼痕，基部有果梗痕
质地	质柔软
气味	气微，味酸、涩、微苦

【品质要求】以肉厚、无核、色红、油润者为佳。
【功效】补益肝肾，收涩固脱。
【贮藏要求】置干燥处，防蛀。

资料卡片

山茱萸的商品分级

等级		性状描述	
		共同点	区别点
选货	一等	呈不规则的片状或囊状，长1~1.5 cm，宽0.5~1 cm。皱缩，质柔软，有光泽。气微，味酸、涩、微苦	表面鲜红色，每千克暗红色≤10%，无杂质
	二等		表面暗红色，每千克红褐色≤15%，杂质≤1%
	三等		表面红褐色，每千克紫黑色≤15%，杂质≤2%
	四等		表面紫黑色，每千克杂质<3%
统货			表面鲜红、紫红色至紫黑色，每千克杂质<3%

枸杞子

【别名】地骨子、红耳坠、宁夏枸杞。
【来源】茄科植物宁夏枸杞的干燥成熟果实。
【产地】主产于宁夏、甘肃、青海、新疆、内蒙古、河北等地，以宁夏产者质量最佳。
【采收加工】夏、秋二季果实呈红色时采收，热风烘干，除去果梗，或晾至皮皱后，晒干，除去果梗。
【性状】枸杞子药材见图2-4-25，性状描述见表2-4-23。

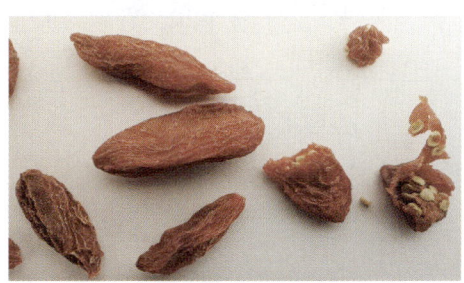

图2-4-25　枸杞子药材

表2-4-23　　　　　　　　　　枸杞子药材性状描述

项目	性状描述
形状	呈类纺锤形或椭圆形，长60~20 mm，直径3~10 mm

续表

项目	性状描述
形态	表面红色或暗红色,顶端有小突起状的花柱痕,基部有白色的果梗痕。果皮柔韧,皱缩;果肉肉质。种子20~50粒,类肾形,扁而翘,长1.5~1.9 mm,宽1~1.7 mm,表面浅黄色或棕黄色
质地	质柔润
气味	气微,味甜

【品质要求】以粒大、肉厚、种子少、色红、质柔软者为佳。
【功效】滋补肝肾,益精明目。
【贮藏要求】置阴凉干燥处,防闷热,防潮,防蛀。

资料卡片

枸杞子的商品分级

等级	性状描述		
	共同点	区别点	
		粒数(粒/50g)	不完善粒(%)
一级	呈类纺锤形或椭圆形,表面红色或暗红色,顶端有小突起状的花柱痕,基部有白色的果梗痕。果皮柔韧,皱缩;果肉肉质,柔润。种子20~50粒,类肾形,扁而翘,表面浅黄色或棕黄色。气微,味甜	≤280	≤1.0
二等		≤370	≤1.5
三等		≤580	≤3.0
四等		≤900	≤3.0

查一查:枸杞子有哪些品种?怎么鉴别道地宁夏枸杞子?

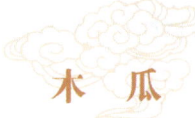

木 瓜

【别名】宣木瓜、皱皮木瓜。
【来源】蔷薇科植物贴梗海棠的干燥近成熟果实。
【产地】主产于安徽、四川、浙江、湖北等地,以安徽宣城产者质量最佳。
【采收加工】夏、秋二季果实绿黄时采收,置沸水中烫至外皮灰白色,对半纵剖,晒干。

【性状】木瓜药材见图 2-4-26，性状描述见表 2-4-24。

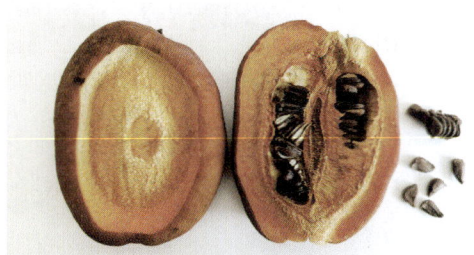

图 2-4-26　木瓜药材

表 2-4-24　　　　　　　　　　木瓜药材性状描述

项目	性状描述
形状	长圆形，多纵剖成两半，长 4~9 cm，宽 2~5 cm，厚 1~2.5 cm
形态	外表面紫红色或红棕色，有不规则的深皱纹；剖面边缘向内卷曲，果肉红棕色，中心部分凹陷，棕黄色；种子扁长三角形，多脱落
质地	质坚硬
气味	气微清香，味酸

【饮片性状】木瓜片为类月牙形薄片。外表紫红色或棕红色，有不规则的深皱纹。切面棕红色。气微清香，味酸。

【品质要求】以个大、皮皱、色紫红者为佳。

【功效】舒筋活络，和胃化湿。

【贮藏要求】置阴凉干燥处，防潮，防蛀。

资料卡片

木瓜的商品分级

等级	性状描述	
	共同点	区别点
选货	呈长圆形，多纵剖成两半，宽 2~5 cm，厚 1~2.5 cm。外表面紫红色或红棕色，有不规则的深皱纹；剖面边缘向内卷曲，果肉红棕色，中心部分凹陷，棕黄色；种子扁长三角形，多脱落。质坚硬。气微清香，味酸	长度≥6 cm
统货		长度≥4 cm

查一查：光皮木瓜是什么？木瓜和光皮木瓜药材在性状上的区别是什么？

山　楂

【别名】山里红、山里果、北山楂。
【来源】蔷薇科植物山里红或山楂的干燥成熟果实。
【产地】主产于山东、河南、江苏、浙江等地。
【采收加工】秋季果实成熟时采收，切片，干燥。
【性状】山楂药材见图 2-4-27，性状描述见表 2-4-25。

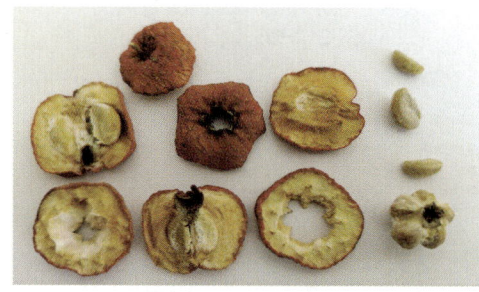

图 2-4-27　山楂药材

表 2-4-25　　　　　　　　　　　　山楂药材性状描述

项目	性状描述
形状	圆形片，皱缩不平，直径 1～2.5 cm，厚 0.2～0.4 cm
形态	外皮红色，具皱纹，有灰白色小斑点。果肉深黄色至浅棕色。中部横切片具 5 粒浅黄色果核，但核多脱落而中空。有的片上可见短而细的果梗或花萼残迹
气味	气微清香，味酸、微甜

【品质要求】以个大、肉厚、味浓者为佳。
【功效】消食健胃，行气散瘀，化浊降脂。
【贮藏要求】置通风干燥处，防蛀。

> **资料卡片**
>
> ### 山楂的化学成分
>
> 山楂主含黄酮类、有机酸类化合物，另含有三萜类、甾体类化合物等。按《中国药典（2020 年版）》规定法测定，本品以干燥品计算，含有机酸以枸橼酸（$C_6H_8O_7$）计，不得少于 5.0%。

瓜 蒌

【别名】栝楼。

【来源】葫芦科植物栝楼或双边栝楼的干燥成熟果实。

【产地】栝楼主产于山东、河南、河北、安徽等地,以山东产者为佳;双边栝楼主产于四川、江西、湖南、湖北、广东等地。

【采收加工】秋季果实成熟时,连果梗剪下,置通风处阴干。

【性状】瓜蒌药材见图2-4-28a),性状描述见表2-4-26。

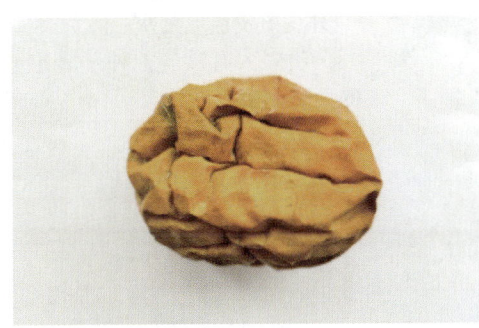
a)瓜蒌药材

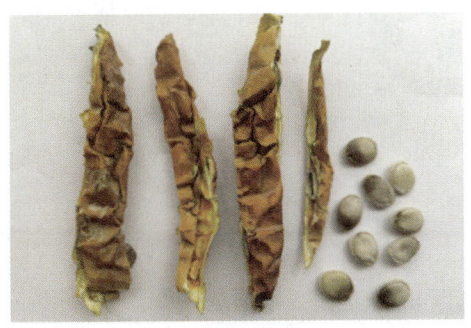
b)瓜蒌饮片

图2-4-28 瓜蒌

表2-4-26　　　　　　　　　　瓜蒌药材性状描述

项目	性状描述
形状	呈类球形或宽椭圆形,长7~15 cm,直径6~10 cm
形态	表面橙红色或橙黄色,皱缩或较光滑,顶端有圆形的花柱残基,基部略尖,具残存的果梗。轻重不一。内表面黄白色,有红黄色丝络,果瓤橙黄色,与多数种子黏结成团
质地	质脆,易破开,果瓤黏稠
气味	具焦糖气,味微酸、甜

【饮片性状】瓜蒌饮片见图2-4-28b)。瓜蒌丝(块)呈不规则的丝或块状。余同药材。

【品质要求】以个大、完整、色橙黄、味浓者为佳。

【功效】清热涤痰,宽胸散结,润燥滑肠。

【贮藏要求】置阴凉干燥处,防霉,防蛀。

资料卡片

瓜蒌的商品分级

等级	性状描述	
	共同点	区别点
选货	呈类球形,长7~15 cm,直径6~10 cm(或略大),表面皱缩或较光滑,顶端有圆形的花柱残基,基部略尖,具残存的果梗。质脆,易破开,内表面黄白色,有红黄色丝络,果瓤橙黄色,黏稠,与多数种子黏结成团。具焦糖气,味微酸、甜	外皮橙黄色或橙红色,颜色均一,直径>7 cm,质重,无破碎或很少破碎,切开种子饱满
统货		外皮橙黄色或发灰(陈货),大小不一,质轻,有破碎,种子多饱满,有的种子空瘪

补骨脂

【别名】破故纸、胡韭子、黑故子。

【来源】豆科植物补骨脂的干燥成熟果实。

【产地】主产于四川、河南、安徽、陕西等地。四川产者称"川故子",河南产者称"怀故子"。

【采收加工】秋季果实成熟时采收果序,晒干,搓出果实,除去杂质。

【性状】补骨脂药材见图2-4-29,性状描述见表2-4-27。

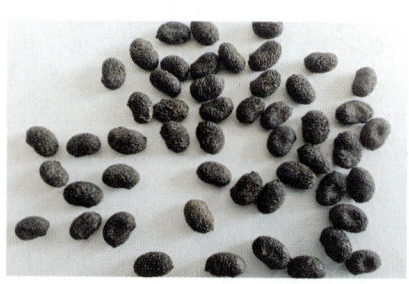

图2-4-29 补骨脂药材

表2-4-27 补骨脂药材性状描述

项目	性状描述
形状	呈肾形,略扁,长3~5 mm,宽2~4 mm,厚约1.5 mm
形态	表面黑色、黑褐色或灰褐色,具细微网状皱纹。顶端圆钝,有一小突起,凹侧有果梗痕。果皮薄,与种子不易分离;种子1枚,子叶2,黄白色

续表

项目	性状描述
质地	质硬,种子富油性
气味	气香,味辛、微苦

【品质要求】以粒大、饱满、色黑、坚实、香气浓者为佳。

【功效】温肾助阳,纳气平喘,温脾止泻;外用消风祛斑。

【贮藏要求】置干燥处。

资料卡片

补骨脂的商品分级

等级	性状描述	
	共同点	区别点
选货	呈肾形,略扁,表面黑色、黑褐色或灰褐色,具细微网状皱纹。顶端圆钝,有一小突起,凹侧有果梗痕。质硬。果皮薄,与种子不易分离;种子1枚,子叶2,黄白色,有油性。气香,味辛、微苦	颗粒饱满、大小均匀,含杂率≤2.5%。瘪粒率≤3.0%
统货		颗粒不饱满、大小不均匀,含杂率≤3.0%。瘪粒率≤5.0%

吴茱萸

【别名】吴萸。

【来源】芸香科植物吴茱萸、石虎或疏毛吴茱萸的干燥近成熟果实。

【产地】主产于浙江、江西、贵州、湖南等地。

【采收加工】8—11月果实尚未开裂时,剪下果枝,晒干或者低温干燥,除去枝、叶、果梗等杂质。

【性状】吴茱萸药材见图2-4-30,性状描述见表2-4-28。

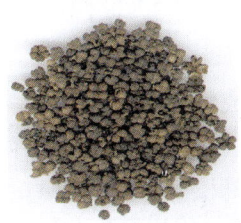

图2-4-30 吴茱萸药材

表 2-4-28　　　　　　　　　　吴茱萸药材性状描述

项目	性状描述
形状	呈球形或略呈五角状扁球形，直径 2~5 mm
形态	表面暗黄绿色至褐色，粗糙，有多数点状突起或凹下的油点。顶端有五角星状的裂隙，基部残留被有黄色茸毛的果梗。横切面可见子房 5 室，每室有淡黄色种子 1 粒
质地	质硬而脆
气味	气芳香浓郁，味辛辣而苦

【品质要求】以颗粒饱满、色绿、香气浓郁、无杂质者为佳。
【功效】散寒止痛，降逆止呕，助阳止泻。
【贮藏要求】置阴凉干燥处。

资料卡片

吴茱萸的商品分级

规格	等级	性状描述	
		共同点	区别点
中花	一等	为未成熟果实，呈球形或略呈五角状扁球形。表面暗黄绿色至褐色，粗糙，有多数点状突起或凹下的油点。顶端有五角星状的裂隙，基部残留被有黄色茸毛的果梗。横切面可见子房 5 室，每室有淡黄色种子 1 粒	直径 2.5~4.0 mm，枝梗等杂质率≤3%
	二等		直径 2.5~4.0 mm，枝梗等杂质率≤7%
小花	统货		直径 2.0~2.5 mm，顶端五角星状裂隙不明显，枝梗等杂质率≤7%

小茴香

【别名】怀香、谷香、茴香子。
【来源】伞形科植物茴香的干燥成熟果实。
【产地】主产于山西、内蒙古、甘肃、辽宁。以山西产量最大，内蒙古产者最佳。
【采收加工】秋季果实初熟时采割植株，晒干，打下果实，除去杂质。
【性状】小茴香药材见图 2-4-31，性状描述见表 2-4-29。

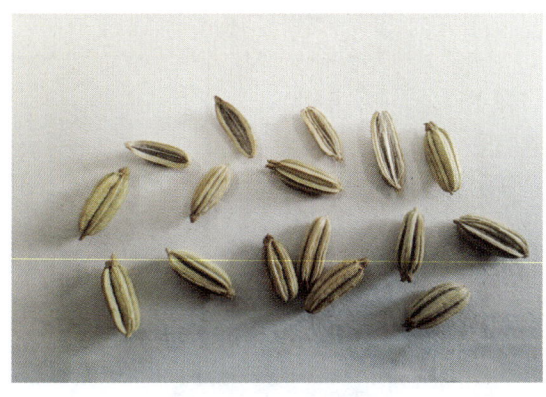

图 2-4-31 小茴香药材

表 2-4-29　　　　　　　　　　小茴香药材性状描述

项目	性状描述
形状	双悬果，呈圆柱形，有的稍弯曲，长 4~8 mm，直径 1.5~2.5 mm
形态	表面黄绿色或淡黄色，两端略尖，顶端残留黄棕色突起的柱基，基部有时有细小的果梗。分果呈长椭圆形，背面有纵棱 5 条，接合面平坦而较宽。横切面略呈五边形，背面的四边约等长
气味	有特异香气，味微甜、辛

【显微鉴别】分果横切面：外果皮为 1 列扁平细胞，外被角质层。中果皮纵棱处有维管束，其周围有多数木化网纹细胞；背面纵棱间各有大的椭圆形棕色油管 1 个，接合面有油管 2 个，共 6 个。内果皮为 1 列扁平薄壁细胞，细胞长短不一。种皮细胞扁长，含棕色物。胚乳细胞多角形，含多数糊粉粒，每个糊粉粒中都含有细小草酸钙簇晶。

【品质要求】以粒大、饱满、色黄绿、香气浓者为佳。

【功效】散寒止痛，理气和胃。

【贮藏要求】置阴凉干燥处。

资料卡片

小茴香的化学成分

小茴香主含脂肪油、挥发油、甾醇及苷类化合物、氨基酸等化学成分。按《中国药典（2020 年版）》规定法测定，本品含挥发油不得少于 1.5%（mL/g），含反式茴香脑（$C_{10}H_{12}O$）不得少于 1.4%。

连翘

【别名】连壳、青翘、落翘。

【来源】木犀科植物连翘的干燥果实。

【产地】主产于山西、河南、陕西、山东等地。

【采收加工】秋季果实初熟尚带绿色时采收，除去杂质，蒸熟，晒干，习称"青翘"；果实熟透时采收，晒干，除去杂质，习称"老翘"或"黄翘"。

【性状】连翘药材见图 2-4-32，性状描述见表 2-4-30。

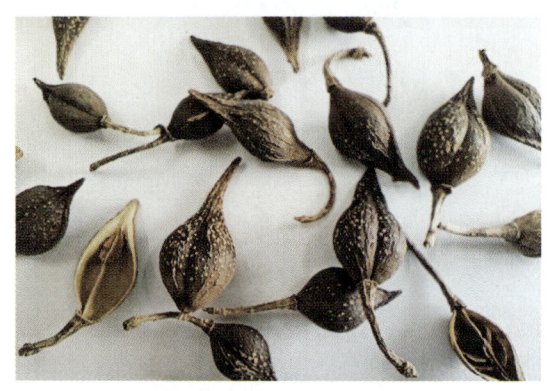

图 2-4-32　连翘药材（老翘）

表 2-4-30　　　　　　　　　连翘药材性状描述

项目	性状描述	
	青翘	老翘
形状	长卵形至卵形，稍扁，长 1.5~2.5 cm，直径 0.5~1.3 cm	
形态	表面有不规则纵皱纹和多数突起的小斑点，两面各有 1 条明显的纵沟。顶端锐尖，基部有小果梗或脱落。多不开裂，表面绿褐色，突起的灰白色小斑点较少，种子多数，黄绿色，细长，一侧有翅	自顶端开裂或裂成两瓣，表面黄棕色或红棕色，内表面多为浅黄棕色，平滑，具一纵隔；种子棕色，多已脱落
质地	质硬	质脆
气味	气微香，味苦	

【品质要求】青翘以色绿、不开裂者为佳，老翘以色黄、壳厚、无种子、纯净者为佳。

【功效】清热解毒，消肿散结，疏散风热。

【贮藏要求】置干燥处。

资料卡片

连翘的商品分级

规格	等级	性状描述	
		共同点	区别点 果柄残留率
青翘	选货	呈狭卵形至卵形，两端狭长，长1.5~2.5 cm，直径0.5~1.3 cm。表面有不规则的纵皱纹且突起的灰白色小斑点较少，两面各有1条明显的纵沟；多不开裂，表面青绿色，绿褐色。质坚硬，气芳香，味苦，无皱缩	<10%
	统货		不做要求
老翘（黄翘）	统货	呈长卵形或卵形，两端狭尖，多分裂为两瓣，长1.5~2.5 cm，直径0.5~1.3 cm。表面有1条明显的纵沟和不规则的纵皱纹及凸起小斑点，间有残留果柄，表面棕黄色，内面浅黄棕色，平滑，内有纵隔。质坚脆。种子多已脱落。气微香，味苦	

 找一找：青翘和老翘药材在性状上的区别是什么？

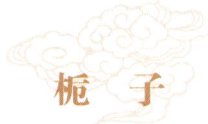

栀 子

【别名】黄栀子、山栀子、红栀子、小栀子。
【来源】茜草科植物栀子的干燥成熟果实。
【产地】主产于湖南、江西、浙江、福建、四川、河南等地。
【采收加工】9—11月果实成熟呈红黄色时采收，除去果梗和杂质，蒸至上气或置沸水中略烫，取出，干燥。
【性状】栀子药材见图2-4-33，性状描述见表2-4-31。

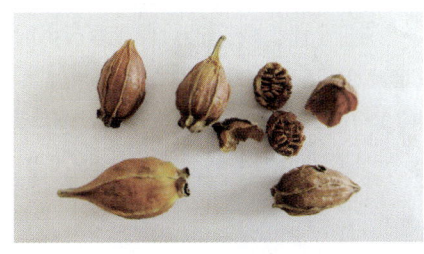

图2-4-33 栀子药材

表 2-4-31　栀子药材性状描述

项目	性状描述
形状	呈长卵圆形或椭圆形，长 1.5～3.5 cm，直径 1～1.5 cm
形态	表面红黄色或棕红色，具 6 条翅状纵棱，棱间常有 1 条明显的纵脉纹，并有分枝。顶端残存萼片，基部稍尖，有残留果梗。果皮略有光泽；内表面色较浅，有光泽，具 2～3 条隆起的假隔膜。种子多数，扁卵圆形，集结成团，深红色或红黄色，表面密具细小疣状突起
质地	果皮薄而脆
气味	气微，味微酸而苦

【饮片性状】净栀子呈不规则的碎块。果皮表面红黄色或棕红色，有的可见翅状纵棱。种子多数，扁卵圆形，深红色或红黄色。气微，味微酸而苦。

【品质要求】以个小、饱满、完整、色红者为佳。

【功效】泻火除烦，清热利湿，凉血解毒；外用消肿止痛。

【贮藏要求】置通风干燥处。

资料卡片

栀子的商品分级

等级		性状描述	
		共同点	区别点
选货	一等	呈长卵圆形或椭圆形，长 1.5～3.5 cm，直径 1～1.5 cm，具有纵棱，顶端有宿存萼片，基部稍尖，有残留果梗。皮薄脆革质，略有光泽。内表面色较浅，有光泽，具隆起的假隔膜。气微，味微酸而苦。颜色均匀，无焦黑个	饱满，表面呈红色、棕红色、橙红色、橙色、红黄色。种子团与果壳空隙较小，种子团紧密充实，呈深红色、紫红色、淡红色、棕黄色。青黄个重量占比≤5%，果梗重量占比≤1%
	二等		较瘦小，表面呈深褐色、褐色、棕黄色、棕色、淡棕色、枯黄色。种子团与果壳空隙较大，种子团稀疏，呈棕红色、红黄色、暗棕色、棕褐色。青黄个重量占比≤10%，果梗重量占比≤2%
统货		呈长卵圆形或椭圆形，长 1.5～3.5 cm，直径 1～1.5 cm，具有纵棱，顶端有宿存萼片。表面呈红色、橙色、褐色、青色，颜色大小不一。皮薄脆革质，略有光泽。气微，味微酸而苦。青黄个重量占比≤10%，果梗重量占比≤2%	

查一查：栀子常见伪品为水栀子，怎么区别栀子和水栀子？

砂 仁

【别名】缩砂仁、缩砂密、阳春砂、春砂仁。

【来源】姜科植物阳春砂、绿壳砂或海南砂的干燥成熟果实。

【产地】阳春砂主产于广东，广西、云南、福建亦产，以广东产者最佳；绿壳砂主产于云南；海南砂主产于海南。

【采收加工】夏、秋二季果实成熟时采收，晒干或低温干燥。

【性状】砂仁药材见图 2-4-34，性状描述见表 2-4-32。

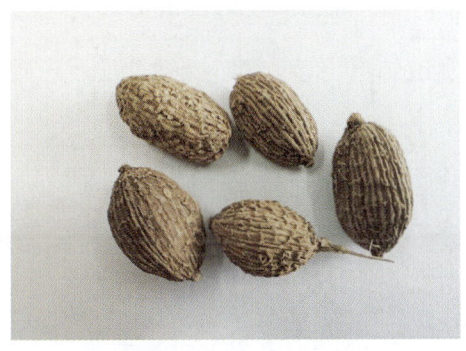

图 2-4-34　砂仁药材（阳春砂）

表 2-4-32　　　　　　　　　　砂仁药材性状描述

项目	性状描述	
	阳春砂、绿壳砂	海南砂
形状	呈椭圆形或卵圆形，有不明显的三棱，长 1.5~2 cm，直径 1~1.5 cm	呈长椭圆形或卵圆形，有明显的三棱，长 1.5~2 cm，直径 0.8~1.2 cm
形态	表面棕褐色，密生刺状突起，顶端有花被残基，基部常有果梗。种子集结成团，具三钝棱，中有白色隔膜，将种子团分成 3 瓣，每瓣有种子 5~26 粒。种子为不规则多面体，直径 2~3 mm；表面棕红色或暗褐色，有细皱纹，外被淡棕色膜质假种皮；胚乳灰白色	表面被片状、分枝的软刺，基部具果梗痕。种子团较小，每瓣有种子 3~24 粒；种子直径 1.5~2 mm
质地	果皮薄而软，种子质硬	果皮厚而硬
气味	气芳香而浓烈，味辛凉、微苦	气味稍淡

【品质要求】以个大、坚实、饱满、香气浓者为佳。

【功效】化湿开胃，温脾止泻，理气安胎。

【贮藏要求】置阴凉干燥处。

豆 蔻

【别名】白豆蔻、白蔻。

【来源】姜科植物白豆蔻或爪哇白豆蔻的干燥成熟果实。按产地不同分为"原豆蔻"和"印尼白蔻"。

【产地】原豆蔻主产于越南、泰国、柬埔寨等地，我国广东、广西、云南有栽培；印尼白蔻主产于印度尼西亚，我国海南、云南有栽培。

【采收加工】6—8 月果实成熟尚未开裂时采收，除去果柄，晒干。

【性状】豆蔻药材见图 2-4-35，性状描述见表 2-4-33。

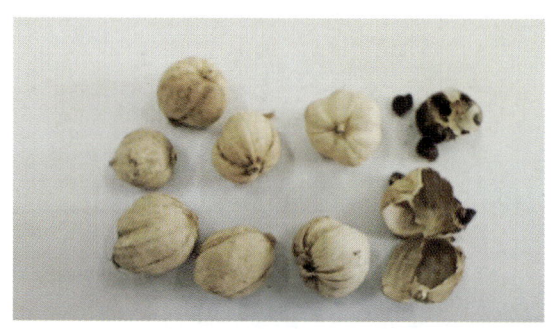

图 2-4-35　豆蔻药材（原豆蔻）

表 2-4-33　　　　　　　　　豆蔻药材性状描述

项目	性状描述	
	原豆蔻	印尼白蔻
形状	呈类球形，直径 1.2～1.8 cm，种子呈不规则多面体，背面略隆起，直径 3～4 mm	个略小
形态	表面黄白色至淡黄棕色，有 3 条较深的纵向槽纹，顶端有突起的柱基，基部有凹下的果柄痕，两端均具浅棕色绒毛。易纵向裂开，内分 3 室，每室含种子约 10 粒；种子表面暗棕色，有皱纹，并被有残留的假种皮	表面黄白色，有的微显紫棕色。果皮较薄，种子瘦瘪
质地	果皮体轻，质脆	
气味	气芳香，味辛凉略似樟脑	气味较弱

【品质要求】以个大、完整、种仁饱满、香气浓者为佳。

【功效】化湿行气，温中止呕，开胃消食。

【贮藏要求】密闭，置阴凉干燥处，防蛀。

> 📖 **资料卡片**
>
> 豆蔻的化学成分
>
> 豆蔻主含挥发油，油中主要成分为桉油精等。按《中国药典（2020年版）》规定法测定，原豆蔻仁含挥发油不得少于5.0%（mL/g），印尼白蔻仁不得少于4.0%（mL/g）；按干燥品计算，豆蔻仁含桉油精（$C_{10}H_{18}O$）不得少于3.0%。

❓ 找一找：原豆蔻和印尼白蔻药材在性状上的区别是什么？

草 果

【别名】草果子、草果仁。
【来源】姜科植物草果的干燥成熟果实。
【产地】主产于云南、广西、贵州等地。
【采收加工】秋季果实成熟时采收，除去杂质，晒干或低温干燥。
【性状】草果药材见图2-4-36，性状描述见表2-4-34。

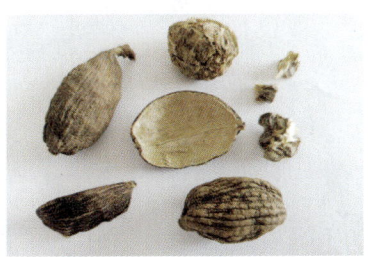

图 2-4-36　草果药材

表 2-4-34　　　　　　　　　　草果药材性状描述

项目	性状描述
形状	呈长椭圆形，具三钝棱，长2~4 cm，直径1~2.5 cm
形态	表面灰棕色至红棕色，具纵沟及棱线，顶端有圆形突起的柱基，基部有果梗或果梗痕。剥去外皮，中间有黄棕色隔膜，将种子团分成3瓣，每瓣有种子，多为8~11粒。种子呈圆锥状多面体，直径约5 mm；表面红棕色，外被灰白色膜质的假种皮，种脊为一条纵沟，尖端有凹状的种脐；胚乳灰白色
质地	果皮质坚韧，易纵向撕裂；种子质硬
气味	有特异香气，味辛、微苦

【饮片性状】草果仁呈圆锥状多面体，直径约 5 mm；表面棕色至红棕色，有的可见外被残留灰白色膜质的假种皮。种脊为一条纵沟，尖端有凹状的种脐。胚乳灰白色至黄白色。有特异香气，味辛、微苦。

【品质要求】以个大、饱满、香气浓者为佳。

【功效】燥湿温中，截疟除痰。

【贮藏要求】置阴凉干燥处。

资料卡片

草果的商品分级

等级		性状描述	
		共同点	区别点
选货	一等	呈长椭圆形，具三钝棱。表面灰棕色至红棕色，具纵沟及棱线，顶端有圆形突起的柱基，基部有果梗或果梗痕。有特异香气，味辛、微苦。无开裂、无破损	短果梗，每 500g ≤150 个
	二等		有果梗，每 500g ≤200 个
统货			大小不等

金樱子

【别名】金罂子、山石榴。

【来源】蔷薇科植物金樱子的干燥成熟果实。

【产地】主产于广东、湖南、浙江、江西等地。

【采收加工】10—11 月果实成熟变红时采收，干燥，除去毛刺。

【性状】金樱子药材见图 2-4-37，性状描述见表 2-4-35。

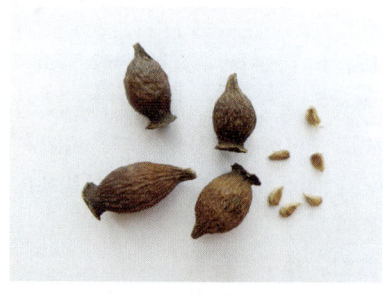

图 2-4-37　金樱子药材

表 2-4-35　　　　　　　　　　金樱子药材性状描述

项目	性状描述
形状	为花托发育而成的假果，呈倒卵形，长 2~3.5 cm，直径 1~2 cm
形态	表面红黄色或红棕色，有突起的棕色小点，系毛刺脱落后的残基。顶端有盘状花萼残基，中央有黄色柱基，下部渐尖。切开后，花托壁厚 1~2 mm，内有多数坚硬的小瘦果，内壁及瘦果均有淡黄色绒毛
质地	质硬
气味	气微，味甘、微涩

【饮片性状】金樱子肉呈倒卵形纵剖瓣。表面红黄色或红棕色，有突起的棕色小点。顶端有花萼残基，下部渐尖。花托壁厚 1~2 mm，内面淡黄色，残存淡黄色绒毛。气微，味甘、微涩。

【品质要求】以个大、色红黄、无毛刺者为佳。

【功效】固精缩尿，固崩止带，涩肠止泻。

【贮藏要求】置通风干燥处，防蛀。

> **资料卡片**
>
> 金樱子的化学成分
>
> 　　金樱子主含多糖、黄酮类化合物、三萜及其衍生物，另含有鞣质、甾体、维生素等成分。按《中国药典（2020年版）》规定法测定，金樱子肉按干燥品计算，含金樱子多糖以无水葡萄糖（$C_6H_{12}O_6$）计，不得少于 25.0%。

枳　壳

【来源】芸香科植物酸橙及其栽培变种的干燥未成熟果实。

【产地】主产于江西、四川、湖南等地，以江西产者为佳。

【采收加工】7月果皮尚绿时采收，自中部横切为两半，晒干或低温干燥。

【性状】枳壳药材见图 2-4-38a），性状描述见表 2-4-36。

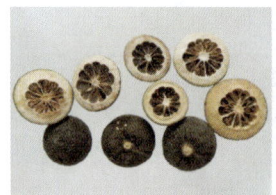
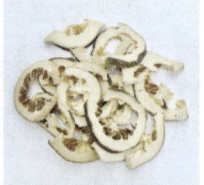

a）枳壳药材　　　　b）枳壳饮片

图 2-4-38　枳壳

表 2-4-36　枳壳药材性状描述

项目	性状描述
形状	呈半球形，直径 3～5 cm
形态	外果皮棕褐色至褐色，有颗粒状突起，突起的顶端有凹点状油室；有明显的花柱残迹或果梗痕。切面中果皮黄白色，光滑而稍隆起，厚 0.4～1.3 cm，边缘散有 1～2 列油室，瓤囊 7～12 瓣，少数至 15 瓣，汁囊干缩呈棕色至棕褐色，内藏种子
质地	质坚硬，不易折断
气味	气清香，味苦、微酸

【饮片性状】枳壳饮片见图 2-4-38b）。枳壳片为不规则弧状条形薄片。切面外果皮棕褐色至褐色，中果皮黄白色至黄棕色，近外缘有 1～2 列点状油室，内侧有的有少量紫褐色瓤囊。

【品质要求】以表面色棕褐、肉厚、质坚硬、香气浓者为佳。

【功效】理气宽中，行滞消胀。

【贮藏要求】置阴凉干燥处，防蛀。

资料卡片

枳壳的商品分级

规格	等级	性状描述	
		共同点	区别点
江枳壳	一等	呈半球形，直径 3～5 cm。外果皮棕褐色至褐色，有颗粒状突起，突起的顶端有凹点状油室；有明显的花柱残迹或果梗痕。切面中果皮黄白色，光滑而稍隆起，边缘散有 1～2 列油室，瓤囊 7～12 瓣，少数至 15 瓣，汁囊干缩呈棕色至棕褐色，内藏种子。质坚硬，不易折断。气清香，味苦、微酸	0.6 cm ≤ 中果皮厚 ≤ 1.3 cm，气香浓郁
川枳壳	选货		
湘枳壳	二等		0.4 cm ≤ 中果皮厚 < 0.6 cm，气香淡
其他产区枳壳	统货	切面中果皮厚 0.4～1.3 cm，气清香	

枳 实

【别名】鹅眼枳实。

【来源】芸香科植物酸橙及其栽培变种或甜橙的干燥幼果。

【产地】主产于四川、江西、福建、江苏等地。

【采收加工】5—6月收集自落的果实,除去杂质,自中部横切为两半,晒干或低温干燥,较小者直接晒干或低温干燥。

【性状】枳实药材见图2-4-39,性状描述见表2-4-37。

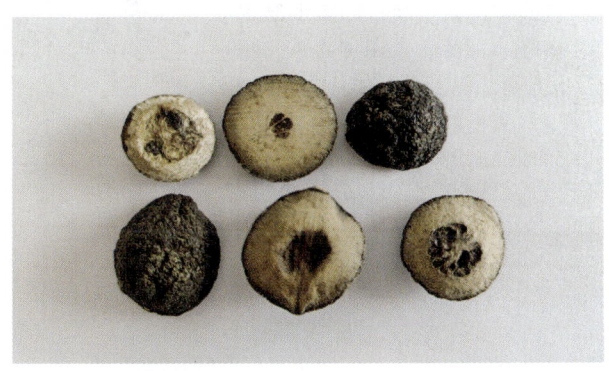

图 2-4-39　枳实药材

表 2-4-37　　　　　　　　　　枳实药材性状描述

项目	性状描述
形状	呈半球形,少数为球形,直径 0.5～2.5 cm
形态	外果皮黑绿色或棕褐色,具颗粒状突起和皱纹,有明显的花柱残迹或果梗痕。切面中果皮略隆起,厚 0.3～1.2 cm,黄白色或黄褐色,边缘有 1～2 列油室,瓤囊棕褐色
质地	质坚硬
气味	气清香,味苦、微酸

【饮片性状】枳实片为不规则弧状条形或圆形薄片。切面外果皮黑绿色或棕褐色,中果皮部分黄白色至黄棕色,近外缘有1～2列点状油室,条片内侧或圆片中央具棕褐色瓤囊。气清香,味苦、微酸。

【品质要求】以肉厚瓤小、质坚实、香气浓者为佳。

【功效】破气消积,化痰散痞。

【贮藏要求】置阴凉干燥处,防蛀。

资料卡片

枳实的商品分级

规格	等级	性状描述	
		共同点	区别点
酸橙枳实	选货 一等	呈半球形，少数为球形。外果皮黑绿色或暗棕绿色，具颗粒状突起和皱纹，有明显的花柱残迹或果梗痕。切面中果皮略隆起，黄白色或黄褐色，厚0.3~1.2 cm，边缘有1~2列油室，瓤囊棕褐色。质坚硬。气清香、味苦、微酸	0.5 cm≤直径<1.5 cm。间有未切的枳实个，但不得超过30%
	选货 二等		对瓣，1.5 cm≤直径<2.0 cm
	选货 三等		对瓣，直径2.0~2.5 cm
	统货		大小不等，直径0.5~2.5 cm，间有未切的枳实个，但不得超过30%
甜橙枳实	统货	外皮黑褐色，较平滑，有微小颗粒状突起，切面类白色，厚3~5 mm，瓤囊8~13瓣，味酸、甘、苦	

陈 皮

【别名】橘皮、红皮。

【来源】芸香科植物橘及其栽培变种的干燥成熟果皮。药材分为"陈皮"和"广陈皮"。

【产地】主产于广东、四川、福建、浙江、江西、湖南等地；以广东新会、四会、广州近郊产者最佳，以四川、重庆产量大。

【采收加工】采摘成熟果实，剥取果皮，晒干或低温干燥。

【性状】陈皮药材见图2-4-40，性状描述见表2-4-38。

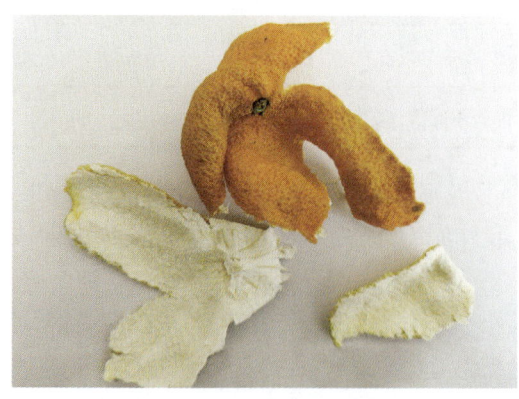

图2-4-40 陈皮药材（陈皮）

表 2-4-38　　　　　　　　　　　陈皮药材性状描述

项目	陈皮	广陈皮
形状	常剥成数瓣，基部相连，有的呈不规则的片状，厚 1～4 mm	常 3 瓣相连，形状整齐，厚度均匀，约 1 mm
形态	外表面橙红色或红棕色，有细皱纹和凹下的点状油室；内表面浅黄白色，粗糙，附黄白色或黄棕色筋络状维管束	外表面橙黄色至棕褐色，点状油室较大，对光照视，透明清晰
质地	稍硬而脆	较柔软
气味	气香，味辛、苦	

【品质要求】以片大、色鲜艳、油润、质软、香气浓者为佳。
【功效】理气健脾，燥湿化痰。
【贮藏要求】置阴凉干燥处，防霉，防蛀。

资料卡片

陈皮的商品分级

规格	等级	性状描述	
		共同点	区别点
广陈皮	选货 一等	常 3 瓣相连，形状整齐，厚度均匀，约 1 mm。点状油室较大，对光照视，透明清晰。质较柔软。气香，味辛、苦	外表面橙红色或棕紫色，显皱缩。内表面白色、略呈海绵状
	选货 二等		外表面橙红色或红棕色，内表面类白色、较光洁
	统货	常 3 瓣相连，形状整齐，厚度均匀，约 1 mm。外表面橙红色、红棕色或棕紫色，内表面白色或类白色。点状油室较大，对光照视，透明清晰。质较柔软。气香，味辛、苦	
陈皮	统货	常剥成数瓣，基部相连，有的呈不规则的片状，厚 1～4 mm。外表面橙红色或红棕色，有细皱纹和凹下的点状油室；内表面浅黄白色，粗糙，附黄白色或黄棕色筋络状维管束。质稍硬而脆。气香，味辛、苦	

找一找：陈皮和广陈皮药材在性状上的区别是什么？

化橘红

【别名】化州橘红、毛橘红。

【来源】芸香科植物化州柚或柚的未成熟或近成熟的干燥外层果皮。其中前者习称"毛橘红",后者习称"光七爪""光五爪"。

【产地】化州柚主产于广东、广西,以广东省化州市产者质量最佳;柚主产于广西、四川、湖南、湖北、浙江亦产。

【采收加工】夏季果实未成熟时采收,置沸水中略烫后,将果皮割成5或7瓣,除去果瓤和部分中果皮,压制成形,干燥。

【性状】化橘红药材见图2-4-41,性状描述见表2-4-39。

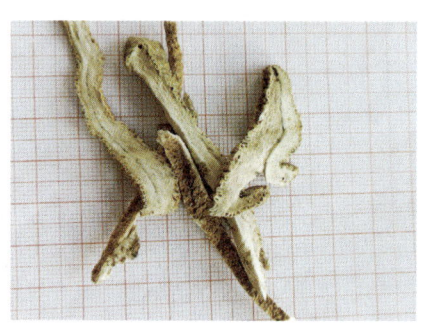

图 2-4-41　化橘红药材(柚)

表 2-4-39　化橘红药材性状描述

项目	性状描述	
	毛橘红	光七爪、光五爪
形状	呈对折的七角或展平的五角星状,单片呈柳叶形。完整者展平后直径15~28 cm,厚0.2~0.5 cm	
形态	外表面黄绿色,密布茸毛,有皱纹及小油室;内表面黄白色或淡黄棕色,有脉络纹。断面不整齐,外缘有1列不整齐的下凹的油室,内侧稍柔而有弹性	表面黄绿色至黄棕色,无毛
质地	质脆,易折断	
气味	气芳香,味苦、微辛	

【品质要求】毛橘红以表面茸毛细密、香气浓郁者为佳,光七爪、光五爪以色黄、厚薄均匀者为佳。

【功效】理气宽中,燥湿化痰。

【贮藏要求】置阴凉干燥处,防蛀。

> **资料卡片**
>
> 化橘红的化学成分
>
> 化橘红主含挥发油和黄酮类化合物,另含有胡萝卜素、维生素等。按《中国药典(2020年版)》规定法测定,本品以干燥品计算,含柚皮苷($C_{27}H_{32}O_{14}$)不得少于3.5%。

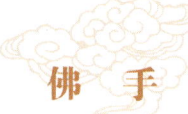

佛　手

【别名】九爪木、佛手柑、五指橘。

【来源】芸香科植物佛手的干燥果实。

【产地】主产于广东的肇庆、高要、德庆、云浮、四会、郁南等地者,称"广佛手";主产于四川者,称"川佛手";主产于浙江者,称"金佛手";此外,广西、安徽、云南、福建等亦产。以广东产者质量最佳。

【采收加工】秋季果实尚未变黄或变黄时采收,纵切成薄片,晒干或者低温干燥。

【性状】佛手药材见图2-4-42,性状描述见表2-4-40。

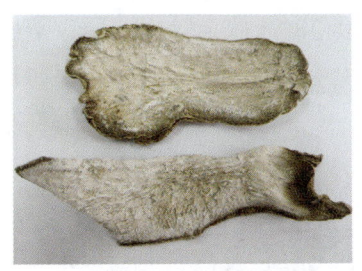

图 2-4-42　佛手药材

表2-4-40　　　　　　　　　　佛手药材性状描述

项目	性状描述
形状	类椭圆形或卵圆形的薄片,常皱缩或卷曲,长6~10 cm,宽3~7 cm,厚0.2~0.4 cm
形态	顶端稍宽,常有3~5个手指状的裂瓣,基部略窄,有的可见果梗痕。外皮黄绿色或橙黄色,有皱纹和油点。果肉浅黄白色或浅黄色,散有凹凸不平的线状或点状维管束
质地	质硬而脆,受潮后柔韧
气味	气香,味微甜后苦

【饮片性状】佛手片(条)为类椭圆形、卵圆形的薄片或不规则的丝条,常皱缩或卷

曲。余同药材。

【品质要求】以皮黄肉白、香气浓郁者为佳。

【功效】疏肝理气，和胃止痛，燥湿化痰。

【贮藏要求】置阴凉干燥处，防霉，防蛀。

📖 资料卡片

佛手的化学成分

佛手主含黄酮类、香豆素类化合物和挥发油，另含有氨基酸、维生素等。按《中国药典（2020年版）》规定法测定，本品以干燥品计算，含橙皮苷（$C_{28}H_{34}O_{15}$）不得少于0.030%。

使君子

【别名】五棱子、留求子、史君子。

【来源】使君子科植物使君子的干燥成熟果实。

【产地】主产于四川、广东、广西、福建等地。

【采收加工】秋季果皮变紫黑色时采收，除去杂质，干燥。

【性状】使君子药材见图2-4-43，性状描述见表2-4-41。

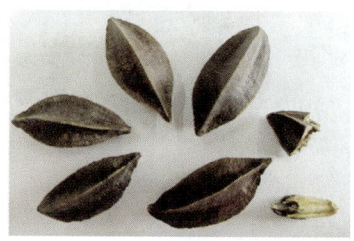

图 2-4-43　使君子药材

表 2-4-41　　使君子药材性状描述

项目	性状描述
形状	呈椭圆形或卵圆形，具5条纵棱，偶有4～9棱，长2.5～4 cm，直径约2 cm
形态	表面黑褐色至紫黑色，平滑，微具光泽。顶端狭尖，基部钝圆，有明显圆形的果梗痕。横切面多呈五角星形，棱角处壳较厚，中间呈类圆形空腔。种子长椭圆形或纺锤形，长约2 cm，直径约1 cm；表面棕褐色或黑褐色，有多数纵皱纹；种皮薄，易剥离；子叶2，黄白色，有油性，断面有裂隙

· 268 ·

续表

项目	性状描述
质地	质坚硬
气味	气微香,味微甜

【品质要求】以个大、颗粒饱满、种仁色黄、气味香甜带油性者为佳。
【功效】杀虫消积。
【贮藏要求】置阴凉干燥处,防霉,防蛀。

> **资料卡片**
>
> 使君子的化学成分
>
> 使君子主含生物碱,另含有脂肪酸、脂肪油、鞣质、甾醇等。按《中国药典(2020年版)》规定法测定,本品种子含胡芦巴碱($C_7H_7NO_2$)不得少于0.20%。

火麻仁

【别名】大麻仁、麻子仁、大麻子。
【来源】桑科植物大麻的干燥成熟果实。
【产地】我国大部分地区均产。
【采收加工】秋季果实成熟时采收,除去杂质,晒干。
【性状】火麻仁药材见图2-4-44,性状描述见表2-4-42。

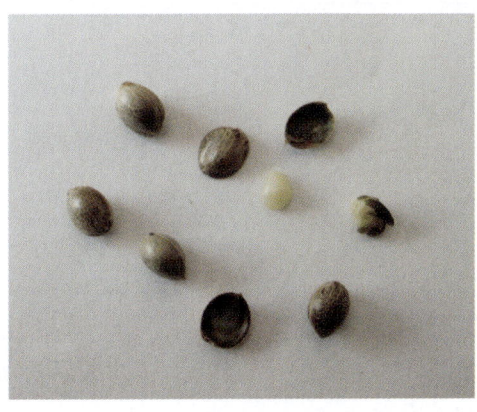

图2-4-44 火麻仁药材

表 2-4-42　火麻仁药材性状描述

项目	性状描述
形状	呈卵圆形，长 4～5.5 cm，直径 2.5～4 mm
形态	表面灰绿色或灰黄色，有微细的白色或棕色网纹，两边有棱，顶端略尖，基部有 1 圆形果梗痕。种皮绿色，子叶 2，乳白色
质地	果皮薄而脆，易破碎；种子富油性
气味	气微，味淡

【品质要求】以颗粒饱满、富油性者为佳。
【功效】润肠通便。
【贮藏要求】置阴凉干燥处，防热，防蛀。

资料卡片

火麻仁的商品分级

等级	性状描述	
	共同点	区别点
选货	呈卵圆形，表面灰绿色或灰黄色，有微细的白色或棕色网纹，两边有棱，顶端略尖，基部有 1 圆形果梗痕。果皮薄而脆，易破碎。种皮绿色，子叶 2，乳白色，富油性。气微，味淡	长 5～5.5 mm，直径 3～4 mm，大小均匀
统货		长 4～5.5 mm，直径 2.5～4 mm，大小不等

女贞子

【别名】女贞实、冬青子。
【来源】木犀科植物女贞的干燥成熟果实。
【产地】主产于河南、河北、浙江、四川等地。
【采收加工】冬季果实成熟时采收，除去枝叶，稍蒸或者置沸水中略烫后，干燥；或直接干燥。
【性状】女贞子药材见图 2-4-45，性状描述见表 2-4-43。

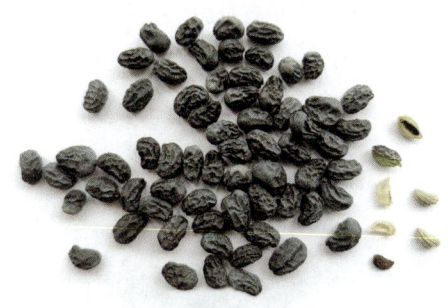

图 2-4-45 女贞子药材

表 2-4-43 女贞子药材性状描述

项目	性状描述
形状	呈卵形、椭圆形或肾形，长 6～8.5 mm，直径 3.5～5.5 mm
形态	表面黑紫色或灰黑色，皱缩不平，基部有果梗痕或具宿萼及短梗。外果皮薄，中果皮较松软，易剥离，内果皮木质，黄棕色，具纵棱，破开后种子通常为 1 粒，肾形，紫黑色
质地	体轻，种子油性
气味	气微，味甘、微苦涩

【品质要求】以粒大、饱满、色黑紫、质坚实者为佳。
【功效】滋补肝肾，明目乌发。
【贮藏要求】置干燥处。

资料卡片

女贞子的化学成分

女贞子主含三萜类、黄酮类、环烯醚萜类及苯乙醇类化合物，另含有多糖、氨基酸、脂肪酸、挥发油、色素、微量元素等。按《中国药典（2020 年版）》规定法测定，本品以干燥品计算，含特女贞苷（$C_{31}H_{42}O_{17}$）不得少于 0.70%。

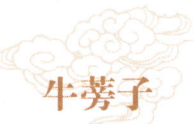

牛蒡子

【别名】大力子、牛子。
【来源】菊科植物牛蒡的干燥成熟果实。
【产地】主产于吉林、辽宁、浙江等地，以浙江产者质量最佳。

【采收加工】秋季果实成熟时采收果序,晒干,打下果实,除去杂质后,再晒干。
【性状】牛蒡子药材见图2-4-46,性状描述见表2-4-44。

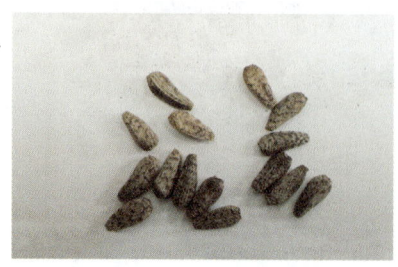

图2-4-46 牛蒡子药材

表2-4-44　　　　　　　　　牛蒡子药材性状描述

项目	性状描述
形状	呈长倒卵形,略扁,微弯曲,长5~7 mm,宽2~3 mm
形态	表面灰褐色,带紫黑色斑点,有数条纵棱,通常中间1~2条较明显。顶端钝圆,稍宽,顶面有圆环,中间具点状花柱残迹;基部略窄,着生面色较淡。子叶2,淡黄白色
质地	果皮较硬,种子富油性
气味	气微,味苦后微辛而稍麻舌

【品质要求】以颗粒饱满、色灰褐、无杂质者为佳。
【功效】疏散风热,宣肺透疹,解毒利咽。
【贮藏要求】置通风干燥处。

资料卡片

牛蒡子的商品分级

等级	性状描述	
	共同点	区别点
选货	呈长倒卵形,略扁,长5~7 mm,宽2~3 mm。微弯曲,表面带紫黑色斑点,有数条纵棱,通常中间1~2条较明显。顶端圆钝,稍宽,顶面有圆环,中间具点状花柱残迹;基部略窄,有一小突起,凹侧有果梗痕。质硬,果皮较硬,与种子不易分离;种子1枚,子叶2,黄白色,有油性。气微,味苦后微辛而稍麻舌	颗粒饱满、大小均匀,含杂率≤1.5%,瘪粒率≤3.0%
统货		颗粒不饱满、大小不均匀,含杂率<3.0%,瘪粒率≤5.0%

乌 梅

【别名】梅实、黑梅、熏梅。
【来源】蔷薇科植物梅的干燥近成熟果实。
【产地】主产于四川、浙江、福建、湖南、贵州等地。
【采收加工】夏季果实近成熟时采收，低温烘干后闷至色变黑。
【性状】乌梅药材见图 2-4-47，性状描述见表 2-4-45。

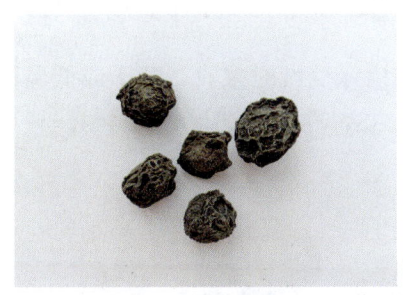

图 2-4-47　乌梅药材

表 2-4-45　　　　　　　　　　　乌梅药材性状描述

项目	性状描述
形状	呈类球形或扁球形，直径 1.5～3 cm
形态	表面乌黑色或棕黑色，皱缩不平，基部有圆形果梗痕。果核坚硬，椭圆形，棕黄色，表面有凹点；种子扁卵形，淡黄色
质地	质硬
气味	气微，味极酸

【品质要求】以个大、色乌黑、肉厚、核小、完整不破裂、酸味浓者为佳。
【功效】敛肺，涩肠，生津，安蛔。
【贮藏要求】置阴凉干燥处，防潮。

资料卡片

乌梅的化学成分

乌梅主含有机酸，氨基酸，萜类、黄酮类化合物，生物碱及挥发性成分，另含有多糖、脂肪油及微量元素等。按《中国药典（2020年版）》规定法测定，本品以干燥品计算,含枸橼酸($C_6H_8O_7$)不得少于12.0%;乌梅炭含枸橼酸($C_6H_8O_7$)不得少于6.0%。

益 智

【别名】益智仁、益智子。
【来源】姜科植物益智的干燥成熟果实。
【产地】主产于海南、广东。
【采收加工】夏、秋间果实由绿变红时采收,晒干或低温干燥。
【性状】益智药材见图2-4-48,性状描述见表2-4-46。

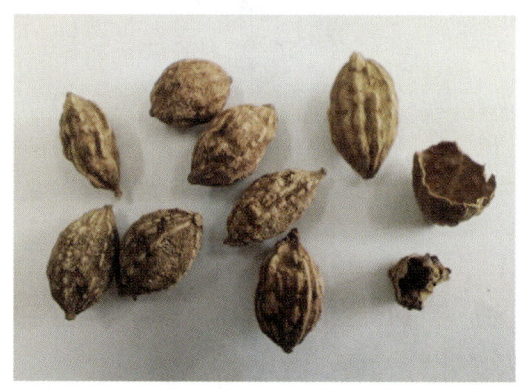

图2-4-48　益智药材

表2-4-46　　　　　　　　　　　益智药材性状描述

项目	性状描述
形状	呈椭圆形,两端略尖,长1.2~2 cm,直径1~1.3 cm
形态	表面棕色或灰棕色,有纵向凹凸不平的突起棱线13~20条,顶端有花被残基,基部常残存果梗。果皮与种子紧贴,种子集结成团,中有隔膜将种子团分为3瓣,每瓣有种子6~11粒。种子呈不规则的扁圆形,略有钝棱,直径约3 mm,表面灰褐色或灰黄色,外被淡棕色膜质的假种皮;胚乳白色
质地	果皮薄而稍韧,种子质硬
气味	有特异香气,味辛、微苦

【品质要求】以个大、饱满均匀、色棕红、干燥无杂质者为佳。
【功效】暖肾固精缩尿,温脾止泻摄唾。
【贮藏要求】置阴凉干燥处。

资料卡片

益智的商品分级

等级	性状描述	
	共同点	区别点
选货	呈椭圆形，两端略尖，表面棕色。有纵向凹凸不平的突起棱线13~20条，顶端有花被残基，基部常残存果梗。果皮薄而稍韧，与种子紧贴，种子集结成团，中有隔膜将种子团分为3瓣，每瓣有种子6~11粒。种子呈不规则的扁圆形，略有钝棱，表面灰褐色或灰黄色，外被淡棕色膜质的假种皮；质硬，胚乳白色。有特异香气，味辛、微苦	大小均匀，无瘪子
统货		大小不等，瘪子较多

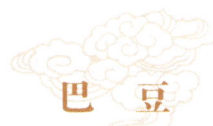

巴 豆

【别名】江子、刚子。

【来源】大戟科植物巴豆的干燥成熟果实。

【产地】主产于四川、浙江、福建、云南、贵州、广西、广东等地。

【采收加工】秋季果实成熟时采收，堆置2~3天，摊开，干燥。

【性状】巴豆药材见图2-4-49，性状描述见表2-4-47。

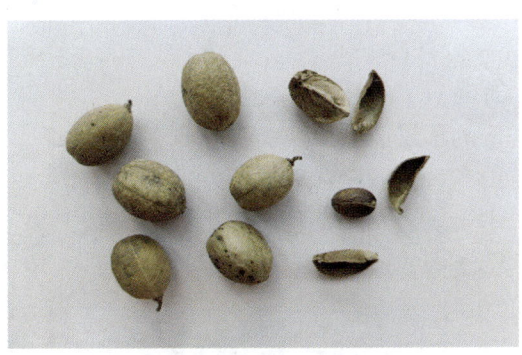

图 2-4-49　巴豆药材

表 2-4-47　　　　　　　　　　巴豆药材性状描述

项目	性状描述
形状	呈卵圆形，一般具三棱，长1.8~2.2 cm，直径1.4~2 cm。种子呈略扁的椭圆形，长1.2~1.5 cm，直径0.7~0.9 cm

续表

项目	性状描述
形态	表面灰黄色或稍深，有纵线6条，顶端平截，基部有果梗痕。破开果壳，可见3室，每室含种子1粒。种子表面棕色或灰棕色，一端有小点状的种脐和种阜的疤痕，另端有微凹的合点，其间有隆起的种脊；内种皮呈白色薄膜；种仁黄白色
质地	表面粗糙，外种皮薄而脆，种仁油质
气味	气微，味辛辣

【品质要求】以粒大、饱满、种仁色黄白者为佳。
【功效】外用蚀疮。
【贮藏要求】置阴凉干燥处。

资料卡片

巴豆的化学成分

巴豆主含脂肪油、二萜及其酯类化合物、生物碱、植物蛋白类成分。按《中国药典（2020年版）》规定法测定，本品以干燥品计算，含脂肪油不得少于22.0%，含巴豆苷（$C_{10}H_{13}N_5O_5$）不得少于0.80%。

蛇床子

【别名】野胡萝卜子、野茴香、蛇床仁。
【来源】伞形科植物蛇床的干燥成熟果实。
【产地】主产于河北、山东、安徽、江苏、浙江等地。
【采收加工】夏、秋二季果实成熟时采收，除去杂质，晒干。
【性状】蛇床子药材见图2-4-50，性状描述见表2-4-48。

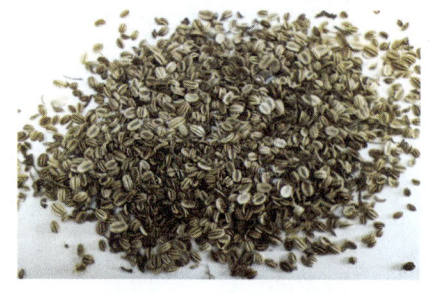

图2-4-50　蛇床子药材

表 2-4-48　蛇床子药材性状描述

项目	性状描述
形状	双悬果，呈椭圆形，长 2～4 mm，直径约 2 mm
形态	表面灰黄色或灰褐色，顶端有 2 枚向外弯曲的柱基，基部偶有细梗。分果的背面有薄而突起的纵棱 5 条，接合面平坦，有 2 条棕色略突起的纵棱线。种子细小，灰棕色
质地	果皮松脆，揉搓易脱落；种子显油性
气味	气香，味辛凉，有麻舌感

【品质要求】以颗粒饱满、色灰黄、香气浓郁者为佳。
【功效】燥湿祛风，杀虫止痒，温肾壮阳。
【贮藏要求】置干燥处。

资料卡片

蛇床子的化学成分

蛇床子主含香豆素类化合物，另含有挥发油、有机酸及微量元素等。按《中国药典（2020 年版）》规定法测定，本品以干燥品计算，含蛇床子素（$C_{15}H_{16}O_3$）不得少于 1.0%。

地肤子

【别名】扫帚子、地葵。
【来源】藜科植物地肤的干燥成熟果实。
【产地】主产于河北、山西、山东等地。
【采收加工】秋季果实成熟时采收植株，晒干，打下果实，除去杂质。
【性状】地肤子药材见图 2-4-51，性状描述见表 2-4-49。

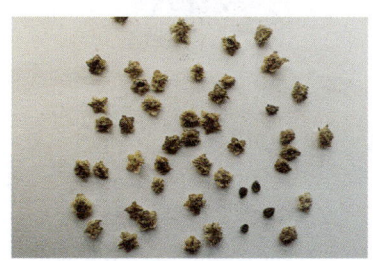

图 2-4-51　地肤子药材

表 2-4-49　地肤子药材性状描述

项目	性状描述
形状	呈扁球状五角星形，直径 1～3 mm
形态	外被宿存花被，表面灰绿色或浅棕色，周围具膜质小翅 5 枚，背面中心有微突起的点状果梗痕及放射状脉纹 5～10 条；剥离花被，可见膜质果皮，半透明。种子扁卵形，长约 1 mm，黑色
气味	气微，味微苦

【品质要求】以颗粒饱满、色灰绿、杂质少者为佳。

【功效】清热利湿，祛风止痒。

【贮藏要求】置通风干燥处防蛀。

资料卡片

地肤子的化学成分

地肤子主含三萜类及甾体类化合物，另含有挥发油、脂肪油、生物碱、黄酮类化合物及微量元素等。按《中国药典（2020 年版）》规定法测定，本品按干燥品计算，含地肤子皂苷 Ic（$C_{41}H_{64}O_{13}$）不得少于 1.8%。

红豆蔻

【来源】姜科植物大高良姜的干燥成熟果实。

【产地】主产于广东、广西、云南等地。

【采收加工】秋季果实变红时采收，除去杂质，阴干。

【性状】红豆蔻药材见图 2-4-52，性状描述见表 2-4-50。

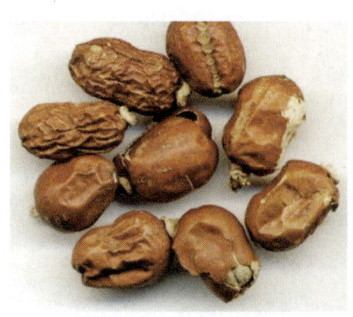

图 2-4-52　红豆蔻药材

表 2-4-50　　　　　　　　　　　红豆蔻药材性状描述

项目	性状描述
形状	呈长球形，中部略细，长 0.7～1.2 cm，直径 0.5～0.7 cm
形态	表面红棕色或暗红色，略皱缩，顶端有黄白色管状宿萼，基部有果梗痕。种子6，扁圆形或三角状多面形，黑棕色或红棕色，外被黄白色膜质假种皮，胚乳灰白色
质地	果皮薄，易破碎
气味	气香，味辛辣

【品质要求】以颗粒饱满、色红棕、不破碎、气香味辛辣者为佳。
【功效】散寒燥湿，醒脾消食。
【贮藏要求】置阴凉干燥处。

资料卡片

红豆蔻的化学成分

红豆蔻主含挥发油，黄酮类、二苯庚烷类化合物，另含有多糖、氨基酸、酯类化合物及鞣质等。按《中国药典（2020 年版）》规定法测定，本品种子含挥发油不得少于 0.40%（mL/g）。

实训六

种子类中药的鉴定

【实训目标】
1. 能够运用种子类中药的性状鉴定方法，说出相应的中药正名。
2. 能够用水试的方法鉴别胖大海的真伪。

【实训准备】
1. 器具
放大镜、紫外分析仪等性状、显微及理化鉴定常用实验器具。
2. 药材及饮片
菟丝子、牵牛子、沙苑子、郁李仁、槟榔、苦杏仁、酸枣仁、决明子、王不留行、肉豆蔻、柏子仁、胖大海、薏苡仁、青葙子、车前子、桃仁、核桃仁、葶苈子、马钱子、草豆蔻等。

【实训内容】
1. 常用种子类中药的鉴定。
2. 水试法鉴别胖大海。

【实训步骤】

1. 取种子类中药标本，注意观察其形状、大小、色泽、表面特征、质地、断面、气味等。

2. 取胖大海数粒，加热水浸泡，放置几分钟观察现象。

【实训提示】

1. 常用种子类中药鉴定要点

（1）苦杏仁：注意形状、颜色、表面纹理（种脐、合点处向上具多数深棕色的脉纹）、气味等。

（2）桃仁：注意形状、颜色、表面纹理（密布颗粒状突起、种脐特点）、气味等。

（3）槟榔：注意形状、表面纹理（凹陷的珠孔、疤痕状种脐）、断面（棕白相间的大理石样花纹）、气味等。

（4）肉豆蔻：注意形状、表面纹理（种脐浅色圆形突起、合点和种脊）、断面（棕黄相间的大理石样花纹）、气味等。

（5）酸枣仁：注意形状、颜色、表面纹理（一面较平坦，中间有1条隆起的纵线纹）、质地等。

（6）决明子：注意形状、颜色、表面纹理（注意决明和小决明性状区别，决明棱线两侧各有1条斜向对称而色较浅的线形凹纹；小决明棱线两侧各有1片宽广的浅黄棕色带）、质地、断面（呈"S"形折曲并重叠）、气味等。

（7）马钱子：注意形状（纽扣状）、表面纹理（密被灰棕色或灰绿色绢状茸毛）、质地、气味、毒性等。

2. 胖大海水试

将胖大海投入热水中，放置数分钟即吸水膨胀成棕色半透明的海绵状物。

【实训思考】

1. 苦杏仁与桃仁的性状特征有何不同点？

2. 槟榔与肉豆蔻断面大理石样花纹有何不同点？

【实训考核】

随机抽取种子类中药，学生能够正确写出中药的正名、来源、入药部位及功效等。

序号	考核内容	考核标准	配分	得分
1	中药正名	能根据中药饮片快速、准确写出正名	25	
2	中药来源	能根据中药饮片快速、准确写出来源	25	
3	中药入药部位	能根据中药饮片快速、准确写出入药部位	25	
4	中药功效	能根据中药饮片快速、准确写出功效	25	
5	职业素养	能够诚实、严谨鉴别中药，具有依法鉴定、质量第一的意识	一票否决项：中药鉴定过程中出现不诚实、不严谨现象，则考核为0分	
		总计		

实训七

果实类中药的鉴定

【实训目标】

能够运用果实类中药的性状鉴定方法，说出相应的中药正名。

【实训准备】

1. 器具

放大镜、紫外分析仪等性状、显微及理化鉴定常用实验器具。

2. 药材及饮片

五味子、山茱萸、枸杞子、木瓜、山楂、瓜蒌、补骨脂、吴茱萸、小茴香、连翘、栀子、砂仁、豆蔻、草果、金樱子、枳壳、枳实、陈皮、化橘红、佛手、使君子、火麻仁、女贞子、牛蒡子、乌梅、益智、蛇床子、地肤子、红豆蔻等。

【实训内容】

常用果实类中药的鉴定。

【实训步骤】

取果实类中药标本，注意观察其形状、大小、色泽、表面特征、质地、断面、气味等。

【实训提示】

常用果实类中药鉴定要点

1. 五味子：注意形状、颜色、表面（"白霜"）、断面（种子的特征）、气味等。

2. 枸杞子：注意形状、颜色、表面（顶端花柱痕，基部果柄痕）、质地、气味等。

3. 补骨脂：注意形状、大小、颜色、表面（细微网状皱纹）、质地、气味等。

4. 吴茱萸：注意形状、颜色、表面（点状突起或凹下的油点）、断面、气味等。

5. 小茴香：注意果实类型、形状、颜色、表面（分果背面有纵棱5条）、断面（分果呈五边形，背面的四边约等长）、气味等。

6. 连翘：注意形状、表面（两面各有1条明显的纵沟、青翘和老翘性状特征的不同）、质地、气味等。

7. 栀子：注意形状、颜色、表面纹理（具6条翅状纵棱，棱间常有1条明显的纵脉纹）、断面（种子团的特征）、气味等。

8. 豆蔻：注意形状、颜色、表面纹理（有3条较深的纵向槽纹、绒毛的特征）、断面（分室情况、种子团的特征）、气味等。

9. 使君子：注意形状、颜色、表面纹理（具5条纵棱）、断面（横切面多呈五角星形）、气味等。

10. 女贞子：注意形状、颜色、表面纹理、断面（外果皮、中果皮和内果皮的特征）、气味等。

【实训思考】
1. 山茱萸与吴茱萸的性状特征有何不同点？
2. 枳实与枳壳的性状特征有何不同点？

【实训考核】
随机抽取果实类中药，学生能够正确写出中药的正名、来源、入药部位及功效等。

序号	考核内容	考核标准	配分	得分
1	中药正名	能根据中药饮片快速、准确写出正名	25	
2	中药来源	能根据中药饮片快速、准确写出来源	25	
3	中药入药部位	能根据中药饮片快速、准确写出入药部位	25	
4	中药功效	能根据中药饮片快速、准确写出功效	25	
5	职业素养	能够诚实、严谨鉴别中药，具有依法鉴定、质量第一的意识	一票否决项：中药鉴定过程中出现不诚实、不严谨现象，则考核为0分	
	总计			

学完本任务，你应该知道

种子类、果实类中药的鉴定
- 种子类、果实类中药的概念
- 种子类、果实类中药的采收加工
- 种子类、果实类中药的性状
- 种子类、果实类中药的鉴别
- 种子类、果实类中药的品质要求
- 种子类、果实类中药的贮藏要求
- 常见种子类、果实类中药

思考与练习

单项选择题

1. 浸于水中加温后便逐渐出现吐丝现象的是（　　）。
   A. 牵牛子　　　B. 紫苏子　　　C. 葶苈子　　　D. 菟丝子
2. 呈肾形而稍扁，表面光滑，褐绿色或灰褐色，边缘一侧微凹处具圆形种脐，嚼之有豆腥味的中药是（　　）。
   A. 薏苡仁　　　B. 郁李仁　　　C. 沙苑子　　　D. 金樱子
3. 槟榔的原植物来自（　　）。
   A. 爵床科　　　B. 棕榈科　　　C. 瑞香科　　　D. 樟科
4. 槟榔主产于（　　）。
   A. 海南　　　　B. 四川　　　　C. 浙江　　　　D. 山东
5. 下列描述与肉豆蔻无关的是（　　）。
   A. 肉豆蔻科　　B. 姜科　　　　C. 肉豆蔻　　　D. 种仁
6. 柏子仁的原植物来自（　　）。
   A. 柏科　　　　B. 侧柏科　　　C. 豆科　　　　D. 松科
7. 马钱子的原植物来自（　　）。
   A. 马尾松科　　B. 马钱科　　　C. 瑞香科　　　D. 大戟科
8. 王不留行的原植物来自（　　）。
   A. 豆科　　　　B. 石竹科　　　C. 菊科　　　　D. 苋科
9. 呈扁圆形或扁椭圆形，紫红色或紫黑色，平滑有光泽，种皮较脆的中药是（　　）。
   A. 胖大海　　　B. 小茴香　　　C. 酸枣仁　　　D. 连翘
10. 遇水膨胀成海绵状的中药是（　　）。
    A. 胖大海　　　B. 小茴香　　　C. 酸枣仁　　　D. 连翘
11. 呈扁三棱形，似橘瓣，表面灰黑或淡黄白色，背面有一条浅沟的中药是（　　）。
    A. 车前子　　　B. 王不留行　　C. 紫苏子　　　D. 牵牛子
12. 车前子的原植物来自（　　）。
    A. 豆科　　　　B. 车前科　　　C. 菊科　　　　D. 苋科
13. 菟丝子的原植物来自（　　）。
    A. 旋花科　　　B. 木兰科　　　C. 菊科　　　　D. 苋科
14. 北葶苈子的原植物是（　　）。
    A. 十字花科植物播娘蒿　　　　　B. 十字花科植物小花糖芥
    C. 十字花科植物独行菜　　　　　D. 十字花科植物芝麻菜
15. 呈扁心形，基部钝圆，左右不对称，味苦的中药是（　　）。
    A. 砂仁　　　　B. 桃仁　　　　C. 郁李仁　　　D. 苦杏仁

16. 下列中药的入药部位是种子的是（   ）。
    A. 马钱子   B. 枸杞子   C. 苍耳子   D. 五味子
17. 断面有大理石样花纹的中药是（   ）。
    A. 红豆蔻   B. 豆蔻   C. 草豆蔻   D. 肉豆蔻
18. 下列中药的入药部位是种仁的是（   ）。
    A. 苦杏仁   B. 桃仁   C. 柏子仁   D. 核桃仁
19. 呈卵圆形，表面灰绿色或灰黄色，有微细的白色或棕色网纹，两边有棱，果皮薄而脆，易破碎，种皮绿色，子叶2，乳白色，富油性的果实类中药是（   ）。
    A. 火麻仁   B. 决明子   C. 薏苡仁   D. 郁李仁
20. 呈倒卵形似花瓶，表面红棕色，微具光泽，全体有突起的刺状小点，中部膨大，宿萼端呈喇叭口形，花萼盘状，内有多数坚硬的小瘦果，内壁及瘦果均被有淡黄色绒毛的果实类中药是（   ）。
    A. 沙苑子   B. 金樱子   C. 决明子   D. 荜澄茄
21. 呈肾形，略扁，表面黑色或黑褐色，具细微网状皱纹，气香，味辛、微苦的果实类中药是（   ）。
    A. 补骨脂   B. 沙苑子   C. 决明子   D. 荜澄茄
22. 呈对折的七角或展平的五角星形，外表面黄绿色，密布茸毛及小油室；气芳香，味苦、微辛的果实类中药是（   ）。
    A. 枳实   B. 枳壳   C. 化橘红   D. 香橼
23. 略呈五角状扁球形，表面有多数点状突起或凹下的油点；顶面有五角星状裂隙；花萼及短果柄密生黄色茸毛；气香浓郁，味辛辣而苦的果实类中药是（   ）。
    A. 薏苡仁   B. 郁李仁   C. 补骨脂   D. 吴茱萸
24. 豆蔻的原植物来自（   ）。
    A. 百合科   B. 豆科   C. 姜科   D. 锦葵科
25. 巴豆的原植物来自（   ）。
    A. 大戟科   B. 豆科   C. 姜科   D. 百合科
26. 五味子的原植物来自（   ）。
    A. 豆科   B. 木兰科   C. 菊科   D. 苋科
27. 双悬果表面淡黄或黄绿色；分果呈长椭圆形，背部有纵棱5条，横切面略呈五边形；气香，味微甜辛的果实类中药是（   ）。
    A. 胖大海   B. 小茴香   C. 酸枣仁   D. 连翘
28. 山茱萸的药用部位是（   ）。
    A. 果实   B. 种子   C. 果肉   D. 果皮
29. 呈卵形或肾形，表面灰黑或紫黑色，皱缩，体轻，种子1或2粒，肾形的果实类中药是（   ）。
    A. 蔓荆子   B. 牛蒡子   C. 女贞子   D. 五味子

30. 呈类纺锤形略扁；鲜红或暗红色，基部有白色果柄痕；果皮柔韧，果肉柔软滋润；种子多数，扁肾形；味甜、微酸的果实类中药是（　　）。
　　A. 蔓荆子　　　　B. 牛蒡子　　　　C. 五味子　　　　D. 枸杞子
31. 呈长卵圆形或椭圆形，表面橙红或红黄色，具6条翅状纵棱，皮薄脆，内有多数橙红色种子集结成团的果实类中药是（　　）。
　　A. 蔓荆子　　　　B. 牛蒡子　　　　C. 五味子　　　　D. 栀子
32. 呈卵圆形，表面棕褐色，密生刺状突起，气芳香浓郁，味辛凉、微苦的果实类中药是（　　）。
　　A. 金樱子　　　　B. 砂仁　　　　　C. 五味子　　　　D. 红豆蔻
33. 呈长倒卵形，稍弯曲，表面灰褐色，散有紫黑色斑点，有数条纵棱的果实类中药是（　　）。
　　A. 女贞子　　　　B. 牛蒡子　　　　C. 五味子　　　　D. 栀子
34. 瓜蒌的原植物来自（　　）。
　　A. 豆科　　　　　B. 葫芦科　　　　C. 菊科　　　　　D. 苋科
35. 小茴香分果横断面可见油管（　　）。
　　A. 4个　　　　　B. 5个　　　　　C. 6个　　　　　D. 7个
36. 枸杞子的道地药材产地是（　　）。
　　A. 宁夏　　　　　B. 河北　　　　　C. 青海　　　　　D. 甘肃
37. 下列中药药用部位为果实的是（　　）。
　　A. 女贞子　　　　B. 沙苑子　　　　C. 青葙子　　　　D. 车前子

任务五　全草类中药的鉴定

学习目标

1. 掌握全草类中药的一般鉴定特征。
2. 掌握全草类中药常见品种的来源和性状。
3. 掌握全草类中药典型品种的理化和显微鉴定特征。
4. 熟悉全草类中药常见品种的产地、采收加工和主要功效。

任务引入

小王是某药厂的中药质检员，今年过年回老家，看到一个老伯在卖中药广藿香，但是小王发现这些药材的茎方柱形，多对生分枝，四角有棱脊，老茎坚硬、质脆，易折断，断面白色，髓部中空，叶对生，卵形或长卵形，边缘有锯齿，毛绒少，有特异香气。小王觉得它不是广藿香，而是藿香。

广藿香和藿香一样吗？它们之间如何进行区别？

一、全草类中药的概念

全草类中药通常是指用植物地上部分或全株入药的药材。大多是草本植物地上部分的茎和叶，如穿心莲、广藿香；一部分是带有花和果实的地上部分，如荆芥、益母草；少数的是带根及根茎的全株，如车前草、紫花地丁；或是植物的肉质茎，如肉苁蓉、锁阳；或是小灌木的草质茎，如麻黄。不同入药部位的全草类中药见图2-5-1。

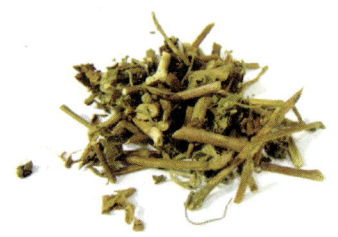

a）广藿香（地上部分）　　　b）麻黄（草质茎）

图 2-5-1　不同入药部位的全草类中药

想一想： 全草类中药的入药部位包括哪些呢？

资料卡片

植物的器官

植物的器官包括营养器官——根、茎、叶，生殖器官——花、果实和种子。

根的主要功能是固定植物，从土壤中吸收水和无机盐。根还有合成能力，可制造某些重要的有机物质，如氨基酸。

茎的主要功能是运输水分、无机盐和有机营养物质到植物体的各部分，同时有支持枝叶、花和果实的作用。此外，还有贮藏养料的功能。

叶的主要功能是进行光合作用和蒸腾作用。

花主要由花萼、花冠、雄蕊和雌蕊4个部分组成，它们都由叶演变而来。具有这4个部分的花叫完全花，缺少其中任何一部分的花叫不完全花。花能够繁殖后代，是由于具有雄蕊和雌蕊。

> 果实由果皮和种子组成。
>
> 种子主要由种皮、胚乳和胚 3 个部分构成。

二、全草类中药的采收加工

全草类中药一般在植物生长充分、茎叶茂盛的开花前或花初开时采收,此时地上部分营养丰富,有效成分含量较高,如佩兰、荆芥、车前草等;少数在春季采集幼苗,如绵茵陈;或在秋季采收,如麻黄。

三、全草类中药的性状

观察全草类中药的性状,应根据所有器官(根、茎、叶、花、果实、种子等)进行综合分析和判断,并注意原植物的特征(颜色、表面特征、大小等)。草本植物按茎的形状、粗细、颜色、表面特征、叶序、花序、横断面、气、味等顺序进行观察。

四、全草类中药的鉴别

含有茎、叶的全草类中药可以作茎叶的横切面观察和表面观察,破碎者可制成粉末标本片进行观察。气孔、草酸钙结晶、毛茸是全草类中药的重点显微鉴别特征。

五、全草类中药的品质要求

全草类中药一般以干燥、无泥沙、无杂质和非药用部位、无虫蛀和发霉者为合格,以色泽新鲜、气浓郁者为优。

六、全草类中药的贮藏要求

全草类中药一般适宜存放在阴凉干燥处,气香者应少通风,以减少挥发油的散失,避免影响药材质量。

七、常见全草类中药

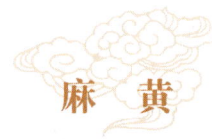

麻 黄

【来源】麻黄科植物草麻黄、中麻黄或木贼麻黄的干燥草质茎。

【产地】草麻黄主产于河北、山西、内蒙古、新疆等地，中麻黄主产于甘肃、青海、内蒙古、新疆等地，木贼麻黄主产于河北、山西、甘肃、陕西、内蒙古、宁夏等地。草麻黄产量大，中麻黄次之，木贼麻黄产量小。

【采收加工】秋季采割绿色的草质茎，晒干。

【性状】麻黄药材见图2-5-2a)，性状描述见表2-5-1。

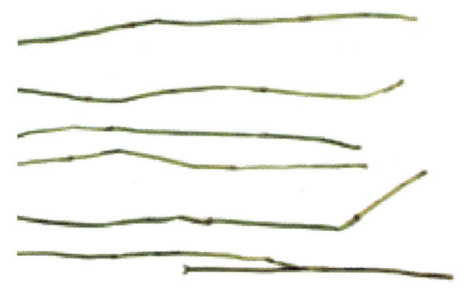 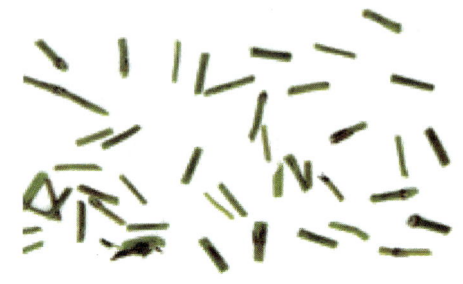

a）麻黄药材（草麻黄）   b）麻黄饮片

图 2-5-2 麻黄

表 2-5-1 麻黄药材性状描述

项目	性状描述		
	草麻黄	中麻黄	木贼麻黄
形状	呈细长圆柱形，少分枝，直径1~2 mm。有的带少量棕色木质茎	多分枝，直径1.5~3 mm	较多分枝，直径1~1.5 mm
形态	表面浅绿色至黄绿色，有细纵脊线，触之微有粗糙感。节明显，节间长2~6 cm，节上有膜质鳞叶，长3~4 mm，裂片2（少数3），锐三角形，先端灰白色，反曲，基部联合成筒状，红棕色。断面略呈纤维性，周边绿黄色，髓部红棕色，近圆形	有粗糙感，节上膜质鳞叶长2~3 mm，裂片3（少数2），先端锐尖。断面髓部呈三角状圆形	无粗糙感，节间长1.5~3 cm，膜质鳞叶长1~2 mm，裂片2（少数3），上部短三角形，灰白色。先端多不反曲，基部棕红色至棕黑色
质地	体轻，质脆，易折断		
气味	气微香，味涩、微苦		

【饮片性状】麻黄饮片见图2-5-2b）。麻黄段呈圆柱形的段。表面淡黄绿色至黄绿色，粗糙，有细纵脊线，节上有细小鳞叶。切面中心显红黄色。气微香，味涩、微苦。

【品质要求】以干燥、茎粗、色淡绿、内心充实、味苦涩者为佳。

【功效】发汗散寒，宣肺平喘，利水消肿。

【贮藏要求】置通风干燥处，防潮。

> **资料卡片**
>
> 麻黄的化学成分
>
> 　　麻黄含有多种生物碱，主要是麻黄碱，其次有伪麻黄碱、甲基麻黄碱等，还含有儿茶酚、鞣质和少量挥发油。木贼麻黄生物碱含量最高，草麻黄次之，中麻黄最低。

金钱草

【别名】神仙对坐草、过路黄。
【来源】报春花科植物过路黄的干燥全草。
【产地】主产于四川，长江流域及陕西、山西、云南、浙江等地亦产。
【采收加工】夏、秋二季采收，除去杂质，晒干。
【性状】金钱草药材见图2-5-3a），性状描述见表2-5-2。

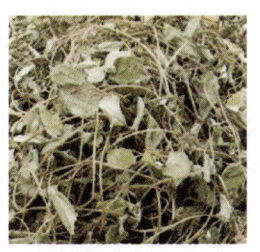　　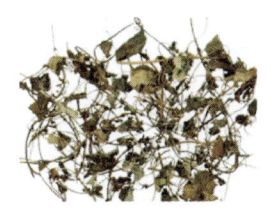

a）金钱草药材　　　　　　b）金钱草饮片

图2-5-3　金钱草

表2-5-2　　　　　　　　　　金钱草药材性状描述

项目	性状描述
形状	常缠结成团，无毛或被疏柔毛；茎扭曲；叶对生，多皱缩，展平后呈宽卵形或心形，长1～4 cm，宽1～5 cm，基部微凹，全缘；叶柄长1～4 cm
形态	茎表面棕色或暗棕红色，有纵纹，下部茎节上有时具须根，断面实心。叶上表面灰绿色或棕褐色，下表面色较浅，主脉明显突起，用水浸后，对光透视可见黑色或褐色条纹。有的带花，花黄色，单生叶腋，具长梗。蒴果球形
气味	气微，味淡

【饮片性状】金钱草饮片见图2-5-3b）。金钱草段为不规则的段。茎棕色或暗棕红色，有纵纹，实心。叶对生，展平后呈宽卵形或心形，上表面灰绿色或棕褐色，下表面色较浅，

主脉明显突出,用水浸后,对光透视可见黑色或褐色条纹。偶见黄色花,单生叶腋。气微,味淡。

【品质要求】以色绿、叶完整、气清香者为佳。

【功效】利湿退黄,利尿通淋,解毒消肿。

【贮藏要求】置干燥处。

资料卡片

广金钱草

在广东、广西、湖南、福建等省常作金钱草使用的是广金钱草。广金钱草为豆科植物广金钱草的干燥地上部分。茎圆柱形,密被黄色伸展的短柔毛,叶互生,小叶1或3,圆形或矩圆形。功效为利湿退黄,利尿通淋。

广藿香

【来源】唇形科植物广藿香的干燥地上部分。按产地不同分为石牌广藿香和海南广藿香。

【产地】主产于广东,台湾、海南、广西、云南等地亦有栽培。

【采收加工】枝叶茂盛时采割,日晒夜闷,反复至干。

【性状】广藿香药材性状描述见表2-5-3。

表2-5-3　　　　　　　　广藿香药材性状描述

项目	性状描述
形状	茎略呈方柱形,多分枝,枝条稍曲折,长30~60 cm,直径0.2~0.7 cm,老茎类圆柱形,直径1~1.2 cm;叶对生,皱缩成团,展平后叶片呈卵形或椭圆形,长4~9 cm,宽3~7 cm,先端短尖或钝圆,基部楔形或钝圆,边缘具大小不规则的钝齿;叶柄细,长2~5 cm
形态	茎表面被柔毛,断面中部有髓;老茎被灰褐色栓皮。叶两面均被灰白色绒毛;叶柄被柔毛
质地	茎质脆,易折断
气味	气香特异,味微苦

【饮片性状】广藿香饮片见图2-5-4。广藿香段呈不规则的段。茎略呈方柱形,表面灰褐色、灰黄色或带红棕色,被柔毛。切面有白色髓。叶破碎或皱缩成团,完整者展平后呈卵形或椭圆形,两面均被灰白色绒毛;基部楔形或钝圆,边缘具大小不规则的钝齿;叶柄细,被柔毛。气香特异,味微苦。

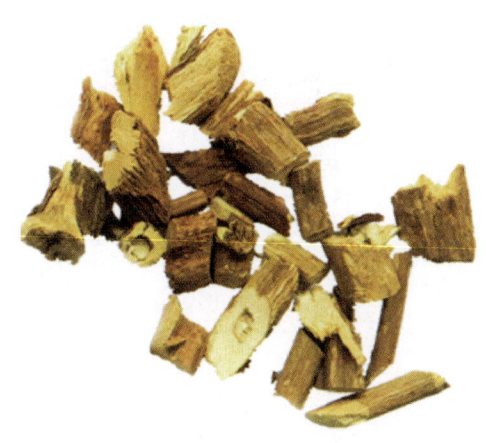

图 2-5-4　广藿香饮片

【品质要求】以茎粗壮、叶厚柔软、香气浓者为佳，叶含量不得少于20%。
【功效】芳香化湿，和中止呕，发表解暑。
【贮藏要求】置阴凉干燥处，防潮。

想一想：中成药藿香正气水中的成分是藿香还是广藿香？

荆 芥

【来源】唇形科植物荆芥的干燥地上部分。
【产地】主产于江苏、江西、湖北、河北等地，我国大部分地区均有分布。
【采收加工】夏、秋二季花开到顶、穗绿时，割取地上部分，除去杂质，晒干。
【性状】荆芥药材见图 2-5-5a），性状描述见表 2-5-4。

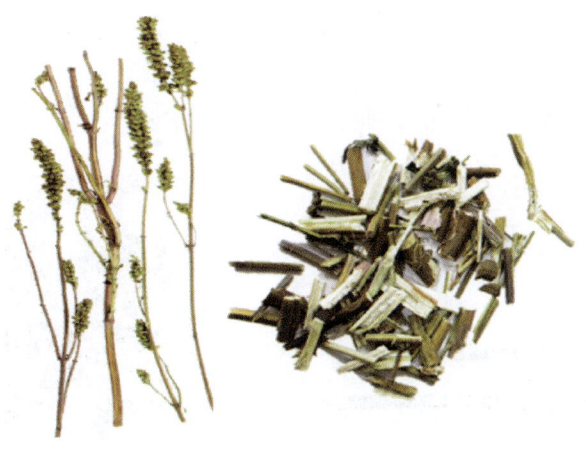

a）荆芥药材　　　　b）荆芥饮片
图 2-5-5　荆芥

表 2-5-4　　　　　　　　　　　　　荆芥药材性状描述

项目	性状描述
形状	茎呈方柱形，上部有分枝，长 50～80 cm，直径 0.2～0.4 cm；叶对生，多已脱落，叶片 3～5 羽状分裂，裂片细长；穗状轮伞花序顶生，长 2～9 cm，直径约 0.7 cm；花冠多脱落，宿萼钟状，先端 5 齿裂
形态	茎表面淡黄绿色或淡紫红色，被短柔毛，断面类白色；花冠淡棕色或黄绿色，被短柔毛；小坚果棕黑色
质地	茎体轻，质脆
气味	气芳香，味微涩而辛凉

【饮片性状】荆芥饮片见图 2-5-5b）。荆芥段呈不规则的段。茎呈方柱形，表面淡黄绿色或淡紫红色，被短柔毛。切面类白色。叶多已脱落。穗状轮伞花序。气芳香，味微涩而辛凉。

【品质要求】以色浅紫、穗长而密、香气浓、味辛凉者为佳。一般认为江苏太仓及江西吉安所产品质为优。

【功效】解表散风，透疹，消疮。

【贮藏要求】置阴凉干燥处。

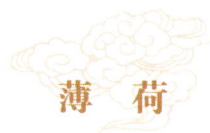

薄　荷

【来源】唇形科植物薄荷的干燥地上部分。

【产地】主产于江苏、浙江、湖南等地。江苏太仓、南通等地所产者质量最好，称"苏薄荷"。

【采收加工】夏、秋二季茎叶茂盛或花开至三轮时，选晴天分次采割，晒干或阴干。第一次采割的称为头刀，梗粗叶少，多用于提取挥发油；第二次采割的称为二刀，叶多，香气浓，多做药材用。

【性状】薄荷药材见图 2-5-6a），性状描述见表 2-5-5。

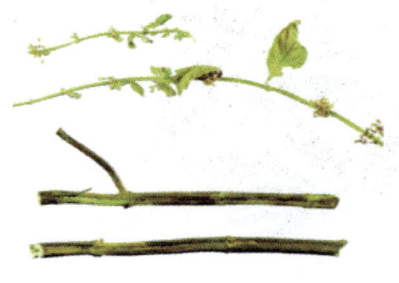
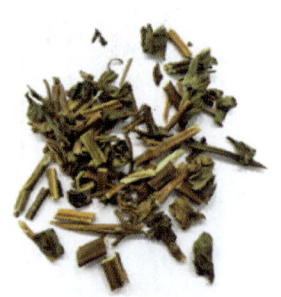

a）薄荷药材　　　　　　　　b）薄荷饮片

图 2-5-6　薄荷

表 2-5-5　薄荷药材性状描述

项目	性状描述
形状	茎呈方柱形，有对生分枝，长 15～40 cm，直径 0.2～0.4 cm，节间长 2～5 cm；叶对生，有短柄；叶片皱缩卷曲，完整者展平后呈宽披针形、长椭圆形或卵形，长 2～7 cm，宽 1～3 cm；轮伞花序腋生，花萼钟状，先端 5 齿裂
形态	茎表面紫棕色或淡绿色，棱角处具茸毛；断面白色，髓部中空。叶上表面深绿色，下表面灰绿色，稀被茸毛，有凹点状腺鳞。花冠淡紫色
质地	质脆
气味	揉搓后有特殊清凉香气，味辛凉

【饮片性状】薄荷饮片见图 2-5-6b）。薄荷段呈不规则的段。茎方柱形，表面紫棕色或淡绿色，具纵棱线，棱角处具茸毛。切面白色，中空。叶多破碎，上表面深绿色，下表面灰绿色，稀被茸毛。轮伞花序腋生，花萼钟状，先端 5 齿裂，花冠淡紫色。揉搓后有特殊清凉香气，味辛凉。

【品质要求】以叶多、色灰绿、气浓者为佳。《中国药典（2020 年版）》规定叶含量不得少于 30%。

【功效】宣散风热，清利头目，利咽，透疹，疏肝行气。

【贮藏要求】置阴凉干燥处。

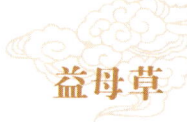

益母草

【别名】坤草、茺蔚。

【来源】唇形科植物益母草的新鲜或干燥地上部分。

【产地】我国各地均产。

【采收加工】鲜品春季幼苗期至初夏花前期采割；干品夏季茎叶茂盛、花未开或初开时采割，晒干，或切段晒干。

【性状】益母草药材见图 2-5-7a），性状描述见表 2-5-6。

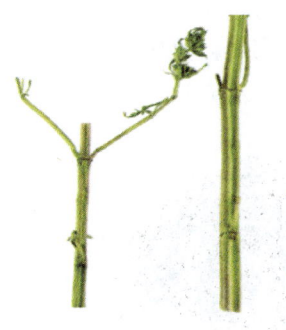
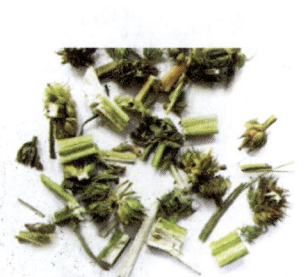

a）益母草药材　　　b）益母草饮片

图 2-5-7　益母草

表 2-5-6　　　　　　　　　　益母草药材性状描述

项目	性状描述	
	鲜益母草	干益母草
形状	基生叶圆心形，5～9浅裂，每裂片有2～3钝齿；花前期茎呈方柱形，上部多分枝，四面凹下成纵沟，长30～60 cm，直径0.2～0.5 cm；叶交互对生，有柄；下部茎生叶掌状3裂，上部叶羽状深裂或浅裂成3片，裂片全缘或具少数锯齿	轮伞花序腋生，花萼筒状，花冠二唇形。切段者长约2 cm
形态	幼苗期无茎，花前期茎表面青绿色，断面中部有髓；叶片青绿色，揉之有汁	茎表面灰绿色或黄绿色，断面中部有髓；叶片灰绿色，多皱缩、破碎，易脱落；小花淡紫色
质地	质鲜嫩	体轻，质韧
气味	气微，味微苦	

【饮片性状】益母草饮片见图2-5-7b）。益母草段呈不规则的段。茎方形，四面凹下成纵沟，灰绿色或黄绿色。切面中部有白髓。叶片灰绿色，多皱缩、破碎。轮伞花序腋生，花黄棕色，花萼筒状，花冠二唇形。气微，味微苦。

【品质要求】以质嫩、叶多、色灰绿者为佳。

【功效】活血调经，利尿消肿，清热解毒。

【贮藏要求】干益母草置干燥处；鲜益母草置阴凉潮湿处，贮存期不宜过长，过长容易变色。

香　薷

【来源】唇形科植物石香薷或江香薷的干燥地上部分。前者习称"青香薷"，后者习称"江香薷"。

【产地】青香薷主产于福建、江西、湖南、湖北、广东、广西、贵州等地；江香薷主产于江西、河北、河南，以江西产量最大，故而得名。

【采收加工】夏季茎叶茂盛、花盛时择晴天采割，除去杂质，阴干。

【性状】香薷药材见图2-5-8，性状描述见表2-5-7。

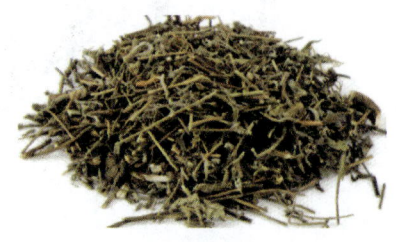

图 2-5-8　香薷药材（青香薷）

表 2-5-7　　香薷药材性状描述

项目	性状描述	
	青香薷	江香薷
形状	长 30～50 cm。茎方柱形，基部类圆形，直径 1～2 mm，节间长 4～7 cm。叶对生，多皱缩或脱落，叶片展平后呈长卵形或披针形，边缘有 3～5 疏浅锯齿。穗状花序顶生及腋生，苞片圆卵形或圆倒卵形，脱落或残存；花萼宿存，钟状，先端 5 裂。小坚果 4，直径 0.7～1.1 mm，近圆球形	长 55～66 cm。果实直径 0.9～1.4 mm
形态	基部紫红色，上部黄绿色或淡黄色，全体密被白色茸毛。节明显。叶暗绿色或黄绿色。花萼淡紫红色或灰绿色，密被茸毛。小坚果具网纹	表面黄绿色。叶边缘有 5～9 疏浅锯齿。果实表面具疏网纹
质地	质脆，易折断	质较柔软
气味	气清香而浓，味微辛而凉	

【品质要求】以枝嫩、穗多、香气浓者为佳。
【功效】发汗解表，化湿和中。
【贮藏要求】置阴凉干燥处。

资料卡片

香薷的化学成分

《中国药典（2020 年版）》规定本品含挥发油不得少于 0.60%（mL/g）；以干燥品计算，所含麝香草酚（$C_{10}H_{14}O$）和香荆芥酚（$C_{10}H_{14}O$）的总量不少于 0.16%。

车前草

【来源】车前科植物车前或平车前的干燥全草。
【产地】主产于江西、安徽、江苏等地。
【采收加工】夏季采挖，除去泥沙，晒干。
【性状】车前草药材见图 2-5-9a)，性状描述见表 2-5-8。

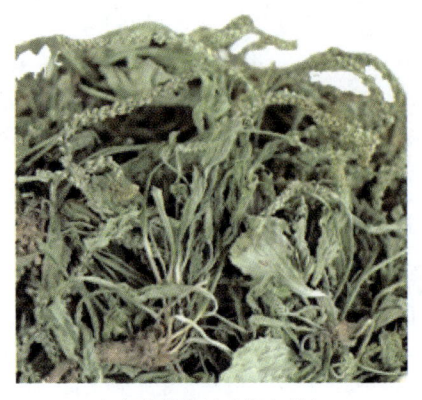
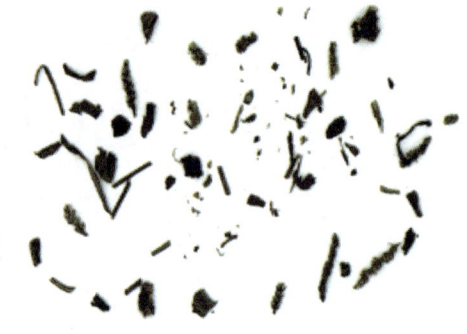

a）车前草药材（平车前）   b）车前草饮片

图 2-5-9 车前草

表 2-5-8 车前草药材性状描述

项目	性状描述	
	车前	平车前
形状	根丛生，须状。叶片皱缩，展平后呈卵状椭圆形或宽卵形，长 6～13 cm，宽 2.5～8 cm；先端钝或短尖，基部宽楔形，全缘或有不规则波状浅齿	叶片长椭圆形或椭圆状披针形，长 5～14 cm，宽 2～3 cm
形态	叶基生，具长柄，叶表面灰绿色或污绿色，具明显弧形脉 5～7 条。穗状花序数条，花茎长。蒴果盖裂，萼宿存	主根直而长。叶片较狭
气味	气微香，味微苦	

【饮片性状】车前草饮片见图 2-5-9b）。车前草段为不规则的段。根须状或直而长。叶片皱缩，多破碎，表面灰绿色或污绿色，脉明显。可见穗状花序。气微，味微苦。

【品质要求】以叶片完整、色灰绿者为佳。

【功效】清热利尿通淋，祛痰，凉血，解毒。

【贮藏要求】置通风干燥处。

穿心莲

【来源】爵床科植物穿心莲的干燥地上部分。

【产地】主产于广东、广西、福建等地，江苏、四川、陕西等地亦产。

【采收加工】秋初茎叶茂盛时采割，晒干。

【性状】穿心莲药材性状描述见表 2-5-9。

表 2-5-9　　　　　　　　　　　穿心莲药材性状描述

项目	性状描述
形状	茎呈方柱形，多分枝，长 50～70 cm，节稍膨大；单叶对生，叶柄短或近无柄；叶片皱缩、易碎，完整者展平后呈披针形或卵状披针形，长 3～12 cm，宽 2～5 cm，先端渐尖，基部楔形下延，全缘或波状
形态	叶上表面绿色，下表面灰绿色，两面光滑
质地	质脆，易折断
气味	气微，味极苦

【饮片性状】穿心莲饮片见图 2-5-10。穿心莲段呈不规则的段。茎方柱形，节稍膨大。切面不平坦，具类白色髓。叶片多皱缩或破碎，完整者展平后呈披针形或卵状披针形，先端渐尖，基部楔形下延，全缘或波状；上表面绿色，下表面灰绿色，两面光滑。气微，味极苦。

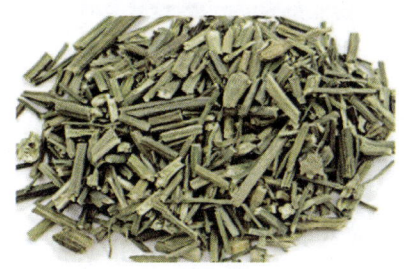

图 2-5-10　穿心莲饮片

【品质要求】以色绿、叶多者为佳。《中国药典（2020 年版）》规定其叶含量不得少于 30%。

【功效】清热解毒，凉血，消肿。

【贮藏要求】置干燥处。

资料卡片

穿心莲的化学成分

穿心莲主要含有二萜内酯类化合物，包括穿心莲内酯、新穿心莲内酯、去氧穿心莲内酯、脱水穿心莲内酯等，是穿心莲的苦味成分，也是穿心莲抗菌和抗钩端螺旋体的有效成分。《中国药典（2020 年版）》规定本品以干燥品计算，含穿心莲内酯（$C_{20}H_{30}O_5$）、新穿心莲内酯（$C_{26}H_{40}O_8$）、14-去氧穿心莲内酯（$C_{20}H_{30}O_4$）和脱水穿心莲内酯（$C_{20}H_{28}O_4$）的总量不少于 1.5%。

青 蒿

【来源】菊科植物黄花蒿的干燥地上部分。
【产地】我国各地均产。
【采收加工】秋季花盛开时采割，除去老茎，阴干。
【性状】青蒿药材性状描述见表2-5-10。

表2-5-10　　　　　　　　　　　青蒿药材性状描述

项目	性状描述
形状	茎呈圆柱形，上部多分枝，长30～80 cm，直径0.2～0.6 cm；叶互生，完整者展平后为三回羽状深裂，裂片和小裂片矩圆形或长椭圆形
形态	茎表面黄绿色或棕黄色，具纵棱线；断面中部有髓。叶暗绿色或棕绿色，两面被短毛
质地	茎质略硬，易折断；叶卷缩、易碎
气味	气香特异，味微苦

【饮片性状】青蒿饮片见图2-5-11。青蒿段呈不规则的段，长0.5～1.5 cm。茎呈圆柱形，表面黄绿色或棕黄色，具纵棱线，质略硬，切面黄白色，髓白色。叶片多皱缩或破碎，暗绿色或棕绿色，完整者展平后为三回羽状深裂，裂片及小裂片矩圆形或长椭圆形，两面被短毛。花黄色。气香特异，味微苦。

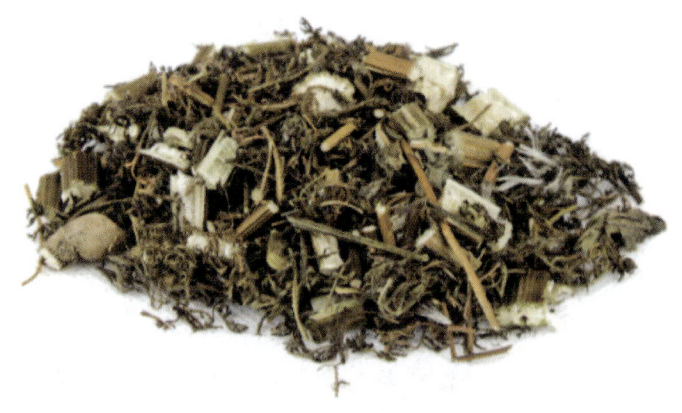

图2-5-11　青蒿饮片

【品质要求】以色绿、叶多、香气浓者为佳。
【功效】清虚热，除骨蒸，解暑热，截疟，退黄。
【贮藏要求】置阴凉干燥处。

> **资料卡片**
>
> 青蒿的化学成分
>
> 　　青蒿的化学成分包括青蒿素和青蒿甲素、乙素、丙素、丁素、戊素，另含青蒿内酯、青蒿酸、青蒿醇等。其挥发油中主要成分为莰烯、β-蒎烯、异蒿酮、左旋樟脑等，另含有黄酮类、香豆素类化合物。

茵 陈

【别名】绒蒿。

【来源】菊科植物滨蒿或茵陈蒿的干燥地上部分。

【产地】滨蒿主产于东北地区及河北、山东等地，茵陈蒿主产于陕西、山西、安徽等地。以陕西所产质量最佳，习称"西茵陈"。

【采收加工】春季幼苗高 6～10 cm 时采收或秋季花蕾长成至花初开时采割。除去杂质及老茎，晒干。春季采收的称"绵茵陈"，秋季采割的称"花茵陈"。现市场上流通的以"绵茵陈"为主。

【性状】茵陈药材见图 2-5-12，性状描述见表 2-5-11。

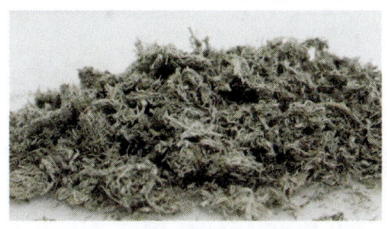

图 2-5-12　茵陈药材（绵茵陈）

表 2-5-11　　　　　　　　　　　茵陈药材性状描述

项目	性状描述	
	绵茵陈	花茵陈
形状	多卷曲成团状。茎长 1.5～2.5 cm，直径 0.1～0.2 cm。叶具柄，展平后叶片呈一至三回羽状分裂，叶片长 1～3 cm，宽约 1 cm；小裂片卵形或稍呈倒披针形、条形，先端锐尖	茎呈圆柱形，多分枝，长 30～100 cm，直径 2～8 mm。下部叶二至三回羽状深裂，裂片条形或细条形；茎生叶一至二回羽状全裂，基部抱茎，裂片细丝状。头状花序卵形，多数集成圆锥状，长 1.2～1.5 mm，直径 1～1.2 mm，有短梗，总苞片 3～4 层，卵形，苞片 3 裂。瘦果长圆形

续表

项目	性状描述	
	绵茵陈	花茵陈
形态	灰白色或灰绿色，全体密被白色茸毛。茎细小，除去表面白色茸毛后可见明显纵纹	茎表面淡紫色或紫色，有纵条纹，被短柔毛，断面类白色。叶密集，或多脱落，两面密被白色柔毛。花序外层雌花6～10个，可多达15个，内层两性花2～10个。瘦果黄棕色
质地	绵软如绒，茎质脆，易折断	茎体轻，质脆
气味	气清香，味微苦	气芳香，味微苦

【品质要求】以质嫩、绵软、色灰白、香气浓者为佳。
【功效】清利湿热，利胆退黄。
【贮藏要求】置阴凉干燥处，防潮。

找一找：绵茵陈和花茵陈药材的性状有何不同？

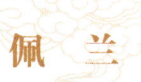

佩 兰

【来源】菊科植物佩兰的干燥地上部分。
【产地】主产于江苏、河北、山东等地。
【采收加工】于每年7月和9月各收割地上部分1次，应选晴天中午收割，此时植株内含挥发油量最高，收回后立即摊晒至半干，扎成束，放回潮，再晒至全干。亦可晒12小时后，切成10 cm长小段，晒至全干。
【性状】佩兰药材性状描述见表2-5-12。

表2-5-12　　　　　　　　　佩兰药材性状描述

项目	性状描述
形状	茎呈圆柱形，长30～100 cm，直径0.2～0.5 cm。叶对生，有柄，完整叶片3裂或不分裂，分裂者中间裂片较大，展平后呈披针形或长圆状披针形，基部狭窄，边缘有锯齿；不分裂者展平后呈卵圆形、卵状披针形或椭圆形
形态	茎表面黄棕色或黄绿色，有的带紫色，有明显的节和纵棱线，断面髓部白色或中空。叶片多皱缩、破碎，绿褐色
质地	质脆
气味	气芳香，味微苦

【饮片性状】佩兰饮片见图 2-5-13。佩兰段为不规则的段。茎圆柱形，表面黄棕色或黄绿色，有的带紫色，有明显的节和纵棱线。切面髓部白色或中空。叶对生，叶片多皱缩、破碎，绿褐色。气芳香，味微苦。

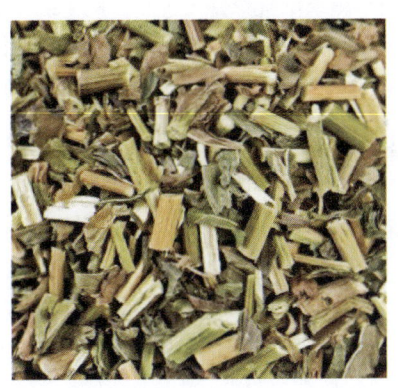

图 2-5-13　佩兰饮片

【品质要求】以叶多、色绿、茎少、未开花、香气浓者为佳。
【功效】芳香化湿，醒脾开胃，发表解暑。
【贮藏要求】置阴凉干燥处。

查一查：佩兰和泽兰药材的性状有何不同？

蒲公英

【别名】黄花地丁、婆婆丁、黄花草。
【来源】菊科植物蒲公英、碱地蒲公英或同属数种植物的干燥全草。
【产地】主产于山西、河北、山东及东北各地。
【采收加工】春至秋季花初开时采挖，除去杂质，洗净，晒干。
【性状】蒲公英药材见图 2-5-14a），性状描述见表 2-5-13。

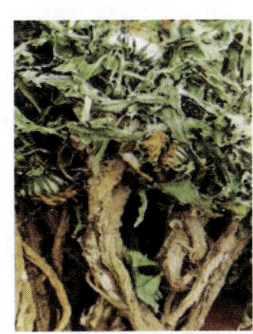
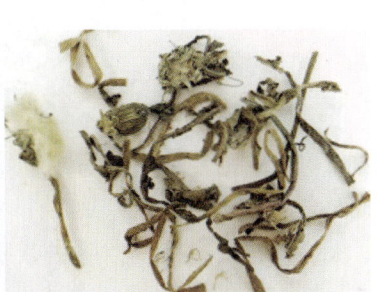

a）蒲公英药材　　　　b）蒲公英饮片

图 2-5-14　蒲公英

表 2-5-13　　　　　　　　　　　　蒲公英药材性状描述

项目	性状描述
形状	呈皱缩卷曲的团块。根呈圆锥形，多弯曲，长 3～7 cm。叶基生，完整叶片呈倒披针形，先端尖或钝，边缘浅裂或羽状分裂，基部渐狭，下延呈柄状。花茎 1 条至数条，每条顶生头状花序，总苞片多层
形态	根表面棕褐色，抽皱，根头部有棕褐色或黄白色的茸毛，有的已脱落。叶多皱缩破碎，绿褐色或暗灰绿色，下表面主脉明显。花冠黄褐色或淡黄白色，有的可见多数具有白色冠毛的长椭圆形瘦果
气味	气微，味微苦

【饮片性状】蒲公英饮片见图 2-5-14b）。蒲公英段为不规则的段。根表面棕褐色，抽皱；根头部有棕褐色或黄白色的茸毛，有的已脱落。叶暗灰绿色或绿褐色，多皱缩破碎，完整者展平后呈倒披针形，先端尖或钝，边缘浅裂或羽状分裂，基部渐狭，下延呈柄状。头状花序，总苞片多层，花冠黄褐色或淡黄白色。有时可见具白色冠毛的长椭圆形瘦果。气微，味微苦。

【品质要求】以叶多、色绿、根长者为佳。
【功效】清热解毒，消肿散结，利尿通淋。
【贮藏要求】置通风干燥处，防潮，防蛀。

资料卡片

蒲公英的化学成分

蒲公英的化学成分包括蒲公英甾醇、蒲公英苦素、香叶木素、咖啡酸、菊糖、果胶及胆碱等。《中国药典（2020 年版）》规定本品按干燥品计算，含菊苣酸（$C_{22}H_{18}O_{12}$）不得少于 0.45%。

小　蓟

【来源】菊科植物刺儿菜的干燥地上部分。
【产地】我国各地均产。
【采收加工】夏、秋二季花开时采割，除去杂质，晒干。
【性状】小蓟药材见图 2-5-15a），性状描述见表 2-5-14。

模块二　植物类中药的鉴定

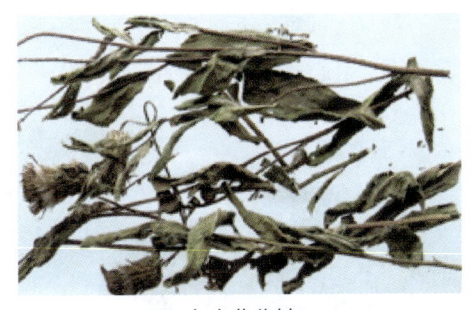
a）小蓟药材

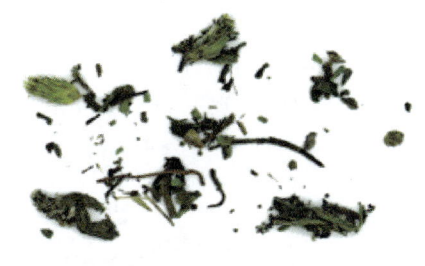
b）小蓟饮片

图 2-5-15　小蓟

表 2-5-14　小蓟药材性状描述

项目	性状描述
形状	茎呈圆柱形，有的上部分枝，长 5～30 cm，直径 0.2～0.5 cm。叶互生，无柄或有短柄，完整者展平后呈长椭圆形或长圆状披针形，长 3～12 cm，宽 0.5～3 cm；全缘或微齿裂至羽状深裂，齿尖具针刺。头状花序单个或数个顶生；总苞钟状，苞片 5～8 层
形态	茎表面灰绿色或带紫色，具纵棱及白色柔毛，断面中空。叶片皱缩或破碎，上表面绿褐色，下表面灰绿色，两面均具白色柔毛。苞片黄绿色，花紫红色
质地	质脆，易折断
气味	气微，味微苦

【饮片性状】小蓟饮片见图 2-5-15b）。小蓟段为不规则的段。茎呈圆柱形，表面灰绿色或带紫色，具纵棱和白色柔毛。切面中空。叶片多皱缩或破碎，叶齿尖具针刺；两面均具白色柔毛。头状花序，总苞钟状；花紫红色。气微，味苦。

【品质要求】以色绿、叶多者为佳。

【功效】凉血止血，散瘀解毒消痈。

【贮藏要求】置通风干燥处。

查一查：小蓟和大蓟药材的性状有何不同？

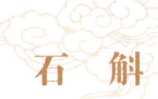

石　斛

【别名】黄草、金石斛。

【来源】兰科植物金钗石斛、霍山石斛、鼓槌石斛或流苏石斛的栽培品及其同属植物近似种的新鲜或干燥茎。

【产地】主产于广东、广西、贵州、云南、四川等地。历来以安徽霍山所产最为有名。

【采收加工】全年均可采收，以春末夏初和秋季采集者为优。鲜用者除去根和泥沙；干用者采收后，除去杂质，用开水略烫或烘软，再边搓边烘晒，至叶鞘搓净，干燥。霍山石斛11月至翌年3月采收，除去叶、根须及泥沙等杂质，洗净，鲜用；或加热除去叶鞘制成干条；或边加热边扭成螺旋状或弹簧状，干燥，称霍山石斛枫斗。

【性状】石斛药材见图2-5-16a)，性状描述见表2-5-15。

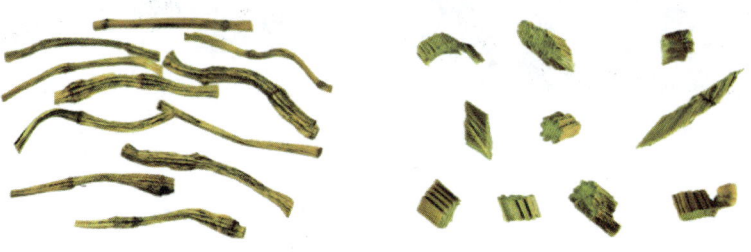

a) 石斛药材（金钗石斛）　　　　b) 石斛饮片

图 2-5-16　石斛

表 2-5-15　　　　　　　　　　石斛药材性状描述

项目	性状描述				
	鲜石斛	金钗石斛	霍山石斛	鼓槌石斛	流苏石斛等
形状	呈圆柱形或扁圆柱形，长约30 cm，直径0.4~1.2 cm	呈扁圆柱形，长20~40 cm，直径0.4~0.6 cm，节间长2.5~3 cm	干条呈直条状或不规则弯曲形，长2~8 cm，直径1~4 mm。枫斗呈螺旋形或弹簧状，通常为2~5个旋纹，茎拉直后性状同干条	呈粗纺锤形，中部直径1~3 cm，具3~7节	呈长圆柱形，长20~150 cm，直径0.4~1.2 cm，节明显，节间长2~6 cm
形态	表面黄绿色，光滑或有纵纹，节明显，色较深，节上有膜质叶鞘	表面金黄色或黄中带绿色，有深纵沟，断面平坦	表面淡黄绿色至黄绿色，偶有黄褐色斑块，有细纵纹，节明显，节上有的可见残留的灰白色膜质叶鞘；一端可见茎基部残留的短须根或须根痕，另一端为茎尖，较细。断面平坦，灰黄色至灰绿色，略角质状。鲜品稍肥大，肉质，断面淡黄绿色至深绿色	表面光滑，金黄色，有明显凸起的棱。断面海绵状	表面黄色至暗黄色，有深纵槽。断面平坦或呈纤维性
质地	肉质多汁，易折断，嚼之有黏性	质硬而脆，断面较疏松	质硬而脆，嚼之有黏性；鲜品易折断，嚼之有黏性且少有渣	质轻而松脆，嚼之有黏性	质疏松，嚼之有黏性
气味	气微，味微苦而回甜	气微，味苦	气微，味淡	气微，味淡	味淡或微苦

【饮片性状】石斛饮片见图2-5-16b)。干石斛为扁圆柱形或圆柱形的段。表面金黄色、绿黄色或棕黄色，有光泽，有深纵沟或纵棱，有的可见棕褐色的节。切面黄白色至黄褐色，

有多数散在的筋脉点。气微,味淡或微苦,嚼之有黏性。

【品质要求】干石斛均以色金黄、有光泽、质柔韧者为佳,鲜石斛以色黄绿、肥满多汁、嚼之发黏者为佳。

【功效】益胃生津,滋阴清热。

【贮藏要求】干品置通风干燥处,防潮;鲜品置阴凉潮湿处,防冻。

> 📖 **资料卡片**
>
> ### 石斛的伪品
>
> (1)瓜石斛:为同科植物流苏金石斛的干燥全草。产于广东、广西、云南、贵州等地。茎呈圆柱形,表面金黄色,多分枝,每一分枝顶端具膨大或成扁纺锤形的假鳞茎,有深纵纹。
>
> (2)石仙桃:为同科植物石仙桃属多种植物的干燥全草。产于广东、广西、浙江、江西、福建等地。根茎粗壮,被鳞叶,节上生假鳞茎,纺锤形,表面黄绿色或金黄色,具纵横纹,有多数类圆形凹点和呈马蹄形的分界线。气微,味淡微涩。

紫花地丁

【来源】堇菜科植物紫花地丁的干燥全草。

【产地】主产于江苏、安徽、浙江、陕西、上海等地。

【采收加工】春、秋二季采收,除去杂质,晒干。

【性状】紫花地丁药材及饮片见图2-5-17,药材性状描述见表2-5-16。

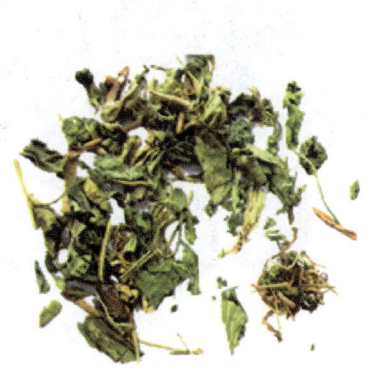
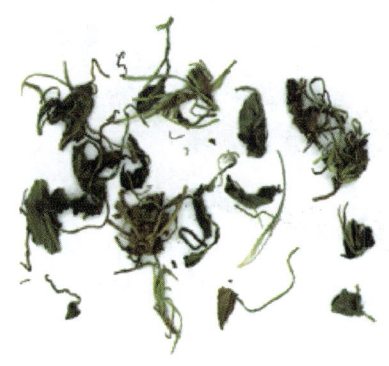

a)紫花地丁药材　　　　　　　　b)紫花地丁饮片

图2-5-17　紫花地丁

表 2-5-16　　紫花地丁药材性状描述

项目	性状描述
形状	多皱缩成团。主根长圆锥形，直径 1～3 mm。叶基生，展平后叶片呈披针形或卵状披针形，长 1.5～6 cm，宽 1～2 cm；先端钝，基部截形或稍心形，边缘具钝锯齿；叶柄细，长 2～6 cm，上部具明显狭翅。花茎纤细，花距细管状。蒴果椭圆形或 3 裂
形态	主根淡黄棕色，有细纵皱纹。叶灰绿色，两面有毛。花瓣 5，紫堇色或淡棕色。种子多数，淡棕色
气味	气微，味微苦而稍黏

【品质要求】以根、茎、叶、花完整，色绿，根黄，味微苦者为佳。
【功效】清热解毒，凉血消肿。
【贮藏要求】置干燥处。

想一想：紫花地丁和蒲公英药材在性状上的区别是什么？

肉苁蓉

【别名】大芸。
【来源】列当科植物肉苁蓉或管花肉苁蓉的干燥带鳞叶的肉质茎。
【产地】主产于内蒙古、新疆、青海、甘肃等地，以内蒙古产量大、质量优。
【采收加工】多于春季幼苗刚出土时采挖，除去茎尖，切段，晒干。通常将鲜品置沙中半埋半露，干后即为"甜大芸"，质量好。秋季采收者因水分多，不易干燥，故把肥大者投入盐湖中，腌 1～3 年，用时洗去盐分，即"盐大芸"，质量差。
【性状】肉苁蓉药材见图 2-5-18a），性状描述见表 2-5-17。

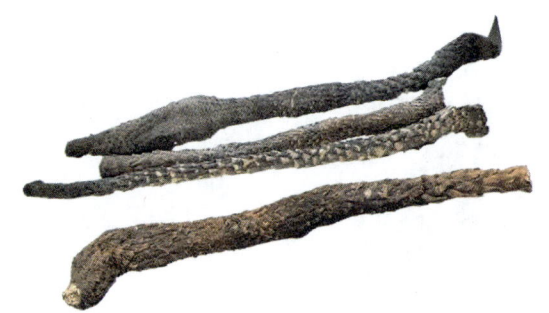 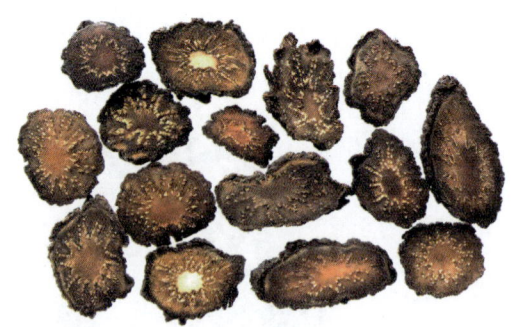

a）肉苁蓉药材（肉苁蓉）　　　　b）肉苁蓉饮片

图 2-5-18　肉苁蓉

表 2-5-17　　肉苁蓉药材性状描述

项目	性状描述	
	肉苁蓉	管花肉苁蓉
形状	呈扁圆柱形，稍弯曲，长 3～15 cm，直径 2～8 cm	呈类纺锤形、扁纺锤形或扁柱形，稍弯曲，长 5～25 cm，直径 2.5～9 cm
形态	表面棕褐色或灰棕色，密被覆瓦状排列的肉质鳞叶，通常鳞叶先端已断，断面棕褐色，有淡棕色点状维管束，排列成波状环纹	表面棕褐色至黑褐色。断面颗粒状，灰棕色至灰褐色，散生点状维管束
质地	体重，质硬，微有柔性，不易折断	
气味	气微，味甜、微苦	

【饮片性状】肉苁蓉饮片见图 2-5-18b）。肉苁蓉片为不规则形的厚片。表面棕褐色或灰棕色。有的可见肉质鳞叶。切面有淡棕色或棕黄色点状维管束，排列成波状环纹。气微，味甜、微苦。

【品质要求】以肉质茎粗壮肥大、密被鳞叶、表面色棕、断面色棕黑显油润者为佳。

【功效】补肾阳，益精血，润肠通便。

【贮藏要求】置通风干燥处，防蛀。

锁　阳

【来源】锁阳科植物锁阳的干燥肉质茎。

【产地】主产于内蒙古、新疆、甘肃等地，宁夏、青海等地亦产。

【采收加工】春季采挖，除去花序，切段，晒干。

【性状】锁阳药材见图 2-5-19a），性状描述见表 2-5-18。

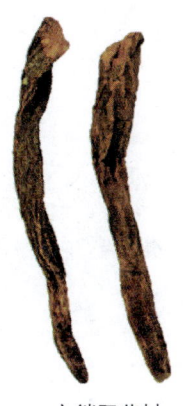 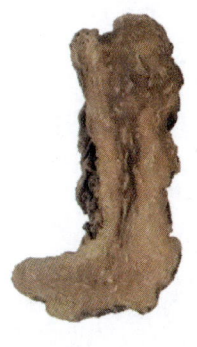

a）锁阳药材　　　　b）锁阳饮片

图 2-5-19　锁阳

表 2-5-18　　　　　　　　　　　锁阳药材性状描述

项目	性状描述
形状	呈扁圆柱形，微弯曲，长 5～15 cm，直径 1.5～5 cm
形态	表面棕色或棕褐色，粗糙，具明显纵沟和不规则凹陷，有的残存三角形的黑棕色鳞片。断面浅棕色或棕褐色，有黄色三角状维管束
质地	体重，质硬，难折断
气味	气微，味甘而涩

【饮片性状】锁阳饮片见图 2-5-19b）。锁阳片为不规则形或类圆形的片。外表皮棕色或棕褐色，粗糙，具明显纵沟及不规则凹陷。切面浅棕色或棕褐色，散在黄色三角状维管束。气微，味甘而涩。

【品质要求】以肉质茎粗壮肥大、坚实、色红、断面粉性不显筋脉者为佳。

【功效】补肾阳，益精血，润肠通便。

【贮藏要求】置通风干燥处。

? 找一找：肉苁蓉和锁阳药材在性状上的区别是什么？

瞿　麦

【别名】石竹子花、竹节草。
【来源】石竹科植物瞿麦或石竹的干燥地上部分。
【产地】主产于河南、辽宁、江苏、河北、湖北等地。
【采收加工】夏、秋二季花果期采割，除去杂质，干燥。
【性状】瞿麦药材见图 2-5-20a），性状描述见表 2-5-19。

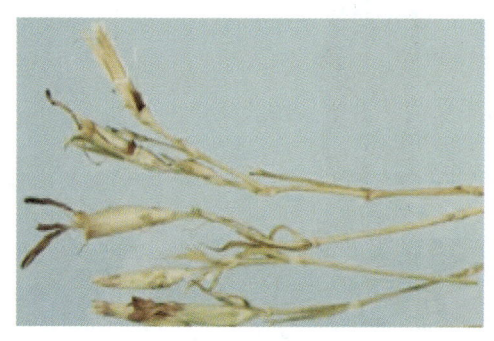
a）瞿麦药材（瞿麦）

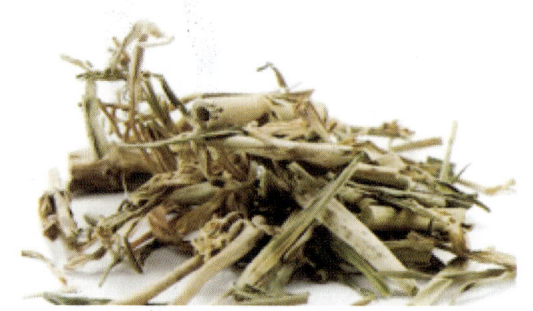
b）瞿麦饮片

图 2-5-20　瞿麦

表 2-5-19　　　　　　　　　　　　瞿麦药材性状描述

项目	性状描述	
	瞿麦	石竹
形状	茎圆柱形，上部有分枝，长 30~60 cm。叶对生，多皱缩，展平叶片呈条形至条状披针形。花萼筒状，长 2.7~3.7 cm；苞片 4~6，宽卵形，长约为萼筒的 1/4；花瓣卷曲，先端深裂成丝状。蒴果长筒形，与宿萼等长	萼筒长 1.4~1.8 cm，苞片长约为萼筒的 1/2；花瓣先端浅齿裂
形态	茎表面淡绿色或黄绿色，光滑无毛，节明显，略膨大，断面中空。枝端具花及果实，花瓣棕紫色或棕黄色，种子细小，多数	
气味	气微，味淡	

【饮片性状】瞿麦饮片见图 2-5-20b）。瞿麦段为不规则的段。茎圆柱形，表面淡绿色或黄绿色，节明显，略膨大。切面中空。叶多破碎。花萼筒状，苞片 4~6。蒴果长筒形，与宿萼等长。种子细小，多数。气微，味淡。

【品质要求】以色绿、干燥、未开花、无杂草及根者为佳。

【功效】利尿通淋，活血通经。

【贮藏要求】置通风干燥处。

实训八

全草类中药的鉴定

【实训目标】
能够运用全草类中药的性状鉴定方法，说出相应的中药正名。

【实训准备】

1. 器具
放大镜、紫外分析仪等性状、显微及理化鉴定常用实验器具。

2. 药材及饮片
广藿香、荆芥、薄荷、益母草、香薷。

【实训内容】
常用全草类中药的鉴定。

【实训步骤】
取全草类中药标本，通过"眼看、手摸、鼻闻、口尝"，观察其形状、大小、色泽、表面特征、质地、断面、气味等。

【实训提示】

常用全草类中药鉴定要点

1. 广藿香：注意茎的形状（嫩茎略呈方柱形，多分枝；老茎呈类圆柱形）、表面、质地、断面，叶的形态、气味等。

2. 荆芥：注意茎的形状（茎呈方柱形，上部有分枝）、表面（淡紫红色或淡黄绿色，被短柔毛）、质地、断面，叶的形态，花的形状（穗状轮伞花序顶生）、颜色、表面、气味等。

3. 薄荷：注意茎的形状（方柱形）、表面、质地、断面，叶的形态、表面，花的形状、气味（气芳香，味微涩而辛凉）等。

4. 益母草：注意茎的形状（方柱形）、表面、质地、断面，叶的形态，花序类型及位置（轮伞状腋生）、气味等。

5. 香薷：注意茎的形态、形状（方柱形，基部类圆形，节明显）、质地，叶的形状，花序类型及位置（穗状花序顶生及腋生），果实的性状（小坚果，近圆球形）、气味等。

【实训思考】

上述常用全草类中药的共性特点是什么？

广藿香、荆芥、薄荷、益母草、香薷的性状特征有何不同点？

【实训考核】

随机抽取全草类中药，学生能够正确写出中药的正名、来源、入药部位及功效等。

序号	考核内容	考核标准	配分	得分
1	中药正名	能根据中药饮片快速、准确写出正名	25	
2	中药来源	能根据中药饮片快速、准确写出来源	25	
3	中药入药部位	能根据中药饮片快速、准确写出入药部位	25	
4	中药功效	能根据中药饮片快速、准确写出功效	25	
5	职业素养	能够诚实、严谨地鉴别中药，具有依法鉴定、质量第一的意识	一票否决项：中药鉴定过程中出现不诚实、不严谨现象，则考核为0分	
		总计		

学完本任务，你应该知道

全草类中药的鉴定
- 全草类中药的概念
- 全草类中药的采收加工
- 全草类中药的性状
- 全草类中药的鉴别
- 全草类中药的品质要求
- 全草类中药的贮藏要求
- 常见全草类中药

思考与练习

单项选择题

1. 蒲公英的别名是（　　）。
　A. 黄花地丁　　B. 紫花地丁　　C. 香草　　D. 坤草
2. 茎方柱形，上部有分枝，表面被短柔毛，轮伞花序顶生的中药是（　　）。
　A. 益母草　　B. 穿心莲　　C. 荆芥　　D. 香薷
3. 呈螺旋形或弹簧状，常为2～5个旋纹，表面淡黄绿色至黄绿色的中药是（　　）。
　A. 金钗石斛　　B. 鼓槌石斛　　C. 流苏石斛　　D. 霍山石斛枫斗
4. 下列除（　　）外均是唇形科植物。
　A. 薄荷　　B. 广藿香　　C. 车前草　　D. 荆芥
5. 茵陈的原植物来自（　　）。
　A. 豆科　　B. 菊科　　C. 十字花科　　D. 松科
6. 益母草的原植物来自（　　）。
　A. 菊科　　B. 唇形科　　C. 瑞香科　　D. 大戟科
7. 顶生，花萼筒状，苞片宽卵形，长约为萼筒的1/4；花瓣棕紫色或棕黄色，卷曲，先端深裂呈丝状的中药是（　　）。
　A. 石斛　　B. 瞿麦　　C. 蒲公英　　D. 紫花地丁

8. 下列关于薄荷的说法，错误的是（   ）。
   A. 紫棕色或淡绿色，有节，棱角处有茸毛
   B. 气芳香，味微涩而辛凉
   C. 上表面深绿色，下表面灰绿色，稀被茸毛，有凹点腺鳞
   D. 十字花形科植物薄荷的干燥地上部分
9. 棕色或棕褐色，粗糙，具明显纵沟和不规则凹陷，有的残存三角状黑色鳞片的中药是（   ）。
   A. 薄荷　　　　B. 麻黄　　　　C. 锁阳　　　　D. 肉苁蓉
10. 灰棕色或棕褐色，密被肥厚的肉质鳞叶，呈覆瓦状排列的中药是（   ）。
    A. 益母草　　　B. 麻黄　　　　C. 锁阳　　　　D. 肉苁蓉
11. 穿心莲的原植物来自（   ）。
    A. 豆科　　　　B. 车前科　　　C. 菊科　　　　D. 爵床科
12. 瞿麦的原植物来自（   ）。
    A. 石竹科　　　B. 十字花科　　C. 菊科　　　　D. 唇形科
13. 香薷的来源是（   ）。
    A. 豆科植物石香薷或江香薷的干燥地上部分
    B. 唇形科植物石香薷或江香薷的干燥地上部分
    C. 十字花科植物石香薷或江香薷的干燥地上部分
    D. 莎草科植物石香薷或江香薷的干燥地上部分
14. 下列关于紫花地丁的描述，正确的是（   ）。
    A. 堇菜科植物紫花地丁的干燥地上部分
    B. 主根圆柱形，淡黄棕色，有细纵皱纹
    C. 蒴果椭圆形或3裂，种子多数，淡棕色
    D. 花茎纤细，花瓣3，紫堇色或淡棕色，花距细管状
15. 下列中药以草质茎入药的是（   ）。
    A. 麻黄　　　　B. 薄荷　　　　C. 锁阳　　　　D. 穿心莲
16. 黄绿色，光滑或有纵纹，节明显，色较深，节上有膜质叶鞘的中药是（   ）。
    A. 蒲公英　　　B. 鲜石斛　　　C. 紫花地丁　　D. 瞿麦
17. 下列关于益母草的说法，错误的是（   ）。
    A. 茎圆柱形，灰绿色或黄绿色
    B. 叶灰绿色，多皱缩、破碎，易脱落
    C. 花轮伞状腋生，多脱落，小花淡紫色
    D. 气微，味微苦
18. 下列中药的入药部位是干燥带鳞叶的肉质茎的是（   ）。
    A. 麻黄　　　　B. 肉苁蓉　　　C. 锁阳　　　　D. 石斛

模块二　植物类中药的鉴定

任务六　其他植物类中药的鉴定

学习目标

1. 掌握藻、菌、地衣类中药的一般鉴定特征。
2. 掌握树脂类中药的一般鉴定特征。
3. 掌握其他植物类中药常见品种的来源和性状。
4. 熟悉其他植物类中药典型品种的理化和显微鉴定特征。
5. 了解其他植物类中药常见品种的产地、采收加工和主要功效。

任务引入

小明花 5 000 元网购了一盒冬虫夏草干货礼盒送给爷爷,但当小明拿出冬虫夏草时,却被有着 30 年从医经验的伯伯告知被骗了。小明气愤地找到客服理论,结果客服一口咬定该冬虫夏草货真价实,没有问题。请你帮助小明解决此次问题。

正品的冬虫夏草具有哪些性状特征呢?

一、其他植物类中药的概念

其他植物类中药的来源包括藻类、菌类、地衣类、树脂类和植物的特殊部位及其加工品。其中藻类、菌类和地衣类均为低等植物,藻类中药有昆布、海藻、紫菜等,菌类中药有冬虫夏草、灵芝、茯苓、猪苓、雷丸、马勃等,地衣类中药有松萝、石蕊等。树脂通常是植物体的分泌物,树脂类中药包括乳香、没药、阿魏、血竭等。植物的特殊部位及其加工品有蕨类植物的孢子,如海金沙;虫瘿,如五倍子;植物叶汁浓缩品,如芦荟;植物加工品,如儿茶、青黛、天然冰片等。不同来源的其他植物类中药见图 2-6-1。

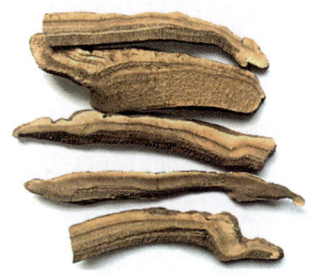
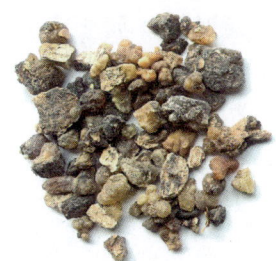
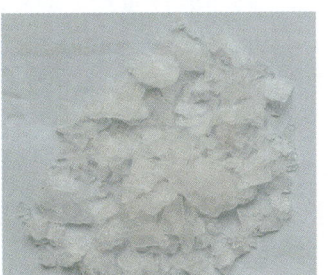

　　a)灵芝(菌类)　　　　　b)乳香(树脂类)　　　c)冰片(植物加工品)

图 2-6-1　不同来源的其他植物类中药

想一想：低等植物有哪些特征？

> **资料卡片**
>
> 低等植物
>
> 　　藻类、菌类和地衣类均为低等植物，它们在形态上无根、茎、叶的分化，是单细胞或多细胞的叶状体或菌丝体。在构造上一般无组织的分化，无维管束和胚胎。
>
> 　　藻类植物多水生，常含各种色素，能进行光合作用，营养方式为自养型；常含有多聚糖、糖醇、氨基酸、蛋白质、叶绿素等成分。我国药用藻类有30余种，主要来自绿藻门、红藻门和褐藻门。
>
> 　　菌类一般不含光合作用色素，不能进行光合作用，营养方式是异养型；常含多糖、氨基酸、生物碱、蛋白质等成分。与药用关系最密切的是真菌门，目前已知的药用真菌达百余种。
>
> 　　地衣是藻类和真菌高度共生的复合体，具独特的生物学特性。组成地衣的真菌多为子囊菌，少数为担子菌，藻类多为蓝藻及绿藻。

二、其他植物类中药的采收加工

　　藻类中药一般在夏、秋二季采捞，除去杂质，洗净，晒干。树脂类中药一般在植物生长旺盛的季节将树干皮部自上部往下部斜割，收集渗出的树脂，干燥。本任务中其他中药的采收及加工方法因品种而异。

三、其他植物类中药的性状

　　藻类中药多皱缩卷曲，颜色较暗；菌类中药的性状多样，如灵芝呈伞状，雷丸呈不规则块状或球形；树脂类中药多为无定形固体，少数为半固体或流体；植物的特殊部位及其加工品的性状因品种而异，如青黛为蓝色粉末，天竺黄为不规则的片块或颗粒状。

　　鉴别其他植物类中药时，首先注意其具体属于藻类、菌类、地衣类、树脂类或植物特殊部位及其加工品中的哪一种。藻类中药由于经过采挖、干燥，常因干缩、破碎而改变了形状，完整者常见有叶状、带状、条状等，水浸后展开可恢复原有的状态，并有一定的颜色。树脂类中药应注意观察其形状、大小、颜色、表面、质地、破碎面、气味等特征。植物的特殊部位及其加工品应注意观察其形状、大小、颜色、质地、气味等，必要时配合水试法与火试法，如海金沙。

四、其他植物类中药的鉴别

显微鉴别：藻类、地衣类、树脂类中药一般不进行显微鉴别。菌类中药除冬虫夏草需制作虫体和子座横切片外，一般仅制作粉末制片观察，显微鉴别时应注意菌丝（团）和草酸钙晶体的特征。植物的特殊部位及其加工品中具有生物组织结构的，可以进行显微鉴别；对孢子类中药进行显微鉴别时，应从正面、侧面、顶面、底面等不同方向观察。

理化鉴别：理化鉴别在其他植物类中药鉴别方面有较广泛的应用。如茯苓粉末中加入碘化钾-碘试液一滴显深红色，安息香微量升华可产生棱柱状结晶升华物。

> **资料卡片**
>
> **药用树脂的分类**
>
> 树脂常与挥发油、树胶及游离芳香酸等成分共存。根据其组成不同，常将树脂分为以下几类。
>
> 单树脂类：为不含或很少含挥发油及树胶的树脂，如松香、枫香脂、血竭。
>
> 胶树脂类：含树脂和树胶，如藤黄。
>
> 油树脂类：含树脂和挥发油，如松香脂、加拿大油树脂。
>
> 油胶树脂类：含树脂、树胶和挥发油，如乳香、没药、阿魏。
>
> 香树脂类：含树脂、挥发油和游离芳香酸，如苏合香、安息香。

五、其他植物类中药的品质要求

藻类中药一般以质干、味淡、肉厚、无泥沙、无掺杂为佳，菌类中药一般以个肥大、体干、有光泽、无杂质、无虫蛀霉变者为佳。其他中药因种而异。

六、其他植物类中药的贮藏要求

其他植物类中药一般要求置阴凉干燥处，防潮，防蛀。

七、常见其他植物类中药

昆 布

【来源】海带科植物海带或翅藻科植物昆布的干燥叶状体。
【产地】前者主产于山东、辽宁沿海地区,后者主产于福建、浙江沿海地区。
【采收加工】夏、秋二季采捞,晒干。
【性状】昆布药材见图 2-6-2,性状描述见表 2-6-1。

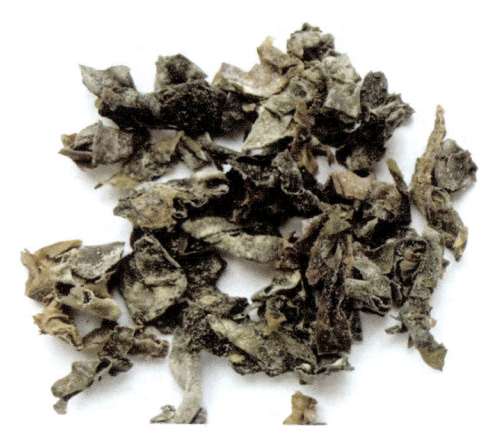

图 2-6-2　昆布药材(海带)

表 2-6-1　昆布药材性状描述

项目	性状描述	
	海带	昆布
形状	卷曲折叠成团状,或缠结成把	卷曲皱缩成不规则团状
形态	全体呈黑褐色或绿褐色,表面附有白霜。用水浸软则膨胀成扁平长带状,长 50～150 cm,宽 10～40 cm,中部较厚,边缘较薄而呈波状,残存柄部扁圆柱状	全体呈黑色,较薄;用水浸软则膨胀呈扁平的叶状,长宽为 16～26 cm,厚约 1.6 mm;两侧呈羽状深裂,裂片呈长舌状,边缘有小齿或全缘
质地	类革质	质柔滑
气味	气腥,味咸	

【鉴别】本品体厚,以水浸泡即膨胀,表面黏滑,附着透明黏液质,手捻不分层者为海带,分层者为昆布。
【品质要求】以色黑褐、质厚、无砂石、盐霜少者为佳。
【功效】消痰软坚散结,利水消肿。

【贮藏要求】置干燥处。

资料卡片

昆布的化学成分

昆布中主含碘和多糖。按《中国药典（2020年版）》规定法测定，以干燥品计算，海带含碘不得少于0.35%，昆布含碘不得少于0.20%；昆布多糖以岩藻糖（$C_6H_{12}O_5$）计，不得少于2.0%。

找一找：昆布和海带药材的区别是什么？

海 藻

【来源】马尾藻科植物海蒿子或羊栖菜的干燥藻体。前者习称"大叶海藻"，后者习称"小叶海藻"。

【产地】海蒿子主产于辽宁、山东沿海地区，为产量较大的海藻；羊栖菜产于我国沿海各地。

【采收加工】夏、秋二季采捞，除去杂质，洗净，晒干。

【性状】海藻药材性状描述见表2-6-2。

表2-6-2　　　　　　　　　　　海藻药材性状描述

项目	性状描述	
	大叶海藻	小叶海藻
形状	皱缩卷曲，黑褐色，有的被白霜，长30～60 cm	较小，长15～40 cm
形态	主干呈圆柱状，具圆锥形突起，主枝自主干两侧生出，侧枝自主枝叶腋生出，具短小的刺状突起。初生叶披针形或倒卵形，长5～7 cm，宽约1 cm，全缘或具粗锯齿；次生叶条形或披针形，叶腋间有着生条状叶的小枝。气囊黑褐色，球形或卵圆形，有的有柄，顶端钝圆，有的具细短尖	分枝互生，无刺状突起。叶条形或细匙形，先端稍膨大，中空。气囊腋生，纺锤形或球形，囊柄较长
质地	质脆，潮润时柔软；水浸后膨胀，肉质，黏滑	质较硬
气味	气腥，味微咸	

【饮片性状】海藻饮片见图2-6-3。大叶海藻段为不规则的段，卷曲状，棕褐色至黑褐色，有的被白霜。枝干可见短小的刺状突起；叶缘偶见锯齿。气囊棕褐色至黑褐色，球形

或卵圆形，有的有柄。小叶海藻段为不规则的段，卷曲状，棕黑色至黑褐色。枝干无刺状突起。叶条形或细匙形，先端稍膨大。气囊腋生，纺锤形或椭圆形，多脱落，囊柄较长。

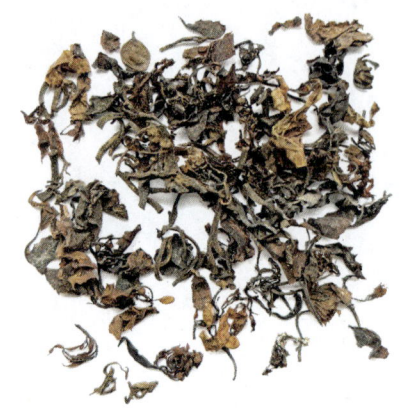

图 2-6-3　海藻饮片（大叶海藻）

【品质要求】以色黑褐、条长、白霜少、无杂质者为佳。
【功效】消痰软坚散结，利水消肿。
【贮藏要求】置干燥处。

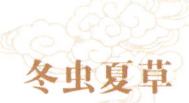

冬虫夏草

【别名】冬虫草、虫草。
【来源】麦角菌科真菌冬虫夏草菌寄生在蝙蝠蛾科昆虫幼虫上的子座和幼虫尸体的干燥复合体。
【产地】主产于四川、青海、云南、贵州、西藏等地，以四川产量最大。
【采收加工】夏初子座出土、孢子未发散时挖取，晒至六七成干，除去似纤维状的附着物及杂质，晒干或低温干燥。
【性状】冬虫夏草药材见图 2-6-4，性状描述见表 2-6-3。

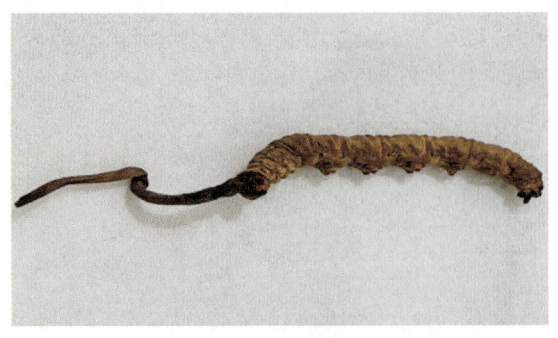

图 2-6-4　冬虫夏草药材

表 2-6-3　　　　　　　　　　冬虫夏草药材性状描述

项目	性状描述
形状	由虫体与从虫头部长出的真菌子座相连而成。虫体似蚕，长 3～5 cm，直径 0.3～0.8 cm。子座细长圆柱形，长 4～7 cm，直径约 0.3 cm
形态	虫体表面深黄色至黄棕色，有环纹 20～30 个，近头部的环纹较细；头部红棕色；足 8 对，中部 4 对较明显；断面略平坦，淡黄白色。子座表面深棕色至棕褐色，有细纵皱纹，上部稍膨大，断面类白色
质地	虫体质脆，易折断；子座质柔韧
气味	气微腥，味微苦

【品质要求】以虫体饱满肥大、色黄，断面充实、色白，子座短壮者为佳。
【功效】补肾益肺，止血化痰。
【贮藏要求】置阴凉干燥处，防蛀。

资料卡片

冬虫夏草的混用品及伪劣品

冬虫夏草因其野生资源日渐稀少而价格持续走高，市场上出现了一些混用品及伪品。常见的混用品有亚香棒虫草、凉山虫草、蛹虫草，常见的伪劣品有地蚕、草石蚕、模型压制伪造品、掺伪加重品。

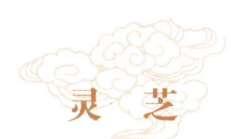

灵　芝

【别名】灵芝草。
【来源】多孔菌科真菌赤芝或紫芝的干燥子实体。
【产地】前者主产于华东、西南、河北、山西等地，后者主产于浙江、江西、湖南、广西等地。
【采收加工】全年可采，除去杂质，剪除附有朽木、泥沙或培养基质的下端菌柄，阴干或在 40～50 ℃烘干。
【性状】灵芝药材见图 2-6-5，性状描述见表 2-6-4。

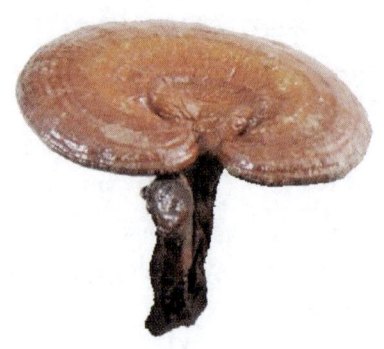

图 2-6-5　灵芝药材（赤芝）

表 2-6-4　　　　　　　　　　灵芝药材性状描述

项目	性状描述		
	赤芝	紫芝	栽培品
形状	伞状，菌盖肾形、半圆形或近圆形，直径10～18 cm，厚1～2 cm		
形态	皮壳坚硬，黄褐色至红褐色，有光泽，具环状棱纹和辐射状皱纹，边缘薄而平截，常稍内卷。菌肉白色至淡棕色。菌柄圆柱形，侧生，少偏生，长7～15 cm，直径1～3.5 cm，红褐色至紫褐色，光亮。孢子细小，黄褐色	皮壳紫黑色，有漆样光泽。菌肉锈褐色。菌柄长17～23 cm	子实体较粗壮、肥厚，直径12～22 cm，厚1.5～4 cm。皮壳外常被有大量粉尘样的黄褐色孢子
质地	质坚硬		
气味	气微香，味苦涩		

【品质要求】以个大、完整、菌盖厚、色紫红、有漆样光泽者为佳。
【功效】补气安神，止咳平喘。
【贮藏要求】置干燥处，防霉，防蛀。

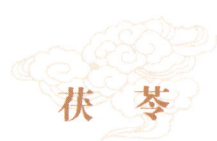

茯　苓

【别名】茯灵、云苓。
【来源】多孔菌科真菌茯苓的干燥菌核。
【产地】主产于湖北、安徽、云南、贵州等地。
【采收加工】多于7—9月采挖，挖出后除去泥沙，堆置"发汗"后，摊开晾至表面干燥，再"发汗"，反复数次至皱纹、内部水分大部分散失后，阴干，称为"茯苓个"；或将鲜茯苓按不同部位切制，阴干，分别称为"茯苓块"和"茯苓片"。

【性状】茯苓药材见图 2-6-6，性状描述见表 2-6-5。

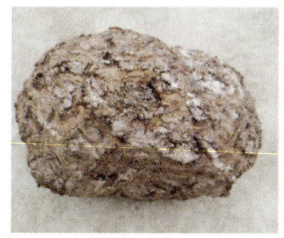
a）茯苓个

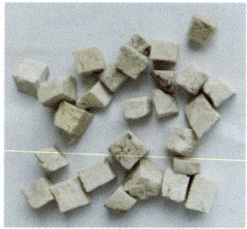
b）茯苓块

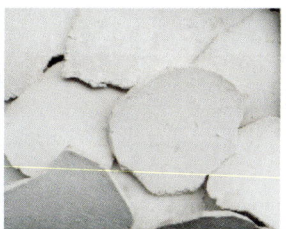
c）茯苓片

图 2-6-6　茯苓药材

表 2-6-5　茯苓药材性状描述

项目	性状描述		
	茯苓个	茯苓块	茯苓片
形状	呈类球形、椭圆形、扁圆形或不规则团块，大小不一	为去皮后切制的茯苓，呈立方块状或方块状厚片，大小不一	为去皮后切制的茯苓，呈不规则厚片，厚薄不一
形态	外皮薄而粗糙，棕褐色至黑褐色，有明显的皱缩纹理。体重，断面颗粒性，有的具裂隙，外层淡棕色，内部白色，少数淡红色，有的中间抱有松根	白色、淡红色或淡棕色	白色、淡红色或淡棕色
质地	质坚实，嚼之粘牙		
气味	气微，味淡		

【品质要求】以体重坚实、外皮色棕褐、无裂隙、断面细腻、粘牙力强者为佳。
【功效】利水渗湿，健脾，宁心。
【贮藏要求】置干燥处，防潮。

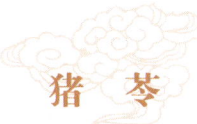

猪　苓

【别名】野猪苓、朱苓、野猪粪、野猪屎。
【来源】多孔菌科真菌猪苓的干燥菌核。
【产地】主产于陕西、云南、河南、甘肃等地。
【采收加工】春、秋二季采挖，除去泥沙，干燥。

【性状】猪苓药材性状描述见表2-6-6。

表2-6-6　　　　　　　　　　　猪苓药材性状描述

项目	性状描述
形状	呈条形、类圆形或扁块状，有的有分枝，长5～25 cm，直径2～6 cm
形态	表面黑色、灰黑色或棕黑色，皱缩或有瘤状突起，断面类白色或黄白色，略呈颗粒状
质地	体轻，质硬
气味	气微，味淡

【饮片性状】猪苓饮片见图2-6-7。猪苓片为类圆形或不规则的厚片。外表皮黑色或棕黑色，皱缩。切面类白色或黄白色，略呈颗粒状。气微，味淡。

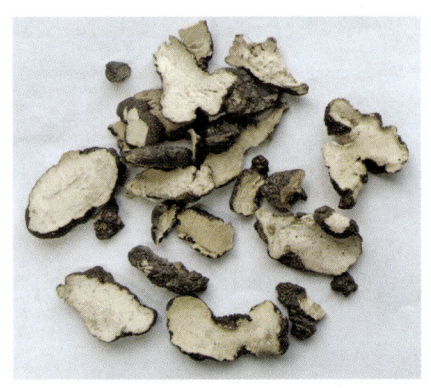

图2-6-7　猪苓饮片

【品质要求】以个大、身干、体重、质坚、断面色白、无黑心空洞、杂质少者为佳。
【功效】利水渗湿。
【贮藏要求】置通风干燥处。

找一找：茯苓和猪苓药材有什么区别？

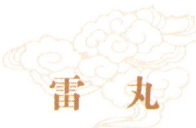

雷丸

【别名】白雷丸、竹苓、雷矢、雷实。
【来源】白蘑科真菌雷丸的干燥菌核。
【产地】主产于四川、云南等地。
【采收加工】秋季采挖，洗净，晒干。
【性状】雷丸药材见图2-6-8，性状描述见表2-6-7。

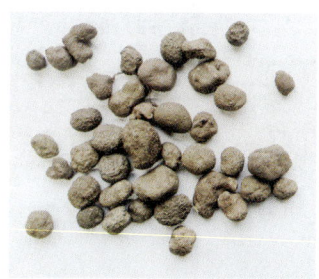

图 2-6-8 雷丸药材

表 2-6-7　　　　　　　　　　雷丸药材性状描述

项目	性状描述
形状	类球形或不规则团块，直径 1～3 cm
形态	表面黑褐色或棕褐色，有略隆起的不规则网状细纹，断面不平坦，白色或浅灰黄色，常有黄白色大理石样纹理
质地	质坚实，不易破裂，嚼之有颗粒感，微带黏性，久嚼无渣
气味	气微，味微苦

【品质要求】以个大、质坚实、断面色白者为佳，断面色褐呈角质样者不可供药用。
【功效】杀虫消积。
【贮藏要求】置阴凉干燥处。

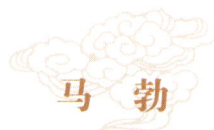

马 勃

【别名】马屁勃、马屁包、马粪包、灰包、灰包菌。
【来源】灰包科真菌脱皮马勃、大马勃或紫色马勃的干燥子实体。
【产地】主产于内蒙古、辽宁、安徽等地。
【采收加工】夏、秋二季子实体成熟时及时采收，除去泥沙，干燥。
【性状】马勃药材见图 2-6-9，性状描述见表 2-6-8。

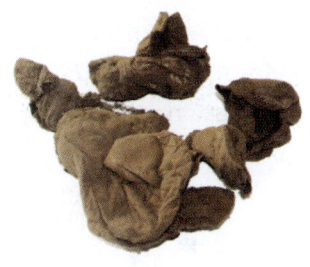

图 2-6-9 马勃药材（脱皮马勃）

表 2-6-8　　马勃药材性状描述

项目	性状描述		
	脱皮马勃	大马勃	紫色马勃
形状	呈扁球形或类球形，无不孕基部，直径 15～20 cm	不孕基部小或无	呈陀螺形，或已压扁呈扁圆形，直径 5～12 cm，不孕基部发达
形态	包被灰棕色至黄褐色，常破碎呈块片状，或已全部脱落。孢体灰褐色或浅褐色，紧密，有弹性，用手撕之，内有灰褐色棉絮状的丝状物，触之则孢子呈尘土样飞扬	残留的包被由黄棕色的膜状外包被和较厚的灰黄色的内包被所组成，成块脱落。孢体浅青褐色	包被薄，两层，紫褐色，有圆形凹陷，外翻，上部常裂成小块或已部分脱落。孢体紫色
质地	包被纸质，孢子手捻有细腻感	包被光滑，质硬而脆；孢子手捻有润滑感	包被粗皱
气味	臭似尘土，无味		

【鉴别】取本品置火焰上，轻轻抖动，即可见微细的火星飞扬，熄灭后，发生大量白色浓烟。

【品质要求】以个大而饱满、质轻、按之如棉絮、弹之有粉尘飞出、呛鼻者为佳。

【功效】清肺利咽，止血。

【贮藏要求】置干燥处，防尘。

苏合香

【别名】苏合油。

【来源】金缕梅科植物苏合香树的树干渗出的香树脂经加工精制而成。

【产地】主产于土耳其、叙利亚、埃及、索马里等地，我国广西、云南有栽培。

【采收加工】夏初将 3～4 年树龄的苏合香树皮切割至木部，使其分泌树脂并渗入树皮，秋季割下树皮及外层边材，水煮后，用布袋压榨滤过，残渣加水煮后再榨取，除去杂质和水分，即得苏合香粗品；将苏合香粗品用乙醇溶解，滤过，滤液蒸去乙醇，则得精制苏合香。常置于铁桶中，并灌以清水浸之，以防香气走失，置阴凉处贮藏。

【性状】苏合香药材见图 2-6-10，性状描述见表 2-6-9。

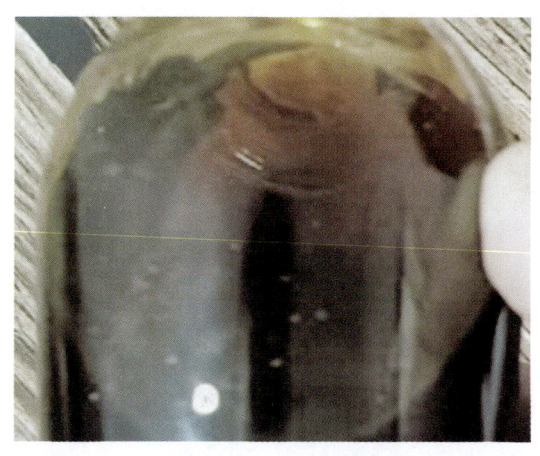

图 2-6-10 苏合香药材

表 2-6-9 苏合香药材性状描述

项目	性状描述
形状	半流动性的浓稠液体
形态	棕黄色或暗棕色,半透明
质地	质黏稠
气味	气芳香

【品质要求】以黏稠、挑之成丝、质细腻、半透明、香气浓、无杂质者为佳。
【功效】开窍,辟秽,止痛。
【贮藏要求】密闭,置阴凉干燥处。

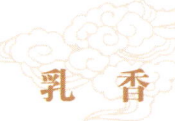

乳 香

【别名】滴乳香。
【来源】橄榄科植物乳香树及同属植物树皮渗出的树脂。分为索马里乳香和埃塞俄比亚乳香,每种乳香又分为乳香珠和原乳香。
【产地】主产于红海沿岸的索马里、埃塞俄比亚及阿拉伯半岛南部等地,我国广西等地有引种。
【采收加工】春、夏二季,将树干皮部自下而上切伤,开一条狭沟,使树脂从伤口处渗出,流入沟中,数天后凝成硬块,即可采取;落于地上者常黏附泥沙杂质,品质较次。
【性状】乳香药材见图 2-6-11,性状描述见表 2-6-10。

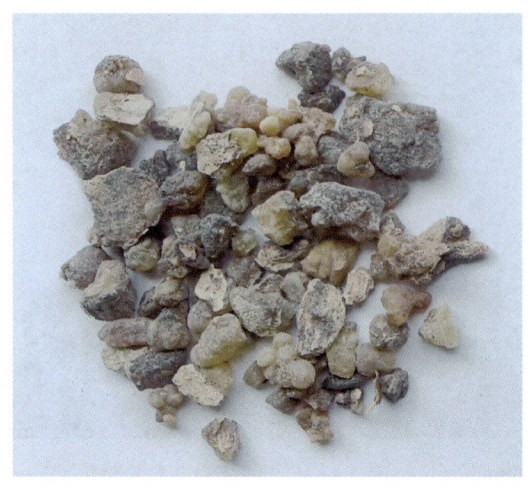

图 2-6-11　乳香药材

表 2-6-10　乳香药材性状描述

项目	性状描述
形状	呈长卵形滴乳状、类圆形颗粒或粘合成大小不等的不规则块状物。大者长达 2 cm（乳香珠）或 5 cm（原乳香）
形态	表面黄白色，半透明，被有黄白色粉末，久存则颜色加深。燃烧时显油性，冒黑烟，有香气；加水研磨成白色或黄白色乳状液。破碎面有玻璃样或蜡样光泽
质地	质脆，遇热软化
气味	具特异香气，味微苦

【品质要求】以颗粒状、半透明、色黄白、有光泽、气芳香、无杂质者为佳。

【功效】活血定痛，消肿生肌。

【贮藏要求】置阴凉干燥处。

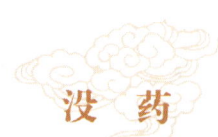

没　药

【别名】末药、明没药。

【来源】橄榄科植物地丁树或哈地丁树的干燥树脂。分为天然没药和胶质没药。

【产地】主产于索马里、埃塞俄比亚及阿拉伯半岛南部等地。

【采收加工】11 月至次年 2 月采收，树脂可由树皮裂缝自然渗出，或自切口处流出，流出液初为淡黄白色黏稠液体，在空气中渐变成红棕色硬块。

【性状】没药药材见图 2-6-12，性状描述见表 2-6-11。

模块二　植物类中药的鉴定

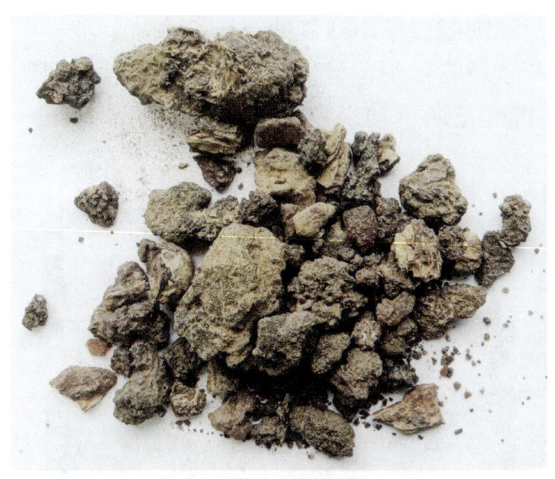

图 2-6-12　没药药材（胶质没药）

表 2-6-11　没药药材性状描述

项目	性状描述	
	天然没药	胶质没药
形状	呈不规则颗粒性团块，大小不等，大者直径长达 6 cm 以上	呈不规则块状和颗粒，多黏结成大小不等的团块，大者直径长达 6 cm 以上
形态	表面黄棕色或红棕色，近半透明部分呈棕黑色，被有黄色粉尘，破碎面不整齐，无光泽	表面棕黄色至棕褐色，不透明
质地	质坚脆	质坚实或疏松，有黏性
气味	有特异香气，味苦而微辛	有特异香气，味苦

【饮片性状】醋没药呈不规则小块状或类圆形颗粒状，表面棕褐色或黑褐色，有光泽。具特异香气，略有醋香气，味苦而微辛。

【品质要求】以半透明、香气浓、杂质少者为佳。

【功效】散瘀定痛，消肿生肌。

【贮藏要求】置阴凉干燥处。

 找一找：乳香和没药药材在来源、树脂类型、功效及性状特征方面有哪些异同？

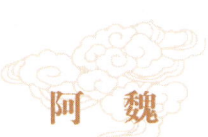

阿　魏

【别名】魏去疾、臭阿魏。

· 327 ·

【来源】伞形科植物新疆阿魏或阜康阿魏的树脂。
【产地】新疆阿魏主产于新疆伊犁,阜康阿魏主产于新疆阜康等地。
【采收加工】春末夏初盛花期至初果期,分次由茎上部往下斜割,收集渗出的乳状树脂,阴干。
【性状】阿魏药材见图2-6-13,性状描述见表2-6-12。

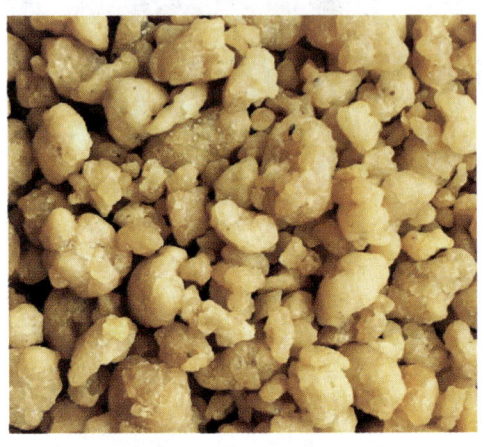

图2-6-13　阿魏药材

表2-6-12　　　　　　　　　　　阿魏药材性状描述

项目	性状描述
形状	呈不规则的块状和脂膏状
形态	颜色深浅不一,表面蜡黄色至棕黄色。块状者断面稍有孔隙;新鲜切面颜色较浅,放置后色渐深。脂膏状者呈灰白色
质地	块状者体轻,质地似蜡;脂膏状者黏稠
气味	具强烈而持久的蒜样特异臭气,味辛辣,嚼之有灼烧感

【品质要求】以块状、气味浓厚、无杂质者为佳。
【功效】消积,化癥,散痞,杀虫。
【贮藏要求】密闭,置阴凉干燥处。

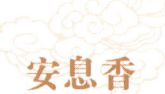

安息香

【别名】白花榔、拙贝罗香。
【来源】安息香科植物白花树的干燥树脂。
【产地】主产于云南、广西等地。

【采收加工】树干经自然损伤或于夏、秋二季割裂树干,收集流出的树脂,阴干。
【性状】安息香药材见图 2-6-14,性状描述见表 2-6-13。

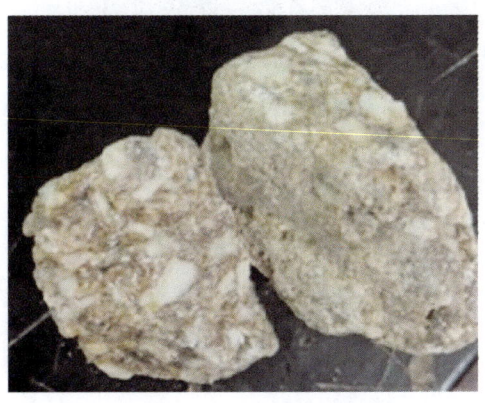

图 2-6-14　安息香药材

表 2-6-13　　　　　　　　　　　安息香药材性状描述

项目	性状描述
形状	不规则的小块,稍扁平,常黏结成团块
形态	表面橙黄色,具蜡样光泽(自然出脂);或为不规则的圆柱状、扁平块状。表面灰白色至淡黄白色(人工割脂)。断面平坦,白色,放置后逐渐变为淡黄棕色至红棕色
质地	质脆,易碎,加热则软化熔融;嚼之有沙粒感
气味	气芳香,味微辛

【品质要求】以油性大、外色红棕、香气浓、无杂质者为佳。
【功效】开窍醒神,行气活血,止痛。
【贮藏要求】置阴凉干燥处。

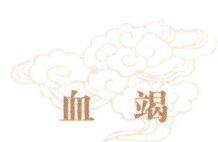

血　竭

【别名】麒麟竭、血竭花。
【来源】棕榈科植物麒麟竭果实渗出的树脂经加工制成。
【产地】主产于印度尼西亚、印度、马来西亚等地。
【采收加工】采集成熟果实,晒干,加贝壳同入笼中强力振摇,松脆的红色树脂即脱落,筛出果实鳞片等杂质,用布包起树脂,入热水中使软化成团,取出放冷即得,称为"原装血竭"。取原装血竭,掺入辅料并加工后,为"加工血竭"。
【性状】血竭药材见图 2-6-15,性状描述见表 2-6-14。

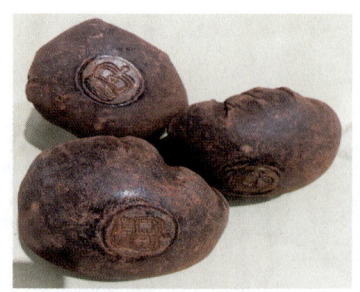

图 2-6-15　血竭药材

表 2-6-14　　　　　　　　　　血竭药材性状描述

项目	性状描述
形状	略呈类圆四方形或方砖形
形态	表面暗红，有光泽，附有因摩擦而成的红粉。破碎面红色，研粉为砖红色。在水中不溶，在热水中软化
质地	质硬而脆
气味	气微，味淡

【品质要求】以表面色黑红、粉末色鲜红、燃烧呛鼻、无松香气、无杂质者为佳。
【功效】活血定痛，化瘀止血，生肌敛疮。
【贮藏要求】置阴凉干燥处。

资料卡片

国产血竭

国产血竭为海南龙血树和剑叶龙血树含脂木质部提取的树脂。粗制品呈不规则块状，精制品呈片状；表面紫褐色，具光泽；断面平滑，有玻璃样光泽；气微，味微涩，嚼之有粘牙感。随着市场对血竭需求的不断扩大，野生资源受到掠夺性采伐，国产血竭资源日趋枯竭，龙血树被国家列入二级珍稀濒危保护植物。

海金沙

【来源】海金沙科植物海金沙的干燥成熟孢子。
【产地】主产于湖北、湖南、广东、浙江等地。
【采收加工】秋季孢子未脱落时采割藤叶，晒干，搓揉或打下孢子，除去藤叶。

【性状】海金沙原植物及药材见图 2-6-16，药材性状描述见表 2-6-15。

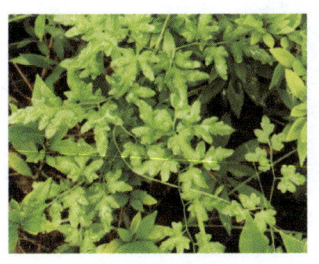
a）海金沙原植物

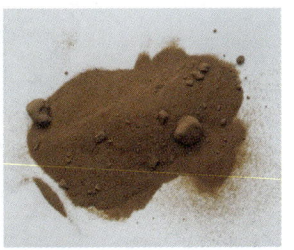
b）海金沙药材

图 2-6-16　海金沙

表 2-6-15　海金沙药材性状描述

项目	性状描述
形状	粉末状
形态	棕黄色或浅棕黄色。撒在水中，浮于水面，加热则逐渐下沉
质地	体轻，手捻有光滑感，置手中易从指缝滑落
气味	气微，味淡

【鉴别】取本品少量，撒于火上，即发出明亮的火焰。
【品质要求】以身干、色黄棕、体轻、手捻光滑、杂质少者为佳。
【功效】清利湿热，通淋止痛。
【贮藏要求】置干燥处。

想一想：海金沙、松花粉、蒲黄药材该如何区分？

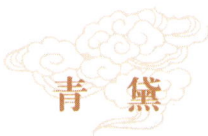

青　黛

【别名】蓝靛花、靛沫花。
【来源】爵床科植物马蓝、蓼科植物蓼蓝或十字花科植物菘蓝的叶或茎叶经加工制得的干燥粉末、团块或颗粒。
【产地】主产于福建、河北、云南、江苏等地。
【采收加工】夏、秋二季茎叶生长茂盛时，割取茎叶，置容器中，加入清水，浸泡2～3昼夜至叶腐烂、茎脱皮时，捞出茎叶残渣，每 50 kg 加石灰 4～5 kg，充分搅拌，待浸液由乌绿色变为紫红色时，捞取液面蓝色泡沫状物，晒干。
【性状】青黛药材见图 2-6-17，性状描述见表 2-6-16。

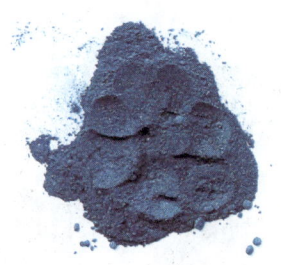

图 2-6-17　青黛药材

表 2-6-16　青黛药材性状描述

项目	性状描述
形状	深蓝色的粉末，或呈不规则多孔性的团块、颗粒，用手搓捻即成细末
质地	体轻，易飞扬
气味	微有草腥气，味淡

【鉴别】取本品少量，用微火灼烧，有紫红色的烟雾产生。
【品质要求】以色蓝、体轻能浮于水面、火烧紫红色烟雾发生时间长者为佳。
【功效】清热解毒，凉血消斑，泻火定惊。
【贮藏要求】置干燥处。

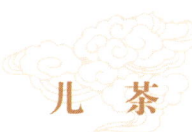

儿　茶

【别名】孩儿茶。
【来源】豆科植物儿茶的去皮枝、干的干燥煎膏。
【产地】主产于云南西双版纳。
【采收加工】冬季采收枝、干，除去外皮，砍成大块，加水煎煮，浓缩，干燥。习称"儿茶膏"或"黑儿茶"。
【性状】儿茶药材见图 2-6-18，性状描述见表 2-6-17。

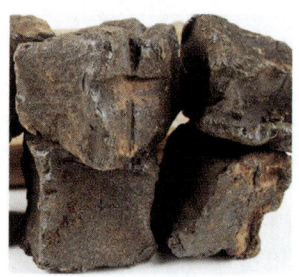

图 2-6-18　儿茶药材

表 2-6-17　儿茶药材性状描述

项目	性状描述
形状	呈方形或不规则块状，大小不一
形态	表面棕褐色或黑褐色，光滑而稍有光泽，断面不整齐，具光泽，有细孔
质地	质硬，易碎，遇潮有黏性
气味	气微，味涩、苦，略回甜

【品质要求】以黑色带棕、不糊不碎、口感收涩性强者为佳。
【功效】活血止痛，止血生肌，收湿敛疮，清肺化痰。
【贮藏要求】置干燥处，防潮。

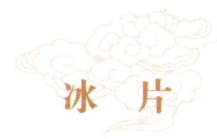

冰　片

【别名】合成龙脑、机制冰片。
【来源】以松节油、樟脑等为原料合成制得的结晶。
【性状】冰片药材见图 2-6-19，性状描述见表 2-6-18。

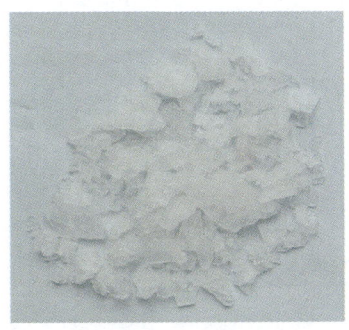

图 2-6-19　冰片药材

表 2-6-18　冰片药材性状描述

项目	性状描述
形状	无色透明或白色半透明的片状结晶
形态	具挥发性，点燃发生浓烟，并有带光的火焰。在乙醇、三氯甲烷或乙醚中易溶，在水中几乎不溶
质地	质松脆
气味	气清香，味辛、凉

【品质要求】以片大、菲薄、色洁白、质松脆、气味浓厚者为佳。
【功效】开窍醒神,清热止痛。
【贮藏要求】密封,置阴凉处。

> **资料卡片**
>
> 天然冰片
>
> 　　天然冰片为樟科植物樟的新鲜枝、叶经提取加工制成。主产于南方及西南地区。本品为白色结晶性粉末或片状结晶。气清香,味辛、凉。具挥发性,点燃时有浓烟,火焰呈黄色。本品在乙醇、三氯甲烷或乙醚中易溶,在水中几乎不溶。具有开窍醒神,清热止痛的功效。

天竺黄

【别名】竹黄、天竹黄。
【来源】禾本科植物青皮竹或华思劳竹等秆内的分泌液干燥后的块状物。
【产地】主产于云南、广东、广西等地。
【采收加工】秋、冬二季采收。
【性状】天竺黄药材见图 2-6-20,性状描述见表 2-6-19。

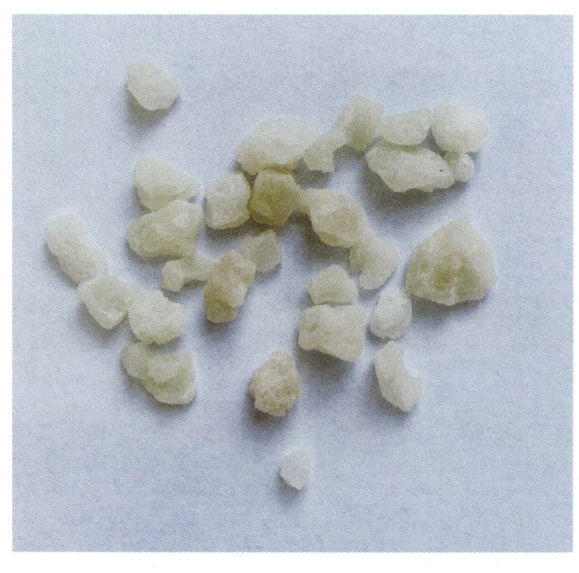

图 2-6-20　天竺黄药材

表 2-6-19　天竺黄药材性状描述

项目	性状描述
形状	不规则的片块或颗粒，大小不一
形态	表面灰蓝色、灰黄色或灰白色，有的洁白色，半透明，略带光泽
质地	体轻，质硬而脆，易破碎，吸湿性强
气味	气微，味淡

【品质要求】以块大、色洁白、半透明、有光泽、吸湿性强者为佳。
【功效】清热豁痰，凉心定惊。
【贮藏要求】密封，置干燥处。

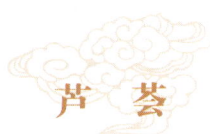

芦　荟

【别名】老芦荟、库拉索芦荟、肝色芦荟。
【来源】百合科植物库拉索芦荟、好望角芦荟或其他同属近缘植物叶的汁液浓缩干燥物。前者习称"老芦荟"，后者习称"新芦荟"。
【产地】老芦荟主产于非洲北部、南美洲及西印度群岛，新芦荟主产于非洲南部。
【采收加工】全年可采，割取叶片，收集叶的汁液，加热浓缩至适当稠度，冷却凝固，即得。
【性状】芦荟药材见图 2-6-21，性状描述见表 2-6-20。

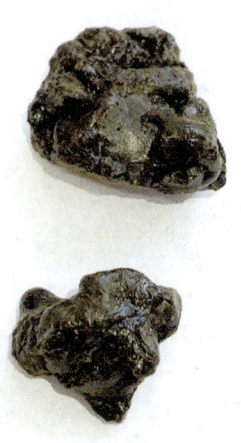

图 2-6-21　芦荟药材（库拉索芦荟）

表 2-6-20　　芦荟药材性状描述

项目	性状描述	
	库拉索芦荟	好望角芦荟
形状	呈不规则块状，常破裂为多角形，大小不一	
形态	表面呈暗红褐色或深褐色，无光泽。富吸湿性。断面粗糙或显麻纹	表面呈暗褐色，略显绿色，有光泽。断面玻璃样而有层纹
质地	体轻，质硬，不易破碎	体轻，质松，易碎
气味	有特殊臭气，味极苦	

【品质要求】以质脆、有光泽、气味浓者为佳。
【功效】泻下通便，清肝泻火，杀虫疗癣。
【贮藏要求】置阴凉干燥处。

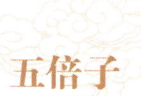

五倍子

【别名】文蛤倍子、木附子、百虫仓。
【来源】五倍子蚜寄生在漆树科植物盐肤木、青麸杨或红麸杨叶上形成的虫瘿。
【产地】主产于四川、贵州等地。
【采收加工】秋季采摘，置沸水中略煮或蒸至表面呈灰色，杀死蚜虫，取出，干燥。按外形不同，分为"肚倍"和"角倍"。
【性状】五倍子药材见图 2-6-22，性状描述见表 2-6-21。

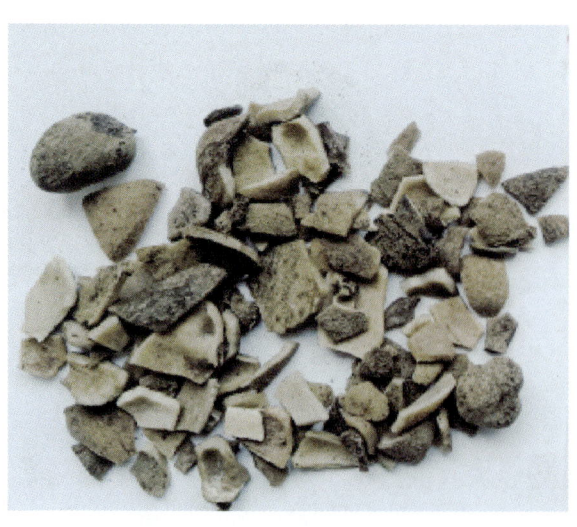

图 2-6-22　五倍子药材（肚倍）

表 2-6-21　　　　　　　　　　　　　五倍子药材性状描述

项目	性状描述	
	肚倍	角倍
形状	呈长圆形或纺锤形囊状，长 2.5～9 cm，直径 1.5～4 cm	呈菱形，具不规则的钝角状分枝
形态	表面灰褐色或灰棕色，微有柔毛。断面角质样，有光泽，壁厚 0.2～0.3 cm，内壁平滑，有黑褐色死蚜虫及灰色粉状排泄物	柔毛较明显，壁较薄
质地	质硬而脆，易破碎	
气味	气特异，味涩	

【品质要求】以个大、完整、壁厚、色灰褐者为佳。
【功效】敛肺降火，涩肠止泻，敛汗，止血，收湿敛疮。
【贮藏要求】置通风干燥处，防压。

琥　珀

【别名】血珀、虎珀、虎魄、琥魄、兽魄。
【来源】为古松科松属多种植物的树脂埋藏地下经年久转化而成的化石。从地下挖出者称"琥珀"，从煤中选出者称"煤珀"。
【产地】主产于云南、广西、贵州等地。
【采收加工】全年可采，从地层或煤层中挖选，除掉砂土、煤屑等杂质。
【性状】琥珀药材见图 2-6-23，性状描述见表 2-6-22。

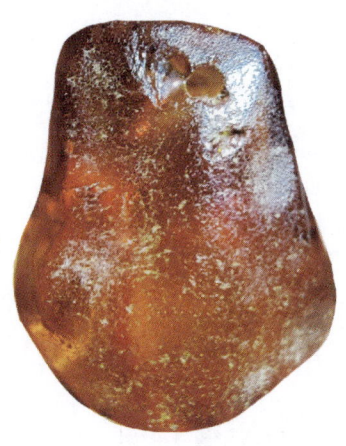

图 2-6-23　琥珀药材（琥珀）

表2-6-22　琥珀药材性状描述

项目	性状描述	
	琥珀	煤珀
形状	呈不规则块状、颗粒状或多角形，大小不一	呈多角形不规则块状，少数呈滴乳状，大小不一
形态	表面黄色、血红色或黑棕色，常相间排列，透明至微透明，有树脂样光泽。断面光亮平滑，具玻璃样光泽	表面棕黄色至棕色，略具光泽，将表面黑色部分除去，则呈透明或半透明玻璃样
质地	质硬而脆，易破碎，手捻有涩感，嚼之无沙砾感	质坚硬，不易碎，嚼之坚硬且无沙砾感
气味	气微，味淡	有煤油气，味淡

【品质要求】琥珀以色红、质硬而脆、断面光亮、大块者为佳，煤珀以色黄棕、断面有玻璃样光泽者为佳。

【功效】镇静安神，散瘀止血，利尿通淋，去翳明目。

【贮藏要求】置通风干燥处。

实训九

其他植物类中药的鉴定

【实训目标】
1. 能够运用其他植物类中药的性状鉴定方法，说出相应的中药正名。
2. 能够用水试及火试的方法鉴别海金沙的真伪。

【实训准备】

1. 器具

放大镜、酒精灯、烧杯、紫外分析仪等性状、显微及理化鉴定常用实验器具。

2. 药材及饮片

昆布、海藻、冬虫夏草、灵芝、茯苓、猪苓、雷丸、马勃、乳香、没药、阿魏、安息香、血竭、海金沙、青黛、冰片、天竺黄、芦荟、五倍子等。

【实训内容】
1. 常用其他植物类中药的鉴定。
2. 水试及火试法鉴别海金沙。

【实训步骤】
1. 取其他植物类中药标本，注意观察其形状、大小、色泽、表面特征、质地、断面、气味等。

2.取少量海金沙撒于加水的烧杯中，观察现象；将烧杯中的水加热，再次观察现象。取海金沙少量，撒于酒精灯上，观察现象变化及特殊声音。

【实训提示】

1.常用其他植物类中药鉴定要点

（1）冬虫夏草：注意结构、外表面环纹数、足的对数及分布位置、断面颜色、子座表面纹理（用放大镜观察子囊特征）等。

（2）灵芝：注意形状、颜色及表面光泽、菌盖表面皱纹等。

（3）茯苓：注意形状、颜色、质地、横切面（颗粒性、裂隙、是否抱有松根）、气味等。

（4）猪苓：注意形状、颜色、质地、水试现象（能浮于水面）、横切面（颜色、颗粒性、裂隙）、气味等。

（5）雷丸：注意形状、颜色、表面特征（网状皱纹）、质地、断面（颜色、颗粒性、有黄棕色大理石样花纹）、气味（味微苦，嚼之有颗粒感，微带黏性，久嚼无渣）等。

（6）马勃：注意形状、包被颜色及质地、孢体颜色及质地、火试现象（微细的火星飞扬，熄灭后，产生大量白色浓烟）。

（7）乳香：注意形状（滴乳状）、颜色、质地、破碎面（玻璃样或蜡样光泽）、火试现象（燃烧时显油性，冒黑烟，有香气）、水试现象（加水研磨成白色或黄白色乳状液）、气味等。

（8）没药：注意形状（不规则团块）、颜色、质地、破碎面（无光泽）、水试现象（加水研磨成黄棕色乳状液）、气味等。

（9）血竭：注意形状、颜色、质地、表面商标等。

（10）海金沙：注意形状、颜色、质地、水试现象、火试现象等。

（11）青黛：注意颜色、质地、气味（微有草腥气）、火试现象（用微火灼烧，有紫红色的烟雾产生）等。

（12）冰片：注意颜色、质地（松脆，可剥离成薄片，手捻易碎）、气味等。

（13）五倍子：注意形状、颜色、质地、断面（可见死蚜虫及排泄物）等。

2.海金沙水试及火试

取少量海金沙撒于加水的烧杯中，海金沙入水后浮于水面，加热则逐渐下沉。取少量海金沙，撒于点燃的酒精灯上，即发出轻微爆鸣声及明亮的火焰。

【实训思考】

1.茯苓和猪苓的性状特征有何不同点？
2.乳香和没药的性状特征有何不同点？

【实训考核】

随机抽取其他植物类中药，学生能够正确写出中药的正名、来源、入药部位及功效等。

序号	考核内容	考核标准	配分	得分
1	中药正名	能根据中药饮片快速、准确写出正名	25	
2	中药来源	能根据中药饮片快速、准确写出来源	25	
3	中药入药部位	能根据中药饮片快速、准确写出入药部位	25	
4	中药功效	能根据中药饮片快速、准确写出功效	25	
5	职业素养	能够诚实、严谨地鉴别中药，具有依法鉴定、质量第一的意识	一票否决项：中药鉴定过程中出现不诚实、不严谨现象，则考核为0分	
总计				

学完本任务，你应该知道

其他植物类中药的鉴定
- 其他植物类中药的概念
- 其他植物类中药的采收加工
- 其他植物类中药的性状
- 其他植物类中药的鉴别
- 其他植物类中药的品质要求
- 其他植物类中药的贮藏要求
- 常见其他植物类中药

思考与练习

一、单项选择题

1. 茯苓的药用部位是（　　）。
   A. 子实体　　　　B. 菌丝体　　　　C. 菌核　　　　D. 子座

2. 下列不是猪苓性状特征的是（　　）。
   A. 呈不规则条形、类圆形或扁块状
   B. 表面黑色、灰黑色或棕黑色，有瘤状突起
   C. 体重质坚实，入水下沉
   D. 气微、味淡

3. 海金沙的药用部位为（　　）。
   A. 种子　　　　B. 孢子　　　　C. 菌丝　　　　D. 花粉

4. 冬虫夏草的主要产地在（　　）。
   A. 四川　　　　B. 内蒙古　　　C. 新疆　　　　D. 西藏

5. 下列描述与灵芝不符的是（　　）。
   A. 多孔菌科真菌的干燥子实体　　　B. 呈伞状，菌盖半圆形
   C. 菌柄圆柱形，位于中间　　　　　D. 具有漆样光泽

6. 以昆虫幼虫上的子座及幼虫尸体的复合体入药的是（　　）。
   A. 冬虫夏草　　B. 猪苓　　　　C. 五倍子　　　D. 血竭

7. 青黛的药用部位为（　　）。
   A. 虫瘿　　　　B. 菌核　　　　C. 叶或茎叶的加工品　　D. 孢子

8. 血竭来源于（　　）植物。
   A. 百合科　　　B. 棕榈科　　　C. 橄榄科　　　D. 金缕梅科

9. 撒在火上，发出爆鸣声且有闪光的中药是（　　）。
   A. 冰片　　　　B. 青黛　　　　C. 天竺黄　　　D. 海金沙

10. 五倍子的药用部位是（　　）。
    A. 去皮枝、干的干燥煎膏　　　　B. 带叶嫩枝的干燥煎膏
    C. 叶或茎叶的加工品　　　　　　D. 虫瘿

11. 为不规则片状或颗粒，大小不一，灰白色、灰蓝色或灰黄色，半透明，具吸湿性，口嚼有沙砾感，放在水中有气泡产生，无臭，味淡的中药是（　　）。
    A. 冰片　　　　B. 芦荟　　　　C. 滑石　　　　D. 天竺黄

12. 与水共研呈白色或黄白色乳状液的中药是（　　）。
    A. 乳香　　　　B. 没药　　　　C. 苏合香　　　D. 阿魏

13. 儿茶的药用部位是（　　）。
    A. 去皮枝、干的煎膏　　　　　　B. 孢子
    C. 汁液浓缩干燥物　　　　　　　D. 虫瘿

14. 以下不是乳香性状特征的是（　　）。
    A. 为长卵形滴乳状、类圆形颗粒或大小不等的块状物
    B. 表面黄白色，半透明，被有黄白色粉末
    C. 与水共研，形成黄棕色乳状液
    D. 香气特异，味微苦

15. 茯苓属于（　　）中药。
    A. 藻类　　　　　　B. 菌类　　　　　　C. 地衣类　　　　　　D. 树脂类
16. 以蕨类植物的孢子入药的是（　　）。
    A. 五倍子　　　　　B. 昆布　　　　　　C. 没药　　　　　　　D. 海金沙

二、多项选择题

1. 以菌核入药的中药有（　　）。
    A. 灵芝　　　　　　B. 茯苓　　　　　　C. 猪苓　　　　　　　D. 雷丸
2. 关于冬虫夏草的描述，正确的有（　　）。
    A. 由虫体与从虫头部长出的真菌子座相连而成
    B. 虫体表面深黄色至黄棕色，有环纹20～30个，近头部的环纹较细
    C. 足8对，中部4对较明显
    D. 子座表面深棕色至棕褐色，有细纵皱纹，上部稍膨大
3. 下列中药来源于橄榄科的有（　　）。
    A. 乳香　　　　　　B. 没药　　　　　　C. 苏合香　　　　　　D. 安息香
4. 青黛的来源包括（　　）。
    A. 爵床科植物马蓝　　　　　　　　　　B. 蓼科植物蓼蓝
    C. 马尾藻科海蒿子　　　　　　　　　　D. 橄榄科地丁树
5. 关于海金沙的描述，正确的有（　　）。
    A. 海金沙科植物海金沙的干燥成熟孢子
    B. 棕黄色或浅棕黄色的粉末
    C. 撒于火上，即发出明亮的火焰
    D. 体轻，手捻有光滑感，置手中易从指缝滑落
6. 下列属于血竭特征的是（　　）。
    A. 在水中不溶，在热水中软化
    B. 表面暗红，有光泽，附有因摩擦而成的红粉
    C. 质硬而脆，破碎面红色，研粉为砖红色
    D. 气微，味淡
7. 以下术语与五倍子相关的是（　　）。
    A. 肚倍　　　　　　B. 虫瘿　　　　　　C. 蒜臭气　　　　　　D. 角倍

模块三

动物类中药的鉴定

学习目标

1. 掌握动物类中药的药用部位和一般鉴定特征。
2. 掌握动物类中药常见品种的来源和性状。
3. 熟悉动物类中药常见品种的产地、采收加工和主要功效。
4. 了解动物类中药典型品种的常见伪品。

任务引入

小红最近气色不好，想在网上买一些阿胶补血滋阴，但琳琅满目的品牌让她挑花了眼，买便宜的怕是假货，买贵的又心疼自己的钱包。作为小红最好的朋友，请你帮小红挑到她想要的阿胶。

动物类中药该如何鉴定呢？

一、动物类中药的概念

动物类中药是指以动物的干燥全体或某一部分、动物的生理或病理产物、动物的分泌物、动物的排泄物、动物加工品等作为药用的一类中药。动物的干燥全体，如海马、蜈蚣、乌梢蛇等；动物的某一部分，如龟甲、羚羊角等；动物的生理产物，如蛇蜕、蝉蜕等；动物的病理产物，如珍珠、牛黄等；动物的分泌物，如蟾酥、麝香等；动物的排泄物，如五灵脂、蚕沙、夜明砂等；动物加工品，如阿胶。

动物界可划分为若干个等级，即门、纲、目、科、属、种，而以种为分类的基本单位。

与药用动物有关的 7 个门,由低等到高等依次为:多孔动物门,如脆针海绵;腔肠动物门,如海蜇、珊瑚等;环节动物门,如水蛭、地龙等;软体动物门,如长牡蛎、大连湾牡蛎、褶纹冠蚌、三角帆蚌、杂色鲍、金乌贼等;节肢动物门,如大刀螂、南方大斑蝥、东亚钳蝎、少棘巨蜈蚣、蜜蜂、蚂蚁、家蚕等;棘皮动物门,如海参、海胆、海星等;脊索动物门,如海马、海龙、中国林蛙、中华大蟾蜍、乌龟、鳖、蛤蚧、蛇类、梅花鹿、家鸡等。

二、动物类中药的采收加工

动物类中药一般根据动物生长和活动的季节,适时采收,合理加工。因此,应了解动物类中药在什么季节采收有效成分含量最高,动物又便于捕捉,在最佳的时期进行捕捉,以求药材的品质优良。捕捉后,要及时除去非药用部分,按品质要求,采取适宜方法加工、干燥、分类和整形。如哈蟆油应在 10 月冰冻前捕捉雌蛙,阴干后闷润,取出输卵管,再阴干,置通风干燥处贮存;桑螵蛸应在 3 月中旬前采收,采收后进行蒸制,以防其孵化;有翅昆虫类大多在早晨露水未干时,栖息于植物上,此时其不易起飞,容易捕捉,如斑蝥、红娘子等;鹿茸二杠应在清明节后 45~55 天内进行锯取,过时则拧嘴,向三叉茸发展,锯取后要及时烫煮加工,否则,贮存不当就易变臭;动物的生理产物可根据生理变化,在动物经常活动的区域中进行收集,如蝉蜕、蛇蜕等;动物的病理产物可在捕捉后或宰杀时,注意收集,如珍珠、牛黄等。

三、动物类中药的性状

动物类中药因动物的生长年龄、生活环境、采收时间、加工方法的不同,性状有很大的差异。对于完整的动物体,可根据其形态特征进行动物分类学鉴定,确定其品种。如果药材是动物的某一部分,可通过性状鉴定结合解剖学相关知识,以辨别真伪优劣。在进行性状鉴定时,应仔细观察药材的形态、大小、颜色、表面特征等。尤其应注意昆虫类的形状、大小、颜色、气味;蛇类的鳞片特征;角的类型(角质还是骨质,洞角还是实角,有无骨环等);骨的解剖面特点;分泌物的气味、颜色,排泄物的形态、大小;贝壳的形状、大小、外表面的纹理等。应注意使用"看、尝、嗅、试"(手试、火试、水试)等传统经验鉴别法,如熊胆味苦回甜,有钻舌感;麝香有特异香气,手握成团,轻揉即散,不沾手,不染手;哈蟆油水浸后可膨胀 10~15 倍,而伪品则仅膨胀 3~7 倍;马宝粉置锡纸上加热,其粉聚集,伴有马尿臭。

四、动物类中药的鉴别

显微鉴别:主要用于动物体的分泌物或生理、病理产物,以及蛇类的鳞片,近年来应用趋于广泛,如鉴别麝香、牛黄、羚羊角、鹿角、蕲蛇、乌梢蛇、金钱白花蛇、石决明、珍珠等。显微鉴别主要分为组织特征显微鉴别、粉末特征显微鉴别和扫描电镜观察,用于鉴别的动物组织，包括肌肉、皮肤、毛发、角等。

理化鉴别：常用的理化鉴别方法有有效成分分析、物理常数测定、凝胶电泳检测、光谱和色谱、基因鉴定等。如对麝香、牛黄、熊胆等名贵动物药进行有效成分分析，确保药材品质；对斑蝥、蟾酥等剧毒动物药进行毒性成分定性定量分析，控制其内在质量。

资料卡片

脊索动物门

脊索动物门为最高等的动物类群，主要特征为有脊索。世界上已经发现的脊索动物有7万多种，分属3个亚门，即尾索动物亚门、头索动物亚门和脊椎动物亚门，其中脊椎动物亚门与药用关系最为密切。脊椎动物亚门的主要特征是脊索只在胚胎发育中出现，成体以椎骨组成脊柱代替了脊索，脊柱加强了支持与运动的机能。神经管的前端膨大形成脑，并且出现眼、耳、鼻等感觉器官。脑和感觉器官的分化形成明显的头部，具有上、下颌，所以脊椎动物又称有头类。脊椎动物亚门是动物界进化地位最高的一大类群，可分为圆口纲、鱼纲、两栖纲、爬行纲、鸟纲、哺乳纲6个纲。

五、动物类中药的品质要求

动物类中药一般以身干、无虫蛀、无霉变、无杂质为合格，以个大、完整、有特异性色香味者为佳。

六、动物类中药的贮藏要求

一般要求置阴凉干燥处，防潮，防蛀。

七、常见动物类中药

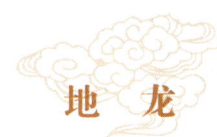

地 龙

【别名】蚯蚓。

【来源】钜蚓科动物参环毛蚓、通俗环毛蚓、威廉环毛蚓或栉盲环毛蚓的干燥体。前一种习称"广地龙"，后三种习称"沪地龙"。

【产地】广地龙主产于广东、广西等地，沪地龙主产于上海、浙江等地。

【采收加工】广地龙春季至秋季捕捉，沪地龙夏季捕捉，及时剖开腹部，除去内脏和泥沙，洗净，晒干或低温干燥。

【性状】地龙饮片见图 3-1-1，药材性状描述见表 3-1-1。

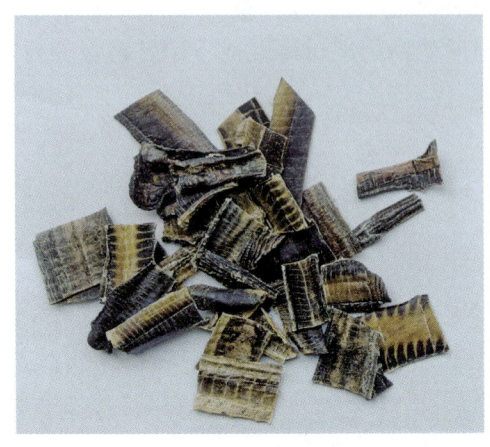

图 3-1-1　地龙饮片

表 3-1-1　　　　　　　　　　　　地龙药材性状描述

项目	性状描述	
	广地龙	沪地龙
形状	呈长条状薄片，弯曲，边缘略卷，长 15～20 cm，宽 1～2 cm	呈长条状薄片，弯曲，边缘略卷，长 8～15 cm，宽 0.5～1.5 cm
形态	全体具环节，背部棕褐色至紫灰色，腹部浅黄棕色；第 14～16 环节为生殖带，习称"白颈"，较光亮。体前端稍尖，尾端钝圆，刚毛圈粗糙而硬，色稍浅。雄生殖孔在第 18 环节腹侧刚毛圈一小孔突上，外缘有数环绕的浅皮褶，内侧刚毛圈隆起，前面两边有横排（一排或二排）小乳突，每边 10～20 个。受精囊孔 2 对，位于 7/8 至 8/9 环节间的一椭圆形突起上，约占节周 5/11	全体具环节，背部棕褐色至黄褐色，腹部浅黄棕色；第 14～16 环节为生殖带，较光亮。第 18 环节有一对雄生殖孔。通俗环毛蚓的雄交配腔能全部翻出，呈花菜状或阴茎状；威廉环毛蚓的雄交配腔孔呈纵向裂缝状；栉盲环毛蚓的雄生殖孔内侧有 1 个或多个小乳突。受精囊孔 3 对，在 6/7 至 8/9 环节间
质地	体轻，略呈革质，不易折断	
气味	气腥，味微咸	

【品质要求】以条大、肥厚、不碎、身干、杂质少者为佳。

【功效】清热定惊，通络，平喘，利尿。

【贮藏要求】置通风干燥处，防霉，防蛀。

水 蛭

【别名】肉钻子、蚂蟥。

【来源】水蛭科动物蚂蟥、水蛭或柳叶蚂蟥的干燥全体。

【产地】我国各地均产蚂蟥及水蛭,柳叶蚂蟥主产于河北、安徽等地。

【采收加工】夏、秋二季捕捉,用沸水烫死,晒干或低温干燥。

【性状】水蛭药材见图 3-1-2,性状描述见表 3-1-2。

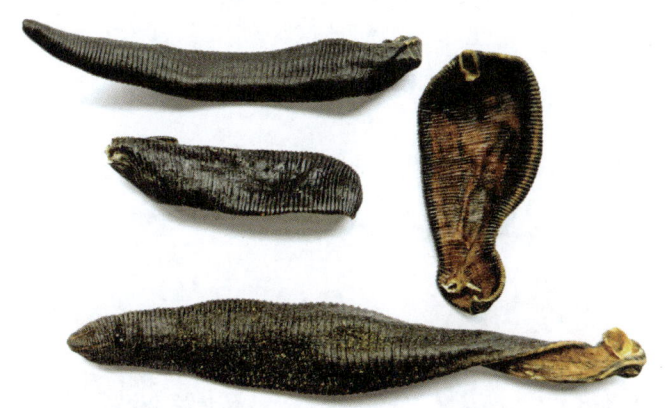

图 3-1-2　水蛭药材(蚂蟥)

表 3-1-2　　　　　　　　　　水蛭药材性状描述

项目	性状描述		
	蚂蟥	水蛭	柳叶蚂蟥
形状	呈扁平纺锤形,有多数环节,长 4～10 cm,宽 0.5～2 cm	扁长圆柱形,体多弯曲扭转,长 2～5 cm,宽 0.2～0.3 cm	狭长而扁,长 5～12 cm,宽 0.1～0.5 cm
形态	背部黑褐色或黑棕色,稍隆起,用水浸后,可见黑色斑点排成 5 条纵纹;腹面平坦,棕黄色。两侧棕黄色,前端略尖,后端钝圆,两端各具 1 吸盘,前吸盘不显著,后吸盘较大		
质地	质脆,易折断,断面胶质状		
气味	气微腥		

【饮片性状】水蛭段呈不规则的段状、扁块状或扁圆柱状。背部表面黑褐色,稍隆起,腹面棕褐色,均可见细密横环纹。切面灰白色至棕黄色,胶质状。质脆,气微腥。

【品质要求】以整齐、色黑棕、断面有光泽、无杂质者为佳。
【功效】破血通经，逐瘀消癥。
【贮藏要求】置干燥处，防蛀。

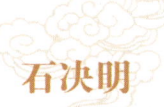

石决明

【来源】鲍科动物杂色鲍、皱纹盘鲍、羊鲍、澳洲鲍、耳鲍或白鲍的贝壳。
【产地】杂色鲍主产于我国福建以南沿海地区，越南、印度尼西亚、菲律宾有分布；皱纹盘鲍主产于我国辽宁、山东、江苏等沿海地区，朝鲜、日本有分布；羊鲍和耳鲍主产于我国海南、台湾，澳大利亚、印度尼西亚、菲律宾有分布；澳洲鲍主产于澳大利亚、新西兰；白鲍多混在澳洲鲍中。
【采收加工】夏、秋二季捕捞，去肉，洗净，干燥。
【性状】石决明药材见图3-1-3a），性状描述见表3-1-3。

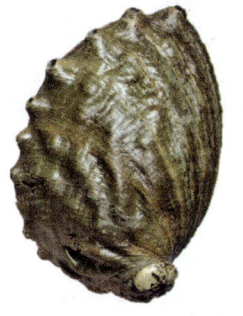   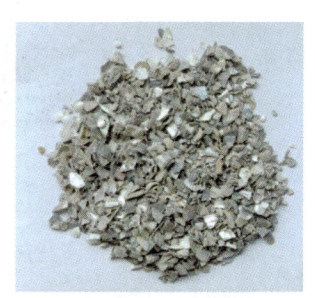

a）石决明药材（皱纹盘鲍）　　　b）石决明饮片

图3-1-3　石决明

表3-1-3　　　　　　　　　　石决明药材性状描述

项目	性状描述					
	杂色鲍	皱纹盘鲍	羊鲍	澳洲鲍	耳鲍	白鲍
形状	呈长卵圆形，内面观略呈耳形，长7～9 cm，宽5～6 cm，高约2 cm	呈长椭圆形，长8～12 cm，宽6～8 cm，高2～3 cm	近圆形，长4～8 cm，宽2.5～6 cm，高0.8～2 cm	呈扁平卵圆形，长13～17 cm，宽11～14 cm，高3.5～6 cm	狭长，略扭曲，呈耳状，长5～8 cm，宽2.5～3.5 cm，高约1 cm	呈卵圆形，长11～14 cm，宽8.5～11 cm，高3～6.5 cm

续表

项目	性状描述					
	杂色鲍	皱纹盘鲍	羊鲍	澳洲鲍	耳鲍	白鲍
形态	表面暗红色，有多数不规则的螺肋和细密生长线，螺旋部小，体螺部大，从螺旋部顶处开始向右排列有20余个疣状突起，末端6～9个开孔，孔口与壳面平。内面光滑，具珍珠样彩色光泽	表面灰棕色，有多数粗糙而不规则的皱纹，生长线明显，常有苔藓类或石灰虫等附着物，末端4～5个开孔，孔口突出壳面	壳顶位于近中部而高于壳面，螺旋部与体螺部各占1/2，从螺旋部边缘有2行整齐的突起，以上部较为明显，末端4～5个开孔，呈管状	表面砖红色，螺旋部约为壳面的1/2，螺肋和生长线呈波状隆起，疣状突起30余个，末端7～9个开孔，孔口突出壳面	表面光滑，具翠绿色、紫色及褐色等多种颜色形成的斑纹，螺旋部小，体螺部大，末端5～7个开孔，孔口与壳平，多为椭圆形	表面砖红色，光滑，壳顶高于壳面，生长线颇为明显，螺旋部约为壳面的1/3，疣状突起30余个，末端9个开孔，孔口与壳平
质地	壳较厚，质坚硬，不易破碎	壳较薄			壳薄，质较脆	
气味	气微，味微咸					

【饮片性状】石决明饮片见图3-1-3b）。石决明块为不规则的碎块。灰白色，有珍珠样彩色光泽。质坚硬。气微，味微咸。

【品质要求】以壳厚、内面光彩鲜艳者为佳。

【功效】平肝潜阳，清肝明目。

【贮藏要求】置干燥处。

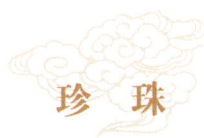

珍 珠

【别名】真珠。

【来源】珍珠贝科动物马氏珍珠贝、蚌科动物三角帆蚌或褶纹冠蚌等双壳类动物受刺激而形成。

【产地】马氏珍珠贝主产于广东、海南、福建和台湾，其内珍珠称为"海珍珠"；三角帆蚌、褶纹冠蚌分布于江、泽、湖、泊中，主产于江苏、浙江、黑龙江等地，其内珍珠称为"淡水珠"或"湖珍珠"。

【采收加工】天然珍珠全年均可采收，以冬季采收为好。人工养殖珍珠在接种后养殖2～3年，12月至次年2月采收。自动物体内取出，洗净，干燥。

【性状】珍珠药材见图 3-1-4，性状描述见表 3-1-4。

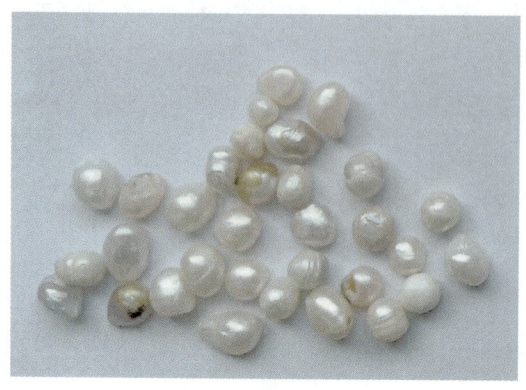

图 3-1-4　珍珠药材

表 3-1-4　　　　　　　　　　　　　珍珠药材性状描述

项目	性状描述
形状	类球形、长圆形、卵圆形或棒形，直径 1.5～8 mm
形态	表面类白色、浅粉红色、浅黄绿色或浅蓝色，半透明，光滑或微有凹凸，具特有的彩色光泽
质地	质坚硬，破碎面显层纹
气味	气微，味淡

【品质要求】以粒大、形圆、质坚、色白光洁、破开有层纹无硬核者为佳。
【功效】安神定惊，明目消翳，解毒生肌，润肤祛斑。
【贮藏要求】密闭。

资料卡片

仿制珍珠

珍珠既是中药，也是深受人们喜欢的装饰品，市面上有很多珍珠的仿制品，主要包括塑料珠、空心玻璃珠、实心玻璃珠、贝壳（或矿石）珠。可以通过以下方式鉴别。

（1）眼看：珍珠具特有的彩色光泽。

（2）掂重：珍珠质坚硬，较重。

（3）弹性试验：珍珠从 60 cm 高处落下至玻璃板上，可弹起 5 cm 以上的高度。

牡 蛎

【别名】牡蛎壳、左壳。

【来源】牡蛎科动物长牡蛎、大连湾牡蛎或近江牡蛎的贝壳。

【产地】长牡蛎主产于山东以北至东北沿海地区，大连湾牡蛎主产于辽宁、河北、山东等省沿海地区，近江牡蛎在我国沿海大部分地区均有分布。

【采收加工】全年均可捕捞，去肉，洗净，晒干。

【性状】牡蛎药材见图3-1-5a），性状描述见表3-1-5。

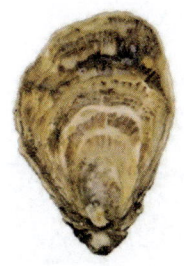
a）牡蛎药材（长牡蛎）

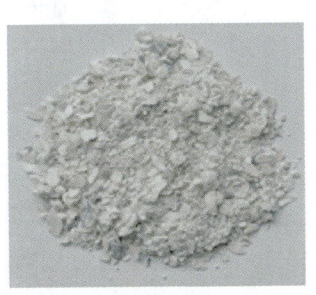
b）牡蛎饮片

图3-1-5 牡蛎

表3-1-5 牡蛎药材性状描述

项目	性状描述		
	长牡蛎	大连湾牡蛎	近江牡蛎
形状	呈长片状，背腹缘几平行，长10～50 cm，高4～15 cm	呈类三角形，背腹缘呈"八"字形	呈圆形、卵圆形或三角形等
形态	右壳较小，鳞片坚厚，层状或层纹状排列。壳外面平坦或具数个凹陷，淡紫色、灰白色或黄褐色；内面瓷白色，壳顶二侧无小齿。左壳凹陷深，鳞片较右壳粗大，壳顶附着面小，断面层状，洁白	右壳外面淡黄色，具疏松的同心鳞片，鳞片起伏呈波浪状，内面白色。左壳同心鳞片坚厚，自壳顶部放射肋数个，明显，内面凹下呈盒状，铰合面小	右壳外面稍不平，有灰、紫、棕、黄等色，环生同心鳞片，幼体者鳞片薄而脆，多年生长后鳞片层层相叠，内面白色，边缘有的淡紫色
质地	质硬		
气味	气微，味微咸		

【饮片性状】牡蛎饮片见图3-1-5b）。牡蛎块为不规则的碎块，白色，质硬，断面层状。气微，味微咸。

【品质要求】以质坚、内面光洁、色白者为佳。

【功效】重镇安神,潜阳补阴,软坚散结。
【贮藏要求】置干燥处。

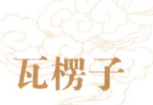

【别名】蚶子壳。
【来源】蚶科动物毛蚶、泥蚶或魁蚶的贝壳。
【产地】主产于江苏、山东沿海地区。
【采收加工】秋、冬至次年春捕捞,洗净,置沸水中略煮,去肉,干燥。
【性状】瓦楞子药材见图 3-1-6a),性状描述见表 3-1-6。

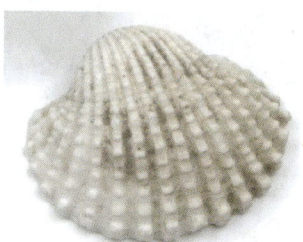

a)瓦楞子药材(毛蚶)　　　b)瓦楞子饮片

图 3-1-6　瓦楞子

表 3-1-6　　　　　　　　　　瓦楞子药材性状描述

项目	性状描述		
	毛蚶	泥蚶	魁蚶
形状	略呈三角形或扇形,长 4～5 cm,高 3～4 cm	长 2.5～4 cm,高 2～3 cm	长 7～9 cm,高 6～8 cm
形态	壳外面隆起,有棕褐色茸毛或已脱落;壳顶突出,向内卷曲;自壳顶至腹面有延伸的放射肋 30～34 条。壳内面平滑,白色,壳缘有与壳外面直楞相对应的凹陷,铰合部具小齿 1 列	壳外面无棕褐色茸毛,放射肋 18～21 条,肋上有颗粒状突起	壳外面放射肋 42～48 条
质地	质坚		
气味	气微,味淡		

【饮片性状】瓦楞子饮片见图 3-1-6b)。瓦楞子块(粉)为不规则碎块或粉末。类白色、灰白色至灰黄色。较大碎块外表可见放射状肋线,有的可见棕褐色茸毛。气微,味淡。

【品质要求】以整齐、洁净、无沙土者为佳。
【功效】消痰化瘀，软坚散结，制酸止痛。
【贮藏要求】置干燥处。

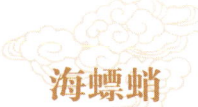

海螵蛸

【别名】乌贼骨。
【来源】乌贼科动物无针乌贼或金乌贼的干燥内壳。
【产地】无针乌贼主产于浙江、江苏、广东沿海地区，金乌贼主产于辽宁、山东沿海地区。
【采收加工】收集乌贼鱼的骨状内壳，洗净，干燥。
【性状】海螵蛸药材见图3-1-7，性状描述见表3-1-7。

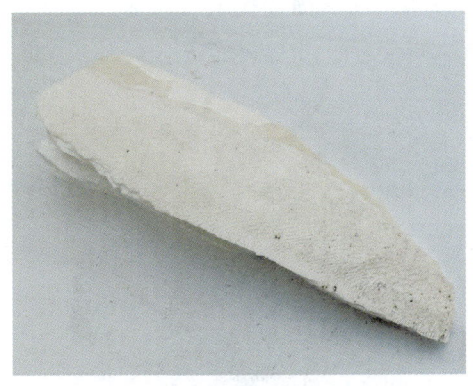

图3-1-7　海螵蛸药材（无针乌贼）

表3-1-7　　　　　　　　　　海螵蛸药材性状描述

项目	性状描述	
	无针乌贼	金乌贼
形状	呈扁长椭圆形，中间厚，边缘薄，长9～14 cm，宽2.5～3.5 cm，厚约1.3 cm	长13～23 cm，宽约6.5 cm
形态	背面有磁白色脊状隆起，两侧略显微红色，有不甚明显的细小疣点；腹面白色，自尾端到中部有细密波状横层纹；角质缘半透明，尾部较宽平，无骨针	背面疣点明显，略呈层状排列；腹面的细密波状横层纹占全体大部分，中间有纵向浅槽；尾部角质缘渐宽，向腹面翘起，末端有1骨针，多已断落
质地	体轻，质松，易折断，断面粉质，显疏松层纹	
气味	气微腥，味微咸	

【饮片性状】海螵蛸块为不规则形或类方形小块，类白色或微黄色，气微腥，味微咸。
【品质要求】以身干、体大、色白、洁净、完整者为佳。
【功效】收敛止血，涩精止带，制酸止痛，收湿敛疮。
【贮藏要求】置干燥处。

全 蝎

【别名】全虫、蝎子。
【来源】钳蝎科动物东亚钳蝎的干燥体。
【产地】主产于山东、河南等地。
【采收加工】春末至秋初捕捉，除去泥沙，置沸水或沸盐水中，煮至全身僵硬，捞出，置通风处，阴干。
【性状】全蝎药材见图3-1-8，性状描述见表3-1-8。

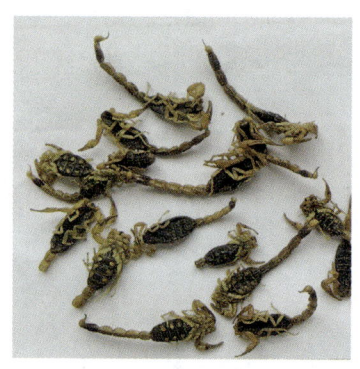

图 3-1-8　全蝎药材

表 3-1-8　　　　　　　　　　全蝎药材性状描述

项目	性状描述
形状	头胸部与前腹部呈扁平长椭圆形，后腹部呈尾状，皱缩弯曲，完整者体长约6 cm
形态	头胸部呈绿褐色，前面有1对短小的螯肢和1对较长大的钳状脚须，形似蟹螯，背面覆有梯形背甲，腹面有足4对，均为7节，末端各具2爪钩；前腹部由7节组成，第7节色深，背甲上有5条隆脊线。背面绿褐色，后腹部棕黄色，6节，节上均有纵沟，末节有锐钩状毒刺，毒刺下方无距
质地	质脆，易折断
气味	气微腥，味咸

【品质要求】以身干、完整、色绿褐、无杂质者为佳。
【功效】息风镇惊，通络止痛，攻毒散结。
【贮藏要求】置干燥处，防蛀。

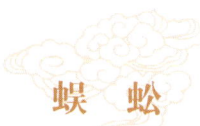

蜈　蚣

【别名】百足虫、百脚、金头蜈蚣。
【来源】蜈蚣科动物少棘巨蜈蚣的干燥体。
【产地】主产于湖北、浙江等地。
【采收加工】春、夏二季捕捉，用竹片插入头尾，绷直，干燥。
【性状】蜈蚣药材见图 3-1-9，性状描述见表 3-1-9。

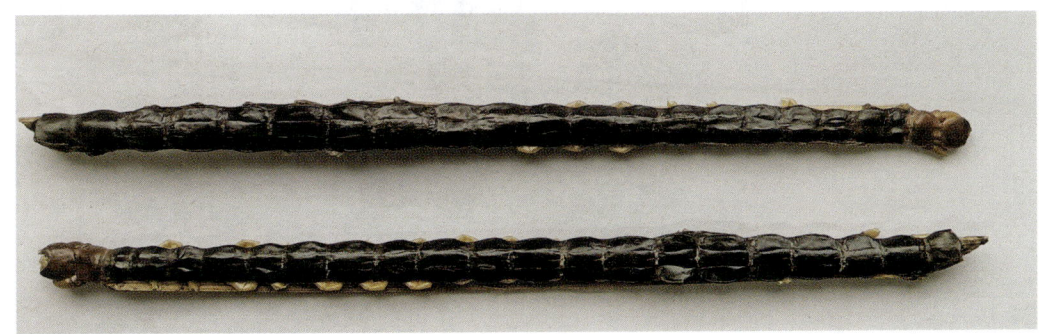

图 3-1-9　蜈蚣药材

表 3-1-9　　　　　　　　　　　蜈蚣药材性状描述

项目	性状描述
形状	呈扁平长条形，长 9～15 cm，宽 0.5～1 cm
形态	由头部和躯干部组成，全体共 22 个环节。头部暗红色或红褐色，略有光泽，有头板覆盖，头板近圆形，前端稍突出，两侧贴有颚肢 1 对，前端两侧有触角 1 对。躯干部第一背板与头板同色，其余 20 个背板为棕绿色或墨绿色，具光泽，自第四背板至第二十背板上常有 2 条纵沟线；腹部淡黄色或棕黄色，皱缩；自第二节起，每节两侧有步足 1 对；步足黄色或红褐色，偶有黄白色，呈弯钩形，最末一对步足尾状，故又称尾足，易脱落。断面有裂隙
质地	质脆
气味	气微腥，有特殊刺鼻的臭气，味辛、微咸

【饮片性状】蜈蚣段形如药材，呈段状，棕褐色或灰褐色，具焦香气。
【品质要求】以条长、身干、头色红、足色黄、身色墨绿、头足完整者为佳。

【功效】息风镇惊，通络止痛，攻毒散结。
【贮藏要求】置干燥处，防霉，防蛀。

土鳖虫

【别名】地鳖虫、土元、地鳖。
【来源】鳖蠊科昆虫地鳖或冀地鳖的雌虫干燥体。
【产地】地鳖主产于江苏、安徽等地，冀地鳖主产于河北、山东等地。
【采收加工】捕捉后，置沸水中烫死，晒干或烘干。
【性状】土鳖虫药材见图3-1-10，性状描述见表3-1-10。

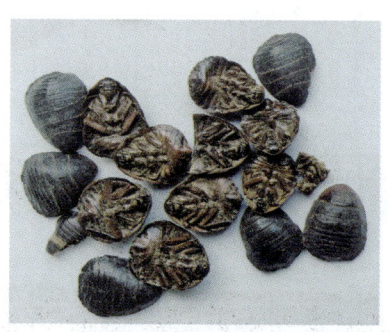

图3-1-10　土鳖虫药材（地鳖）

表3-1-10　　　　　　　　　　土鳖虫药材性状描述

项目	性状描述	
	地鳖	冀地鳖
形状	呈扁平卵形，长1.3～3 cm，宽1.2～2.4 cm	长2.2～3.7 cm，宽1.4～2.5 cm
形态	前端较窄，后端较宽，背部紫褐色，具光泽，无翅。前胸背板较发达，盖住头部；腹背板9节，呈覆瓦状排列。腹面红棕色，头部较小，有丝状触角1对，常脱落；胸部有足3对，具细毛和刺。腹部有横环节	背部黑棕色，通常在边缘带有淡黄褐色斑块及黑色小点
质地	质松脆，易碎	
气味	气腥臭，味微咸	

【品质要求】以完整、大小均匀、体肥、色紫褐、无杂质者为佳。
【功效】破血逐瘀，续筋接骨。
【贮藏要求】置通风干燥处，防蛀。

桑螵蛸

【别名】螳螂蛋、刀螂蛋。

【来源】螳螂科昆虫大刀螂、小刀螂或巨斧螳螂的干燥卵鞘。以上3种分别习称"团螵蛸""长螵蛸"及"黑螵蛸"。

【产地】团螵蛸主产于广西、云南、河北、湖南、河北、甘肃、辽宁等地,长螵蛸主产于浙江、江苏、安徽、山东、湖北等地,黑螵蛸主产于河北、山东、河南、山西等地。

【采收加工】深秋至次春收集,除去杂质,蒸至虫卵死后,干燥。

【性状】桑螵蛸药材见图3-1-11,性状描述见表3-1-11。

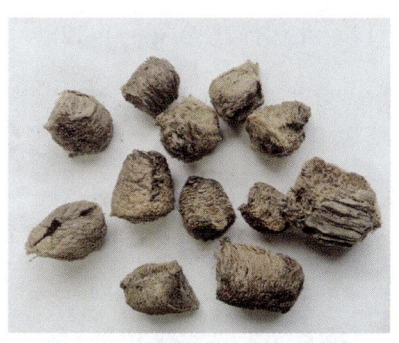

图3-1-11 桑螵蛸药材(团螵蛸)

表3-1-11　　　　　　　　　　桑螵蛸药材性状描述

项目	性状描述		
	团螵蛸	长螵蛸	黑螵蛸
形状	略呈圆柱形或半圆形,由多层膜状薄片叠成,长2.5~4 cm,宽2~3 cm	略呈长条形,一端较细,长2.5~5 cm,宽1~1.5 cm	略呈平行四边形,长2~4 cm,宽1.5~2 cm
形态	表面浅黄褐色,上面带状隆起不明显,底面平坦或有凹沟。横断面可见外层为海绵状,内层为许多放射状排列的小室,室内各有一细小椭圆形卵,深棕色,有光泽	表面灰黄色,上面带状隆起明显,带的两侧各有1条暗棕色浅沟和斜向纹理	表面灰褐色,上面带状隆起明显,两侧有斜向纹理,近尾端微向上翘
质地	体轻,质松而韧	质硬而脆	质硬而韧
气味	气微腥,味淡或微咸		

【品质要求】以个体完整、色黄、体轻而带韧性、卵未孵出、无杂质者为佳。

【功效】固精缩尿,补肾助阳。

【贮藏要求】置通风干燥处，防蛀。

> 找一找：桑螵蛸和海螵蛸药材有什么区别？

蝉 蜕

【别名】蝉退、蝉衣、蝉壳、知了皮。
【来源】蝉科昆虫黑蚱的若虫羽化时脱落的皮壳。
【产地】主产于山东、河北、河南、湖北等地。
【采收加工】夏、秋二季收集，除去泥沙，晒干。
【性状】蝉蜕药材见图 3-1-12，性状描述见表 3-1-12。

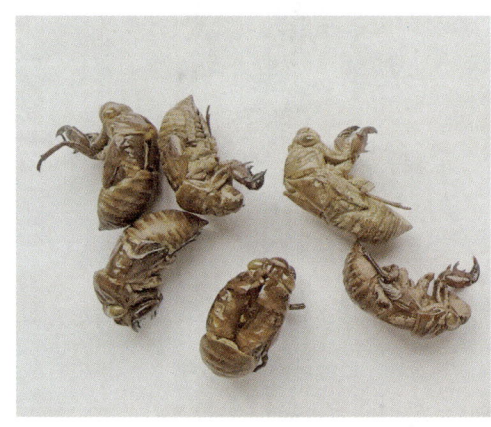

图 3-1-12　蝉蜕药材

表 3-1-12　　　　　　　　　　　　　蝉蜕药材性状描述

项目	性状描述
形状	略呈椭圆形而弯曲，长约 3.5 cm，宽约 2 cm
形态	表面黄棕色，半透明，有光泽。头部有丝状触角 1 对，多已断落，复眼突出。额部先端突出，口吻发达，上唇宽短，下唇伸长成管状。胸部背面呈"十"字形裂开，裂口向内卷曲，脊背两旁具小翅 2 对；腹面有足 3 对，被黄棕色细毛。腹部钝圆，共 9 节
质地	体轻，中空，易碎
气味	气微，味淡

【品质要求】以体轻、完整、色亮黄者为佳。
【功效】疏散风热，利咽，透疹，明目退翳，解痉。
【贮藏要求】置干燥处，防压。

斑 蝥

【别名】花斑蝥、花壳。
【来源】芫青科昆虫南方大斑蝥或黄黑小斑蝥的干燥体。
【产地】主产于河南、安徽等地。
【采收加工】夏、秋二季捕捉,闷死或烫死,晒干。
【性状】斑蝥原动物及药材见图 3-1-13,药材性状描述见表 3-1-13。

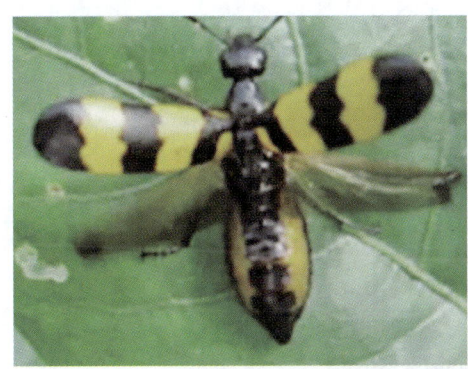
a) 斑蝥原动物

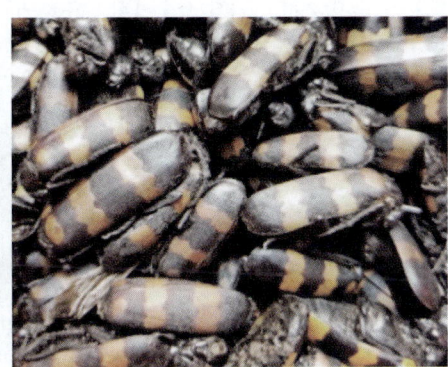
b) 斑蝥药材(南方大斑蝥)

图 3-1-13 斑蝥

表 3-1-13　　　　　　　　斑蝥药材性状描述

项目	性状描述	
	南方大斑蝥	黄黑小斑蝥
形状	呈长圆形,长 1.5~2.5 cm,宽 0.5~1 cm	体形较小,长 1~1.5 cm
形态	头及口器向下垂,有较大的复眼及触角各 1 对,触角多已脱落。背部具革质鞘翅 1 对,黑色,有 3 条黄色或棕黄色的横纹;鞘翅下面有棕褐色薄膜状透明的内翅 2 片。胸腹部乌黑色,胸部有足 3 对	
质地	质坚硬	
气味	有特殊的臭气	

【品质要求】以身干、个大、完整不碎、无败油气者为佳。
【功效】破血逐瘀,散结消癥,攻毒蚀疮。
【贮藏要求】置通风干燥处,防蛀。

九香虫

【别名】打屁虫、臭屁虫。

【来源】蝽科昆虫九香虫的干燥体。

【产地】主产于云南、四川等地。

【采收加工】11月至次年3月前捕捉，置适宜容器内，用酒少许将其闷死，取出阴干；或置沸水中烫死，取出，干燥。

【性状】九香虫药材见图3-1-14，性状描述见表3-1-14。

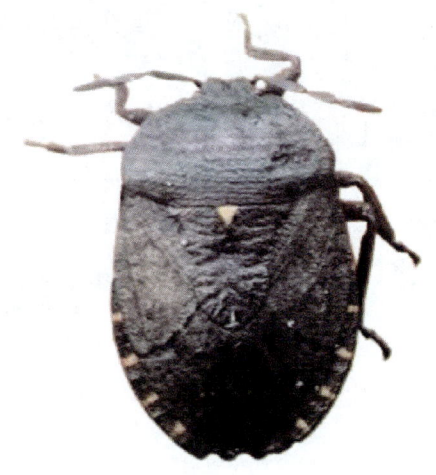

图 3-1-14　九香虫药材

表 3-1-14　九香虫药材性状描述

项目	性状描述
形状	略呈六角状扁椭圆形，长 1.6～2 cm，宽约 1 cm
形态	表面棕褐色或棕黑色，略有光泽。头部小，与胸部略呈三角形，复眼突出，卵圆状，单眼1对，触角1对各5节，多已脱落。背部有翅2对，外面的1对基部较硬，内部1对为膜质，透明。胸部有足3对，多已脱落。腹部棕红色至棕黑色，每节近边缘处有突起的小点，折断后腹内有浅棕色的内含物
质地	质脆
气味	气特异，味微咸

【品质要求】以虫体完整、具油性、色棕褐、发亮、无霉蛀者为佳。

【功效】理气止痛，温中助阳。

【贮藏要求】置木箱内衬以油纸，防潮，防蛀。

僵 蚕

【别名】白僵蚕、白僵虫。
【来源】蚕蛾科昆虫家蚕4～5龄的幼虫感染（或人工接种）白僵菌而致死的干燥体。
【产地】主产于江苏、浙江等地。
【采收加工】多于春、秋季生产，将感染白僵菌病死的蚕干燥。
【性状】僵蚕药材见图3-1-15，性状描述见表3-1-15。

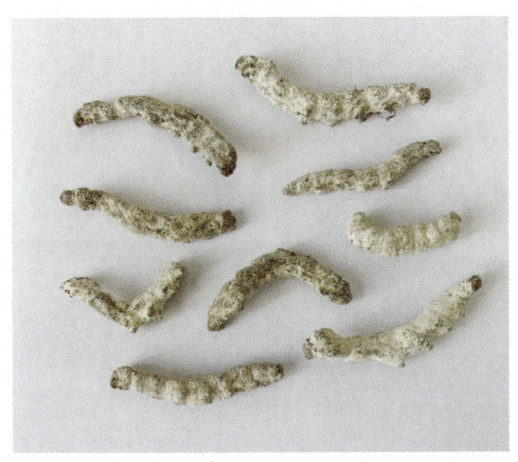

图 3-1-15　僵蚕药材

表 3-1-15　　　　　　　　　　　僵蚕药材性状描述

项目	性状描述
形状	略呈圆柱形，多弯曲皱缩。长2～5 cm，直径0.5～0.7 cm
形态	表面灰黄色，被有白色粉霜状的气生菌丝和分生孢子。头部较圆，足8对，体节明显，尾部略呈二分歧状。断面平坦，外层白色，中间有亮棕色或亮黑色的丝腺环4个
质地	质硬而脆，易折断
气味	气微腥，味微咸

【品质要求】以条粗、色白、断面光亮、杂质少者为佳。
【功效】息风止痉，祛风止痛，化痰散结。
【贮藏要求】置干燥处，防蛀。

蜂 蜜

【来源】蜜蜂科昆虫中华蜜蜂或意大利蜂所酿的蜜。
【产地】我国大部分地区均产。
【采收加工】春至秋季采收,滤过。
【性状】蜂蜜药材见图 3-1-16,性状描述见表 3-1-16。

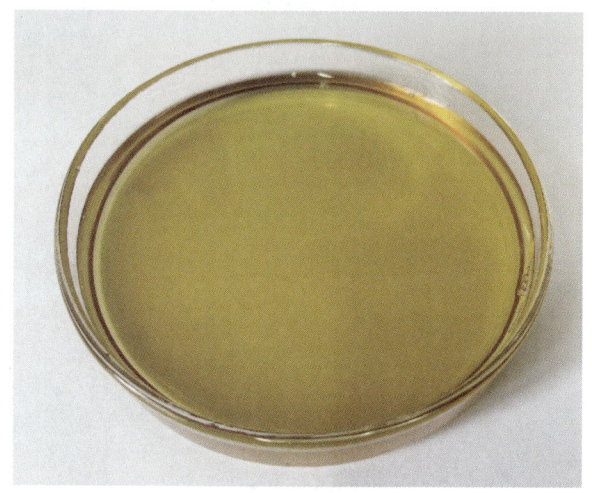

图 3-1-16　蜂蜜药材

表 3-1-16　　　　　　　　　　蜂蜜药材性状描述

项目	性状描述
形状	半透明、带光泽的液体
形态	白色至淡黄色或橘黄色至黄褐色,放久或遇冷渐有白色颗粒状结晶析出
质地	浓稠
气味	气芳香,味极甜

【品质要求】以水分少、有油性、稠如凝脂、味甜而纯正、无异臭、无杂质者为佳。
【功效】补中,润燥,止痛,解毒;外用生肌敛疮。
【贮藏要求】置阴凉处。

> **资料卡片**
>
> 蜜蜂的其他产品
>
> （1）蜂房：胡蜂科昆虫果马蜂、日本长脚胡蜂或异腹胡蜂的巢。具有攻毒杀虫、祛风止痛的功效。
>
> （2）蜂毒：由工蜂毒腺或副毒腺分泌的，贮藏在毒囊中的浅黄色透明毒液。主治风湿和类风湿性关节炎、神经炎、神经痛等。
>
> （3）蜂胶：意大利蜂工蜂采集的植物树脂与其上颚腺、蜡腺等分泌物混合形成的具有黏性的固体胶状物。内服补虚弱、化浊脂、止消渴，外用解毒消肿、收敛生肌。
>
> （4）蜂蜡：中华蜜蜂或意大利蜂分泌的蜡。具有解毒、敛疮、生肌、止痛的功效。
>
> （5）蜂王浆：又称"蜂乳"，是工蜂上颚分泌的专供蜂王和幼蜂食用的乳白色浆状物。有延缓衰老、保护肝脏、健脑益智、调节血压等作用。

海 马

【来源】海龙科动物线纹海马、刺海马、大海马、三斑海马或小海马（海蛆）的干燥体。

【产地】主产于广东、福建及台湾沿海地区。

【采收加工】夏、秋二季捕捞，洗净，晒干；或除去皮膜和内脏，晒干。

【性状】海马药材见图 3-1-17，性状描述见表 3-1-17。

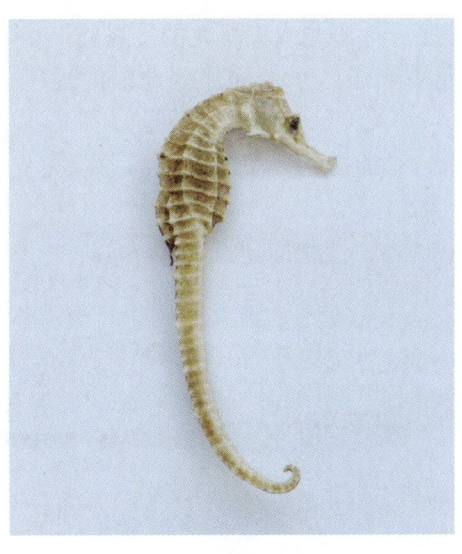

图 3-1-17　海马药材（线纹海马）

表 3-1-17　　　　　　　　　　海马药材性状描述

项目	性状描述				
	线纹海马	刺海马	大海马	三斑海马	小海马
形状	呈扁长形而弯曲，体长约 30 cm	体长 15～20 cm	体长 20～30 cm		体形小，长 7～10 cm
形态	表面黄白色。头略似马头，有冠状突起，具管状长吻，口小，无牙，两眼深陷。躯干部七棱形，尾部四棱形，渐细卷曲，体上有瓦楞形的节纹并具短棘	头部及体上环节间的棘细而尖	黑褐色	体侧背部第 1、4、7 节的短棘基部各有 1 黑斑	黑褐色。节纹和短棘均较细小
质地	体轻，骨质，坚硬				
气味	气微腥，味微咸				

【品质要求】以体大、坚实、头尾齐全者为佳。
【功效】温肾壮阳，散结消肿。
【贮藏要求】置阴凉干燥处，防蛀。

海　龙

【来源】海龙科动物刁海龙、拟海龙或尖海龙的干燥体。
【产地】刁海龙、拟海龙主产于广东、福建等地沿海地区，尖海龙主产于我国各沿海地区。
【采收加工】多于夏、秋二季捕捞，刁海龙、拟海龙除去皮膜，洗净，晒干；尖海龙直接洗净，晒干。
【性状】海龙药材见图 3-1-18，性状描述见表 3-1-18。

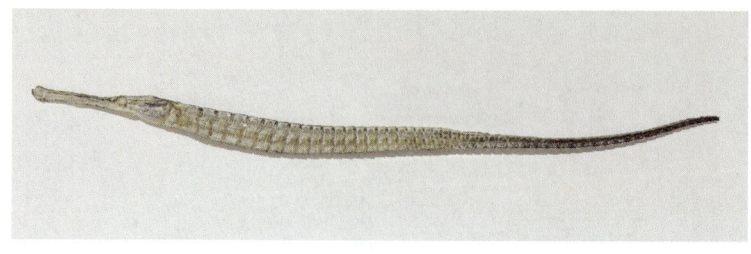

图 3-1-18　海龙药材（刁海龙）

表 3-1-18　　海龙药材性状描述

项目	性状描述		
	刁海龙	拟海龙	尖海龙
形状	体狭长侧扁，全长 30～50 cm	体长平扁，躯干部略呈四棱形，全长 20～22 cm	体细长，呈鞭状，全长 10～30 cm，未去皮膜
形态	表面黄白色或灰褐色。头部具管状长吻，口小，无牙，两眼圆而深陷，头部与体轴略呈钝角。躯干部宽 3 cm，五棱形，尾部前方六棱形，后方渐细，四棱形，尾端卷曲。背棱两侧各有 1 列灰黑色斑点状色带。全体被以具花纹的骨环和细横纹，各骨环内有突起粒状棘。胸鳍短宽，背鳍较长，有的不明显，无尾鳍	表面灰黄色。头部常与体轴成一直线	表面黄褐色。有的腹面可见育儿囊，有尾鳍
质地	骨质，坚硬		质较脆弱，易撕裂
气味	气微腥，味微咸		

【品质要求】以体长、饱满、头尾齐全者为佳。
【功效】温肾壮阳，散结消肿。
【贮藏要求】置阴凉干燥处，防蛀。

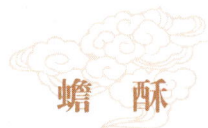

蟾　酥

【别名】癞蛤蟆浆。
【来源】蟾蜍科动物中华大蟾蜍或黑眶蟾蜍的干燥分泌物。
【产地】主产于河北、山东等地。
【采收加工】多于夏、秋二季捕捉蟾蜍，洗净，用铜或铝制盒式夹钳（或指甲套）挤取耳后腺和皮肤腺的白色浆液，使白色浆液流于陶瓷或玻璃器皿中（忌用铁器，以免变黑），滤去杂质，取纯浆放入圆模型中干燥，即为团蟾酥；如将鲜浆均匀涂于玻璃板上，干燥，即为片蟾酥。
【性状】蟾酥药材见图 3-1-19，性状描述见表 3-1-19。

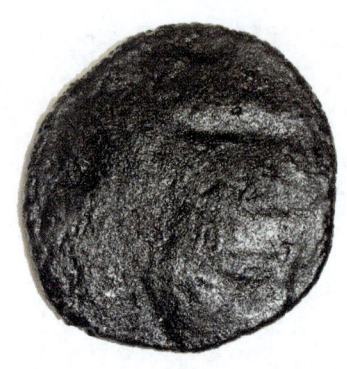

图 3-1-19　蟾酥药材

表 3-1-19　　　　　　　　　　蟾酥药材性状描述

项目	性状描述
形状	扁圆形团块状或片状
形态	棕褐色或红棕色。团块状者断面棕褐色，角质状，微有光泽；片状者断面红棕色，半透明。断面沾水即呈乳白色隆起
质地	团块状者质坚，不易折断；片状者质脆，易碎
气味	气微腥，味初甜而后有持久的麻辣感，粉末嗅之作嚏

【饮片性状】蟾酥粉为棕黄色至棕褐色粉末。气微腥，味初甜而后有持久的麻辣感，嗅之作嚏。

【品质要求】以色红棕、断面角质状、半透明、有光泽者为佳。

【功效】解毒，止痛，开窍醒神。

【贮藏要求】置干燥处，防潮。

哈蟆油

【别名】田鸡油、林蛙油、哈什蚂油。

【来源】蛙科动物中国林蛙雌蛙的输卵管，经采制干燥而得。

【产地】主产于黑龙江、吉林、辽宁等地。

【采收加工】在10月间捕捉雌蛙，用线绳从头部穿过吊起，或用70 ℃热水烫1～2分钟，待蛙腿伸直后，吊起来风干。剥油前用热水浸一下，立即捞出，用湿毛巾覆盖，闷润一段时间后，剖开腹部，取出输卵管，去尽卵子及其他内脏，放到通风干燥处阴干。

【性状】哈蟆油药材见图3-1-20，性状描述见表3-1-20。

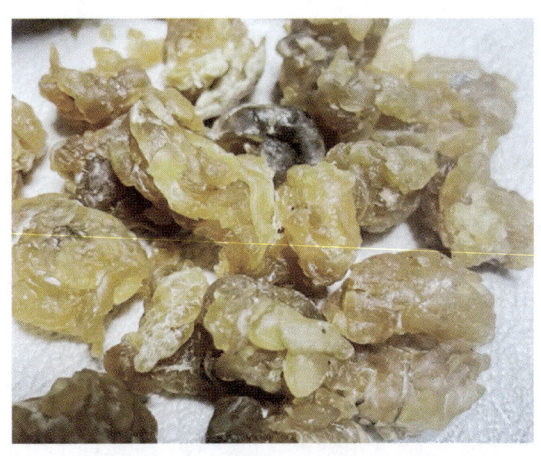

图 3-1-20 哈蟆油药材

表 3-1-20　　　　　　　　　　哈蟆油药材性状描述

项目	性状描述
形状	呈不规则块状，弯曲而重叠，长 1.5～2 cm，厚 1.5～5 mm
形态	表面黄白色，呈脂肪样光泽，偶有带灰白色薄膜状干皮。在温水中浸泡体积可膨胀
质地	质硬脆，摸之有滑腻感，嚼之有黏滑感
气味	气腥，味微甘

【品质要求】以块大、肥厚、身干、色白、有光泽、无皮膜者为佳。
【功效】补肾益精，养阴润肺。
【贮藏要求】置通风干燥处，防潮，防蛀。

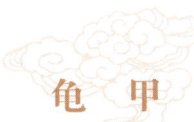

龟 甲

【别名】乌龟壳、乌龟板、龟板。
【来源】龟科动物乌龟的背甲及腹甲。
【产地】主产于浙江、安徽等地。
【采收加工】全年均可捕捉，以秋、冬二季为多，捕捉后杀死，或用沸水烫死，剥取背甲和腹甲，除去残肉，晒干。
【性状】龟甲药材及饮片见图 3-1-21，药材性状描述见表 3-1-21。

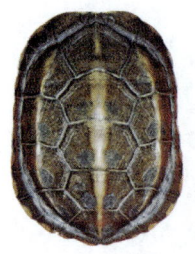 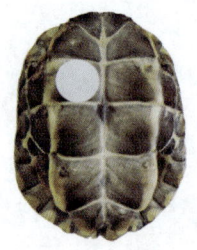 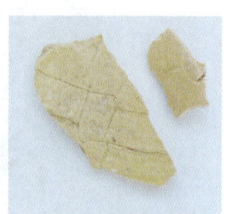

a）龟甲背甲　　　　b）龟甲腹甲　　　　c）龟甲饮片

图 3-1-21　龟甲

表 3-1-21　龟甲药材性状描述

项目	性状描述
形状	背甲呈长椭圆形拱状，长 7.5～22 cm，宽 6～18 cm。腹甲呈板片状，近长方椭圆形，长 6.4～21 cm，宽 5.5～17 cm
形态	背甲及腹甲由甲桥相连，背甲稍长于腹甲，与腹甲常分离。背甲外表面棕褐色或黑褐色，脊棱 3 条；颈盾 1 块，前窄后宽；椎盾 5 块，第 1 椎盾长大于宽或近相等，第 2～4 椎盾宽大于长；肋盾两侧对称，各 4 块；缘盾每侧 11 块；臀盾 2 块。腹甲外表面淡黄棕色至棕黑色，盾片 12 块，每块常具紫褐色放射状纹理，腹盾、胸盾和股盾中缝均长，喉盾、肛盾次之，肱盾中缝最短；内表面黄白色至灰白色，有的略带血迹或残肉，除净后可见骨板 9 块，呈锯齿状嵌接；前端钝圆或平截，后端具三角形缺刻，两侧残存呈翼状向斜上方弯曲的甲桥
质地	质坚硬
气味	气微腥，味微咸

【品质要求】以块大、完整、洁净、无腐肉者为佳。
【功效】滋阴潜阳，益肾强骨，养血补阴，固精止崩。
【贮藏要求】置干燥处，防蛀。

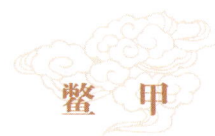

鳖　甲

【别名】上甲。
【来源】鳖科动物鳖的背甲。
【产地】主产于湖北、安徽、江苏等地。
【采收加工】全年均可捕捉，以秋、冬二季为多，捕捉后杀死，置沸水中烫至背甲上的硬皮能剥落时，取出，剥取背甲，除去残肉，晒干。
【性状】鳖甲药材见图 3-1-22，性状描述见表 3-1-22。

模块三　动物类中药的鉴定

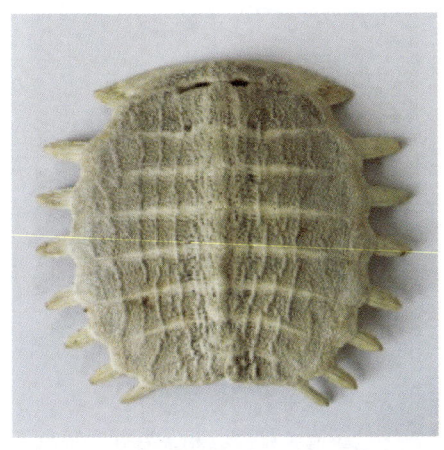

图 3-1-22　鳖甲药材

表 3-1-22　　　　　　　　　　　　鳖甲药材性状描述

项目	性状描述
形状	呈椭圆形或卵圆形，背面隆起，长 10～15 cm，宽 9～14 cm
形态	外表面黑褐色或墨绿色，略有光泽，具细网状皱纹和灰黄色或灰白色斑点，中间有一条纵棱，两侧各有左右对称的横凹纹 8 条，外皮脱落后，可见锯齿状嵌接缝。内表面类白色，中部有突起的脊椎骨，颈骨向内卷曲，两侧各有肋骨 8 条，伸出边缘
质地	质坚硬
气味	气微腥，味淡

【品质要求】以个大、甲厚、无残肉者为佳。
【功效】滋阴潜阳，退热除蒸，软坚散结。
【贮藏要求】置干燥处，防潮。

　想一想：龟甲和鳖甲药材该如何区分？

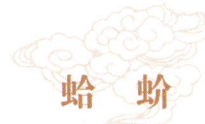

蛤　蚧

【别名】大壁虎、对蛤蚧、守宫。
【来源】壁虎科动物蛤蚧的干燥体。
【产地】主产于广西、广东等地。
【采收加工】全年均可捕捉，除去内脏，拭净，用竹片撑开，使全体扁平顺直，低温干燥。
【性状】蛤蚧药材见图 3-1-23，性状描述见表 3-1-23。

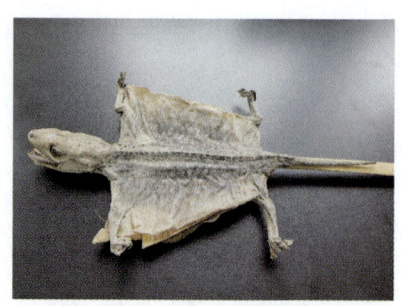

图 3-1-23 蛤蚧药材

表 3-1-23　　　　　　　　　　　蛤蚧药材性状描述

项目	性状描述
形状	呈扁片状，头颈部及躯干部长 9～18 cm，头颈部约占 1/3，腹背部宽 6～11 cm，尾长 6～12 cm
形态	头略呈扁三角状，两眼多凹陷成窟窿，口内有细齿，生于颚的边缘，无异型大齿。吻部半圆形，吻鳞不切鼻孔，与鼻鳞相连，上鼻鳞左右各 1 片，上唇鳞 12～14 对，下唇鳞（包括颏鳞）21 片。腹背部呈椭圆形，腹薄。背部呈灰黑色或银灰色，有黄白色、灰绿色或橙红色斑点散在或密集成不显著的斑纹，脊椎骨和两侧肋骨突起。四足均具 5 趾；趾间仅具蹼迹，足趾底有吸盘。尾细而坚实，微现骨节，与背部颜色相同，有 6～7 个明显的银灰色环带，有的再生尾较原生尾短，且银灰色环带不明显。全身密被圆形或多角形微有光泽的细鳞
气味	气腥，味微咸

【饮片性状】蛤蚧块为不规则的片状小块。表面灰黑色或银灰色，有棕黄色的斑点及鳞甲脱落的痕迹。切面黄白色或灰黄色。脊椎骨和肋骨突起。气腥，味微咸。

【品质要求】以体大、尾粗而长、无虫蛀者为佳。

【功效】补肺益肾，纳气定喘，助阳益精。

【贮藏要求】用木箱严密封装，常用花椒伴存，置阴凉干燥处，防蛀。

金钱白花蛇

【别名】小白花蛇、金钱蛇。

【来源】眼镜蛇科动物银环蛇的幼蛇干燥体。

【产地】主产于广西、广东等地。

【采收加工】夏、秋二季捕捉，剖开腹部，除去内脏，擦净血迹，用乙醇浸泡处理后，盘成圆形，用竹签固定，干燥。

【性状】金钱白花蛇药材见图 3-1-24，性状描述见表 3-1-24。

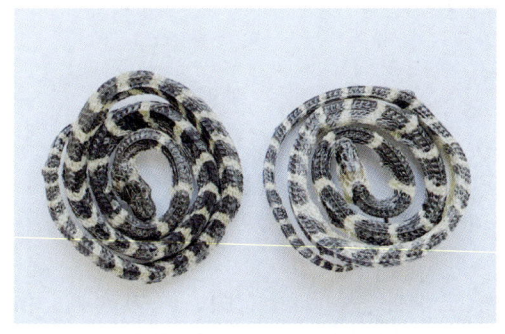

图 3-1-24　金钱白花蛇药材

表 3-1-24　　　　　　　　　　　金钱白花蛇药材性状描述

项目	性状描述
形状	呈圆盘状，盘径 3～6 cm，蛇体直径 0.2～0.4 cm
形态	头盘在中间，尾细，常纳口内，口腔内上颌骨前端有毒沟牙 1 对，鼻间鳞 2 片，无颊鳞，上下唇鳞通常各为 7 片。背部黑色或灰黑色，有白色环纹 45～58 个，黑白相间，白环纹在背部宽 1～2 行鳞片，向腹面渐增宽，黑环纹宽 3～5 行鳞片，背正中明显突起一条脊棱，脊鳞扩大呈六角形，背鳞细密，通身 15 行，尾下鳞单行
气味	气微腥，味微咸

【品质要求】以身干、头尾俱全、盘径小、不蛀、不霉、不泛油、无异臭者为佳。
【功效】祛风，通络，止痉。
【贮藏要求】置干燥处，防霉，防蛀。

📖 资料卡片

金钱白花蛇伪品

因市场价格持续走高，金钱白花蛇掺假情况比较严重，常见的伪品有以下几种。

（1）游蛇科百花锦蛇、中国水蛇、铅色水蛇、渔游蛇、赤链蛇、水赤链游蛇、黑背白环蛇的幼蛇干燥体。

（2）眼镜蛇科金环蛇的幼蛇加工品。

（3）用正品银环蛇的成蛇剖割加工成若干条小蛇，装上其他幼蛇的蛇头，盘成圆盘状，冒充金钱白花蛇。

（4）普通幼蛇用褪色药水、颜料、油漆（或用电加热烫色）等将蛇身涂成黑白相间的环纹。

（5）普通幼蛇用竹片撑成圆盘状冒充金钱白花蛇。

蕲 蛇

【别名】大白花蛇、棋盘蛇、五步蛇。

【来源】蝰科动物五步蛇的干燥体。

【产地】主产于浙江、广西、江西、广东等地。

【采收加工】多于夏、秋二季捕捉，剖开蛇腹，除去内脏，洗净，用竹片撑开腹部，盘成圆盘状，干燥后拆除竹片。

【性状】蕲蛇药材见图 3-1-25，性状描述见表 3-1-25。

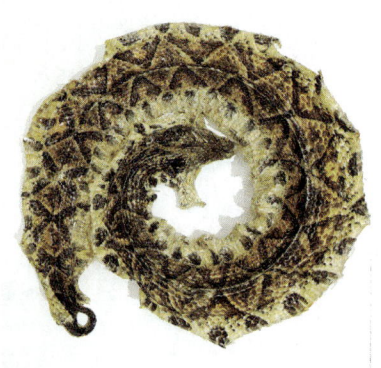

图 3-1-25　蕲蛇药材

表 3-1-25　　　　　　　　　　　　蕲蛇药材性状描述

项目	性状描述
形状	卷呈圆盘状，盘径 17～34 cm，体长可达 2 m
形态	头在中间稍向上，呈三角形而扁平，吻端向上，习称"翘鼻头"。上腭有管状毒牙，中空尖锐。背部两侧各有黑褐色与浅棕色组成的"V"形斑纹 17～25 个，其"V"形的两上端在背中线上相接，习称"方胜纹"，有的左右不相接，呈交错排列。腹部撑开或不撑开，灰白色，鳞片较大，有黑色类圆形的斑点，习称"连珠斑"；腹内壁黄白色，脊椎骨的棘突较高，呈刀片状上突，前后椎体下突基本同形，多为弯刀状，向后倾斜，尖端明显超过椎体后隆面。尾部骤细，末端有三角形深灰色的角质鳞片 1 枚，习称"佛指甲"
气味	气腥，味微咸

【饮片性状】蕲蛇段呈段状，长 2～4 cm，背部呈黑褐色，表皮光滑，有明显的鳞斑，可见不完整的方胜纹。腹部可见白色的肋骨，呈黄白色、淡黄色或黄色。断面中间可见白色菱形的脊椎骨，脊椎骨的棘突较高，棘突两侧可见淡黄色的肉块，棘突呈刀片状上突，前后椎体下突基本同形，多为弯刀状。肉质松散，轻捏易碎。气腥，味微咸。

【品质要求】以头尾齐全、条大、花纹明显、内壁洁净者为佳。

【功效】祛风，通络，止痉。
【贮藏要求】置干燥处，防霉，防蛀。

乌梢蛇

【别名】乌蛇、乌风蛇、剑脊蛇。
【来源】游蛇科动物乌梢蛇的干燥体。
【产地】主产于浙江、江苏等地。
【采收加工】多于夏、秋二季捕捉，剖开腹部或先剥皮留头尾，除去内脏，盘成圆盘状，干燥。
【性状】乌梢蛇药材见图3-1-26，性状描述见表3-1-26。

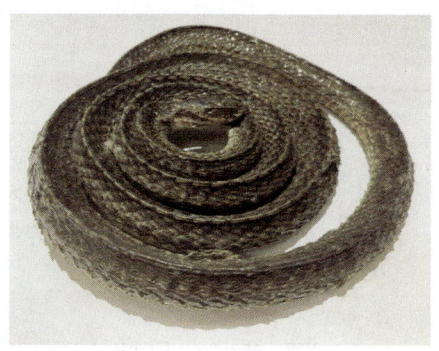

图3-1-26　乌梢蛇药材

表3-1-26　　　　　　　　　　　乌梢蛇药材性状描述

项目	性状描述
形状	呈圆盘状，盘径约16 cm
形态	表面黑褐色或绿黑色，密被菱形鳞片；背鳞行数成双，背中央2～4行鳞片强烈起棱，形成两条纵贯全体的黑线。头盘在中间，扁圆形，眼大而下凹陷，有光泽。上唇鳞8枚，第4、5枚入眶，颊鳞1枚，眼前下鳞1枚，较小，眼后鳞2枚。脊部高耸成屋脊状。腹部剖开边缘向内卷曲，脊肌肉厚，黄白色或淡棕色，可见排列整齐的肋骨。尾部渐细而长，尾下鳞双行。剥皮者仅留头尾之皮鳞，中段较光滑
气味	气腥，味淡

【饮片性状】乌梢蛇段为半圆筒状或圆槽状的段，长2～4 cm，背部黑褐色或灰黑色，腹部黄白色或浅棕色，脊部隆起呈屋脊状，脊部两侧各有2～3条黑线，肋骨排列整齐，肉淡黄色或浅棕色。有的可见尾部。质坚硬，气腥，味淡。
【品质要求】以头尾齐全、皮黑肉黄、质坚实者为佳。

【功效】祛风，通络，止痉。

【贮藏要求】置干燥处，防霉，防蛀。

想一想：金钱白花蛇、蕲蛇、乌梢蛇药材该如何区分？

鸡内金

【别名】鸡胗皮。

【来源】雉科动物家鸡的干燥沙囊内壁。

【产地】我国各地均产。

【采收加工】杀鸡后，取出鸡肫，立即剥下内壁，洗净，干燥。

【性状】鸡内金药材见图 3-1-27，性状描述见表 3-1-27。

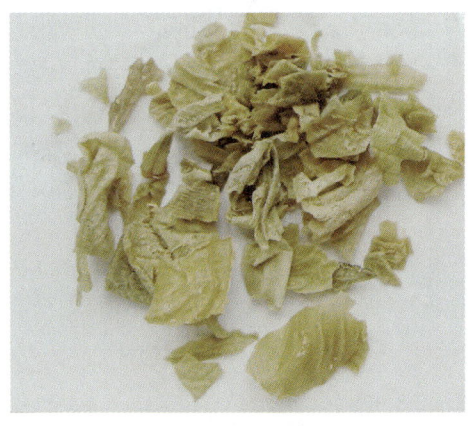

图 3-1-27　鸡内金药材

表 3-1-27　　　　　　　　　鸡内金药材性状描述

项目	性状描述
形状	不规则卷片，厚约 2 mm
形态	表面黄色、黄绿色或黄褐色，薄而半透明，具明显的条状皱纹
质地	质脆，易碎，断面角质样，有光泽
气味	气微腥，味微苦

【饮片性状】炒鸡内金表面暗黄褐色或焦黄色，用放大镜观察，显颗粒状或微细泡状。轻折即断，断面有光泽。

【品质要求】以色黄、完整、破碎少者为佳。
【功效】健胃消食，涩精止遗，通淋化石。
【贮藏要求】置干燥处，防蛀。

阿　胶

【别名】驴皮胶。
【来源】马科动物驴的干燥皮或鲜皮经煎煮、浓缩制成的固体胶。
【产地】主产于山东。
【采收加工】将驴皮浸泡去毛，切块洗净，分次水煎，滤过，合并滤液，浓缩（可分别加入适量的黄酒、冰糖及豆油）至稠膏状，冷凝，切块，晾干，即得。
【性状】阿胶药材见图 3-1-28，性状描述见表 3-1-28。

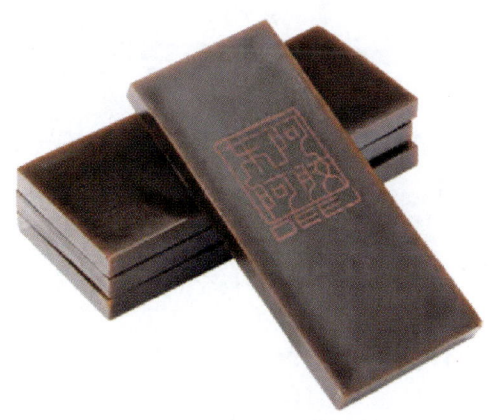

图 3-1-28　阿胶药材

表 3-1-28　　　　　　　　　　　阿胶药材性状描述

项目	性状描述
形状	长方形块、方形块或丁状
形态	棕色至黑褐色，有光泽，断面光亮，碎片对光照视呈棕色半透明状
质地	质硬而脆
气味	气微，味微甘

【饮片性状】阿胶珠呈类球形。表面棕黄色或灰白色，附有白色粉末。体轻，质酥，易碎。断面中空或多孔状，淡黄色至棕色。气微，味微甜。

【品质要求】以色乌黑、光亮、稍透明、无腥臭气、经夏不软化者为佳。
【功效】补血滋阴，润燥，止血。
【贮藏要求】密闭。

> **资料卡片**
>
> ### 新阿胶
> 　　新阿胶为猪皮熬制成的固体胶，呈方块状，表面棕褐色；对光透视不透明，断面不光亮；沸水浸泡，水溶液呈棕褐色，混浊不透明，冷却后，表面有一层脂肪，有猪皮汤味。具有滋阴、补血、止血的功效。

麝 香

【别名】寸香、香脐子、原寸、麝脐香、当门子。
【来源】鹿科动物林麝、马麝或原麝成熟雄体香囊中的干燥分泌物。
【产地】主产于四川、西藏、云南等地。
【采收加工】野麝多在冬季至次春猎取，猎获后，割取香囊，阴干，习称"毛壳麝香"；剖开香囊，除去囊壳，习称"麝香仁"。家麝直接从其香囊中取出麝香仁，阴干或用干燥器密闭干燥。
【性状】麝香药材见图3-1-29，性状描述见表3-1-29。

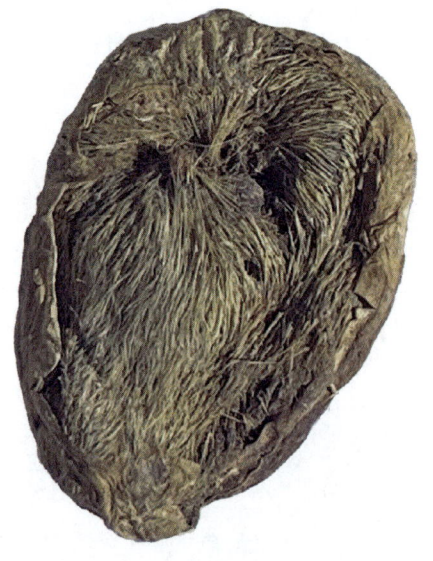

图3-1-29　麝香药材（毛壳麝香）

表 3-1-29　麝香药材性状描述

项目	性状描述	
	毛壳麝香	麝香仁
形状	扁圆形或类椭圆形的囊状体，直径3～7 cm，厚2～4 cm	野生者不规则圆球形或颗粒状者习称"当门子"。养殖者呈颗粒状、短条形或不规则的团块
形态	开口面的皮革质，棕褐色，略平，密生白色或灰棕色短毛，从两侧围绕中心排列，中间有1小囊孔。另一面为棕褐色略带紫色的皮膜，微皱缩，偶显肌肉纤维，略有弹性，剖开后可见中层皮膜呈棕褐色或灰褐色，半透明，内层皮膜呈棕色，内含颗粒状、粉末状的麝香仁和少量细毛及脱落的内层皮膜（习称"银皮"）	野生者表面多呈紫黑色，油润光亮，微有麻纹，断面深棕色或黄棕色；粉末状者多呈棕褐色或黄棕色，并有少量脱落的内层皮膜和细毛。养殖者表面不平，紫黑色或深棕色，显油性，微有光泽，并有少量毛和脱落的内层皮膜
质地	质较柔软，捏之有弹性	野生者质软，油润，疏松
气味	气香浓烈而特异，味微辣、微苦带咸	

【品质要求】毛壳麝香以饱满、皮薄、杂质少、捏之有弹性、香气浓烈者为佳，麝香仁以当门子多、杂质少、质柔润、香气浓烈者为佳。

【功效】开窍醒神，活血通经，消肿止痛。

【贮藏要求】密闭，置阴凉干燥处，遮光，防潮，防蛀。

鹿　茸

【来源】鹿科动物梅花鹿或马鹿的雄鹿未骨化密生茸毛的幼角。前者习称"花鹿茸"，后者习称"马鹿茸"。

【产地】花鹿茸主产于吉林、辽宁、河北、江苏等地，马鹿茸主产于东北和西北地区。

【采收加工】夏、秋二季锯取鹿茸，经加工后，阴干或烘干。

【性状】鹿茸药材见图3-1-30，性状描述见表3-1-30。

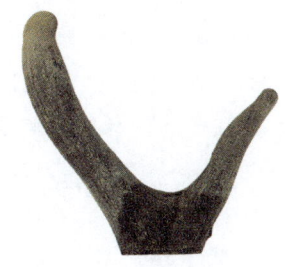

图 3-1-30　鹿茸药材（花鹿茸）

表 3-1-30　鹿茸药材性状描述

项目	性状描述	
	花鹿茸	马鹿茸
形状	呈圆柱状分枝，具一个分枝者习称"二杠"，主枝习称"大挺"，长17～20 cm，锯口直径4～5 cm，离锯口约1 cm处分出侧枝，习称"门庄"，长9～15 cm，直径较大挺略细。具两个分枝者，习称"三岔"，大挺长23～33 cm，直径较二杠细，略呈弓形，微扁，枝端略尖	较花鹿茸粗大，分枝较多。侧枝一个者习称"单门"，两个者习称"莲花"，三个者习称"三岔"，四个者习称"四岔"或更多。按产地分为"东马鹿茸"和"西马鹿茸"
形态	"二杠"外皮红棕色或棕色，多光润，表面密生红黄色或棕黄色细茸毛，上端较密，下端较疏；分岔间具1条灰黑色筋脉，皮茸紧贴。锯口黄白色，外围无骨质，中部密布细孔。"三岔"下部多有纵棱筋及突起疙瘩；皮红黄色，茸毛较稀而粗。二茬茸与头茬茸相似，但挺长而不圆或下粗上细，下部有纵棱筋。皮灰黄色，茸毛较粗糙，锯口外围多已骨化	东马鹿茸"单门"大挺长25～27 cm，直径约3 cm。外皮灰黑色，茸毛灰褐色或灰黄色，锯口面外皮较厚，灰黑色，中部密布细孔，质嫩；"莲花"大挺长可达33 cm，下部有棱筋，锯口面蜂窝状小孔稍大；"三岔"皮色深，质较老；"四岔"茸毛粗而稀，大挺下部具棱筋及疙瘩，分枝顶端多无毛，习称"捻头"。西马鹿茸大挺多不圆，顶端圆扁不一，长30～100 cm。表面有棱，多抽缩干瘪，分枝较长且弯曲，茸毛粗长，灰色或黑灰色。锯口色较深，常见骨质
质地	头茬茸体轻，二茬茸体较重	
气味	头茬茸气微腥，味微咸；二茬茸无腥气	西马鹿茸气腥臭，味咸

【品质要求】以茸形粗壮、饱满、皮毛完整、质嫩、油润、无骨棱、未骨化者为佳。
【功效】壮肾阳，益精血，强筋骨，调冲任，托疮毒。
【贮藏要求】置阴凉干燥处，密闭，防蛀。

> 📖 **资料卡片**
>
> ### 鹿的其他产品
>
> （1）鹿角：马鹿或梅花鹿已骨化的角或锯茸后翌年春季脱落的角基，分别习称"马鹿角""梅花鹿角""鹿角脱盘"。具有温肾阳、强筋骨、行血消肿的功效。
>
> （2）鹿角胶：鹿角经水煎、浓缩制成的固体胶。将鹿角锯段，漂泡洗净，分次水煎，滤过，合并滤液（或加入白矾细粉少量），静置，滤取胶液，浓缩（可加适量黄酒、冰糖和豆油）至稠膏状，冷凝，切块，凉干，即得。具有温补肝肾、益精养血的功效。
>
> （3）鹿角霜：熬制鹿角胶后剩余的角块。具有温肾助阳、收敛止血的功效。

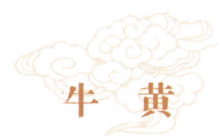

牛 黄

【来源】牛科动物牛的干燥胆结石。

【产地】主产于北京、天津、内蒙古及东北地区。

【采收加工】宰牛时,如发现有牛黄,即滤去胆汁,将牛黄取出,除去外部薄膜,阴干。

【性状】牛黄药材见图 3-1-31,性状描述见表 3-1-31。

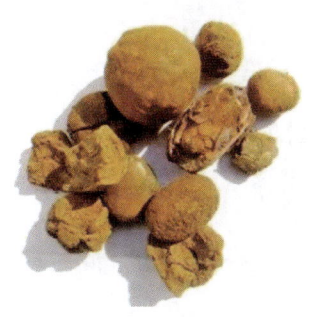

图 3-1-31　牛黄药材

表 3-1-31　　　　　　　　　　牛黄药材性状描述

项目	性状描述
形状	多呈卵形、类球形、三角形或四方形,大小不一,直径 0.6～3(4.5)cm,少数呈管状或碎片
形态	表面黄红色至棕黄色,有的表面挂有一层黑色光亮的薄膜,习称"乌金衣",有的粗糙,具疣状突起,有的具龟裂纹。断面金黄色,可见细密的同心层纹,有的夹有白心
质地	体轻,质酥脆,易分层剥落,嚼之易碎,不粘牙
气味	气清香,味苦而后甘,有清凉感

【品质要求】以完整、色棕黄、质松脆、断面层纹清晰而细腻者为佳。

【功效】清心,豁痰,开窍,凉肝,息风,解毒。

【贮藏要求】遮光,密闭,置阴凉干燥处,防潮,防压。

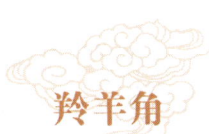

羚羊角

【来源】牛科动物赛加羚羊的角。

【产地】野生赛加羚羊为我国一级保护动物,常栖息于荒漠及半荒漠的开阔地区,主要分布于我国新疆北部边境地区，甘肃、青海、西藏北部及内蒙古自治区的大兴安岭亦有少量分布；进口品主产于俄罗斯、蒙古及澳大利亚等地。

【采收加工】猎取后锯取其角，晒干。

【性状】羚羊角药材见图 3-1-32，性状描述见表 3-1-32。

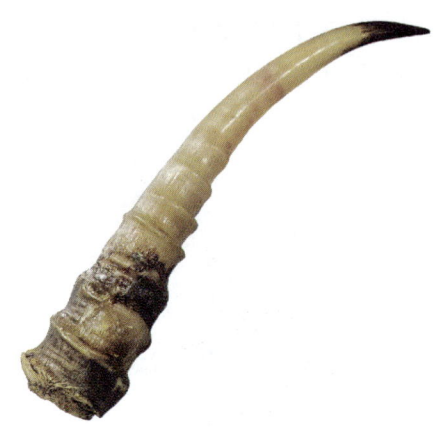

图 3-1-32　羚羊角药材

表 3-1-32　　　　　　　　　　　　　　羚羊角药材性状描述

项目	性状描述
形状	长圆锥形，略呈弓形弯曲，长 15～33 cm
形态	类白色或黄白色，基部稍呈青灰色。嫩枝对光透视有"血丝"或紫黑色斑纹，光润如玉，无裂纹，老枝则有细纵裂纹。除尖端部分外，有 10～16 个隆起环脊，间距约 2 cm，用手握之，四指正好嵌入凹处。角的基部横截面圆形，直径 3～4 cm，内有坚硬质重的角柱，习称"骨塞"，骨塞长约占全角的 1/2 或 1/3，表面有突起的纵棱与其外面角鞘内的凹沟紧密嵌合，从横断面观，其结合部呈锯齿状。除去"骨塞"后，角的下半段成空洞，全角呈半透明，对光透视，上半段中央有一条隐约可辨的细孔道直通角尖，习称"通天眼"
质地	质坚硬
气味	气微，味淡

【饮片性状】羚羊角粉为类白色的粉末。气微，味淡。

【品质要求】以质嫩、色白、光润、内含红色斑纹、无裂纹者为佳。

【功效】平肝息风，清肝明目，散血解毒。

【贮藏要求】置阴凉干燥处。

实训十

动物类中药的鉴定

【实训目标】

1. 能够运用动物类中药的性状鉴定方法，说出相应的中药正名。
2. 能够用水试的方法鉴别哈蟆油的真伪。

【实训准备】

1. 器具

放大镜、烧杯、紫外分析仪等性状、显微及理化鉴定常用实验器具。

2. 药材及饮片

地龙、水蛭、石决明、珍珠、牡蛎、瓦楞子、海螵蛸、全蝎、蜈蚣、土鳖虫、桑螵蛸、蝉蜕、斑蝥、僵蚕、海马、海龙、蟾酥、哈蟆油、龟甲、鳖甲、蛤蚧、金钱白花蛇、蕲蛇、乌梢蛇、鸡内金、阿胶、麝香、鹿茸、牛黄、羚羊角等。

【实训内容】

1. 常用动物类中药的鉴定。
2. 水试法鉴别哈蟆油。

【实训步骤】

1. 取动物类中药标本，注意观察其形态、大小、颜色、表面特征、质地、断面、气味等。
2. 取少量哈蟆油浸泡在温水中，一小时后观察现象及变化。

【实训提示】

1. 常用动物类中药识别要点

（1）地龙：注意形态、外表面环节、生殖环带的位置、色泽、质地、气味等。

（2）水蛭：注意形状、颜色（有无光泽）、质地、气味等。

（3）石决明：注意形状、颜色、质地、壳上的纹理、开孔数、内壳光泽（珍珠样彩色光泽）等。

（4）珍珠：注意形状、颜色（彩色光泽）、质地（破碎面有层纹）等。

（5）牡蛎：注意形状、颜色、外表面特征、质地（粗糙，断面层状）、内表面颜色等。

（6）海螵蛸：注意形状、颜色、背面脊状隆起、腹面细密波状横层纹、质地（轻，断面粉质）、气味等。

（7）全蝎：注意形状及蝎体结构、头胸部颜色、足对数、尾部毒刺、质地、气味等。

（8）蜈蚣：注意形状、背板颜色及光泽、身体环节数、质地、气味等。

（9）土鳖虫：注意形状、背部颜色、足对数、质地、气味等。

（10）桑螵蛸：注意形状、颜色、质地、断面特征（外层海绵状，内层放射状小室）、气味等。

（11）斑蝥：注意形状、颜色（黄色横带）、特异臭气等。

（12）青黛：注意颜色、质地、气味（微有草腥气）、火试（用微火灼烧，有紫红色的烟雾产生）等。

（13）僵蚕：注意形状、表面特征（白色粉霜状菌丝及孢子）、颜色、足对数、质地、断面特征（丝腺环数量及颜色）、气味等。

（14）海马：注意形状特点（"马头蛇尾瓦楞身"）、颜色、质地等。

（15）蟾酥：注意形状、颜色、断面（颜色、光泽）、气味特殊（气微腥，味初甜而后有持久的麻辣感，粉末嗅之作嚏）等。

（16）哈蟆油：注意形状、颜色、表面特征（脂肪样光泽）、水试（在温水中浸泡体积可膨胀）、气味等。

（17）龟甲：注意形状、颜色、质地等

（18）鳖甲：注意形状、颜色、内表面特征（两侧各有肋骨8条）、质地等。

（19）蛤蚧：注意头的形状、吻鳞不切鼻孔、表面特征（全身密被圆形粒状细鳞）、足的特征（足数，5趾具蹼，足底有吸盘）、尾部特征（细长，6～7个银灰色环带）、气味等。

（20）金钱白花蛇：注意大小、形状、背部颜色及特征（白色环纹数、黑宽白窄）、气味等。

（21）蕲蛇：注意形状、头部特征（翘鼻头）、背部特征（方胜纹）、腹部特征（连珠斑）、尾部特征（佛指甲）、气味等。

（22）乌梢蛇：注意形状、颜色、背部特征（脊部高耸成屋脊状）、尾部特征（渐细而长）、气味等。

（23）鸡内金：注意形状、颜色、表面特征（波浪状皱纹）、质地（脆）、断面特征（角质样，有光泽）、气味等。

（24）阿胶：注意形状、颜色、质地、断面特征（对光棕色半透明）、气味等。

（25）麝香：注意毛壳麝香及麝香仁的形状、颜色、质地（麝香仁加水湿润，手搓成团，轻揉即散）、气味（香气浓烈）等。

（26）鹿茸：注意形状、颜色、质地、断面（是否骨化）等。

（27）牛黄：注意形状、表面特征（乌金衣）、质地、断面（颜色、同心层纹）、气味等。

（28）羚羊角：注意形状、颜色（对光有无血丝）、表面特征（隆起环脊，握之合把）、内部有无骨塞、断面特征（齿轮纹）、对光透视（通天眼）、质地等。

2. 哈蟆油水试

取少量哈蟆油浸泡在温水中，一小时后观察哈蟆油体积膨胀至数倍。

【实训思考】

1. 地龙和水蛭的性状特征有何不同点？

2.石决明和牡蛎的性状特征有何不同点？
3.龟甲和鳖甲的性状特征有何不同点？
4.金钱白花蛇、蕲蛇、乌梢蛇的性状特征有何不同点？

【实训考核】

随机抽取动物类中药，学生能够正确写出中药的正名、来源、入药部位及功效等。

序号	考核内容	考核标准	配分	得分
1	中药正名	能根据中药饮片快速、准确写出正名	25	
2	中药来源	能根据中药饮片快速、准确写出来源	25	
3	中药入药部位	能根据中药饮片快速、准确写出入药部位	25	
4	中药功效	能根据中药饮片快速、准确写出功效	25	
5	职业素养	能够诚实、严谨鉴别中药，具有依法鉴定、质量第一的意识	一票否决项：中药鉴定过程中出现不诚实、不严谨现象，则考核为0分	
		总计		

学完本任务，你应该知道

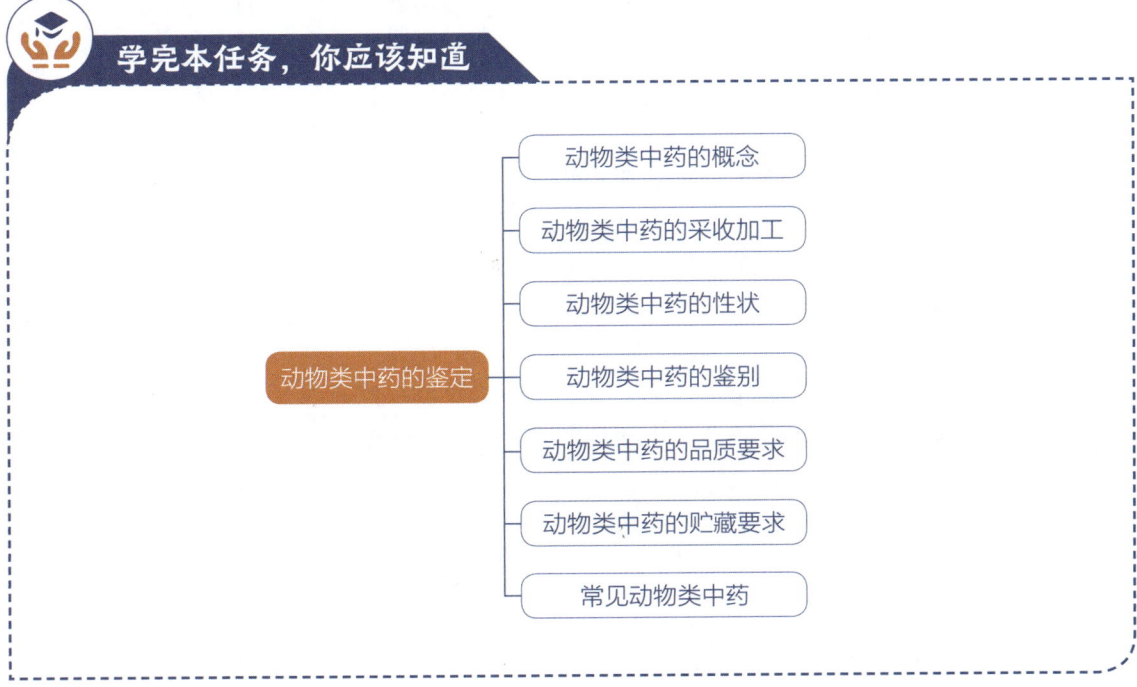

思考与练习

一、单项选择题

1. 生殖环带位于第 14～16 三节，呈戒指状，色浅光亮，习称"白颈"的动物是（　　）。
   A. 地龙　　　　B. 水蛭　　　　C. 石决明　　　　D. 海马
2. 中药石决明的基源动物有（　　）种。
   A. 4　　　　B. 5　　　　C. 6　　　　D. 7
3. 下列不属于珍珠特征的是（　　）。
   A. 类球形、长圆形、卵圆形或棒状　　B. 半透明，光滑或微有凹凸
   C. 具有独特的白色光泽　　D. 质坚硬，破碎面显层纹
4. 背腹缘几平行，长为高的 2～3 倍的牡蛎是（　　）。
   A. 长牡蛎　　　　B. 大连湾牡蛎　　　　C. 近江牡蛎　　　　D. 密鳞牡蛎
5. 海螵蛸的原动物来自（　　）。
   A. 蚶科　　　　B. 乌贼科　　　　C. 钳蝎科　　　　D. 牡蛎科
6. 全蝎的入药部位为（　　）。
   A. 前体　　　　B. 螯肢及钳状脚须　　　　C. 爪钩　　　　D. 干燥体
7. 蜈蚣的原动物为（　　）。
   A. 少棘蜈蚣　　　　B. 少棘巨蜈蚣　　　　C. 黑头蜈蚣　　　　D. 赤蜈蚣
8. 蜈蚣的体节数目为（　　）。
   A. 20　　　　B. 22　　　　C. 24　　　　D. 26
9. 下列不属于土鳖虫特征的是（　　）。
   A. 鳖蠊科昆虫地鳖或冀地的雄虫干燥体
   B. 前胸背板较发达，盖住头部，腹背板 9 节，呈覆瓦状排列
   C. 胸部有足 3 对，具细毛和刺
   D. 气腥臭，味微咸
10. 桑螵蛸的药用部位为动物的（　　）。
    A. 内壳　　　　B. 卵鞘　　　　C. 分泌物　　　　D. 干燥体
11. 僵蚕断面平坦，外层白色，中间棕色或棕色，具丝腺环（　　）。
    A. 1 个　　　　B. 2 个　　　　C. 3 个　　　　D. 4 个
12. 常称"马头蛇尾瓦楞身"的动物类中药为（　　）。
    A. 海马　　　　B. 海龙　　　　C. 海螵蛸　　　　D. 蛤蚧
13. 采集蟾酥忌用（　　）。
    A. 玻璃器皿　　　　B. 铜器　　　　C. 竹器　　　　D. 铁器
14. 哈蟆油的药用部位为动物的（　　）。
    A. 分泌物　　　　B. 卵鞘　　　　C. 输卵管　　　　D. 干燥体

15. 在温水中浸泡，体积可以膨胀 10～15 倍的为（　　）。
    A. 蟾酥　　　　　B. 哈蟆油　　　　　C. 蜂蜜　　　　　D. 海螵蛸
16. 下列除（　　）外均为蛤蚧的性状特点。
    A. 头略呈三角形　　　　　　　　　　B. 两眼深陷，无眼睑
    C. 吻鳞切鼻孔　　　　　　　　　　　D. 尾有 6～7 个银灰环
17. 金钱白花蛇有（　　）环纹。
    A. 20～30 个　　B. 30～48 个　　　C. 45～58 个　　　D. 100 个以上
18. "翘鼻头""方胜纹""连珠斑""佛指甲"描述的是（　　）。
    A. 金钱白花蛇　　B. 乌梢蛇　　　　C. 蕲蛇　　　　　D. 金环蛇
19. 马鹿茸具 2 个侧枝者可称（　　）。
    A. 二杠　　　　　B. 单门　　　　　C. 莲花　　　　　D. 三岔
20. 阿胶属于（　　）类型的中药。
    A. 动物的干燥全体　　　　　　　　　B. 动物的分泌物
    C. 动物的排泄物　　　　　　　　　　D. 动物加工品
21. 以动物的分泌物入药的是（　　）。
    A. 海马　　　　　B. 石决明　　　　C. 牛黄　　　　　D. 麝香

二、多项选择题

1. 以动物的病理产物入药的是（　　）。
   A. 珍珠　　　　　B. 蟾酥　　　　　C. 牛黄　　　　　D. 麝香
2. 蜈蚣的性状特征有（　　）。
   A. 全体由 22 个环节组成　　　　　　B. 躯干部背板均为棕绿色或墨绿色
   C. 从第二节起每节具足一对　　　　　D. 头部暗红色或红褐色
3. 下列是蕲蛇的鉴定术语的是（　　）。
   A. 通天眼　　　　B. 佛指甲　　　　C. 方胜纹　　　　D. 连珠斑
4. 下列中药来源于动物生理产物的有（　　）。
   A. 珍珠　　　　　B. 蟾酥　　　　　C. 麝香　　　　　D. 蝉蜕
5. 土鳖虫的原动物是（　　）。
   A. 东方潜龙虱　　B. 赤边水龟　　　C. 地鳖　　　　　D. 冀地鳖
6. 关于鸡内金的描述正确的有（　　）。
   A. 不规则卷片，厚约 2 mm　　　　　B. 薄而半透明，具明显的条状皱纹
   C. 质脆，易碎，断面角质样，有光泽　D. 气微腥，味微苦
7. 下列属于全蝎特征的是（　　）。
   A. 分为前体部和后体部两部分
   B. 头胸部呈绿褐色，前面有 1 对短小的螯肢及 1 对长大的钳状脚须
   C. 腹面有足 6 对，均为 7 节，末端各具 2 爪钩
   D. 质脆易折断，气微腥，味咸

8. 斑蝥的原动物是（   ）。
　　A. 芫青　　　　　B. 大刀螂　　　　　C. 南方大斑蝥　　　　D. 黄黑小斑蝥
9. 下列中药的药用部位为贝壳的是（   ）。
　　A. 海螵蛸　　　　B. 石决明　　　　　C. 珍珠　　　　　　　D. 牡蛎
10. 桑螵蛸的别名有（   ）。
　　A. 土元　　　　　B. 螳螂蛋　　　　　C. 哈什蚂油　　　　　D. 刀螂蛋
11. 下列中药以动物的干燥全体入药的有（   ）。
　　A. 乌梢蛇　　　　B. 海螵蛸　　　　　C. 蛤蚧　　　　　　　D. 海马

模块四

矿物类中药的鉴定

学习目标

1. 掌握矿物类中药的分类和一般鉴定特征。
2. 掌握矿物类中药常见品种的来源和性状。
3. 掌握矿物类中药常见品种的主要化学成分。
4. 熟悉矿物类中药常见品种的产地、采收加工和主要功效。

任务引入

某药厂新购进了一批矿物类中药，小李作为质检员需要完成本批次中药的质量检验验收工作，并填写验收记录，将合格的中药入库，不合格中药则填写拒收报告单并进行退货处理。

矿物类中药应从哪些方面进行鉴定呢？

一、矿物类中药的概念

矿物类中药是指以由地质作用形成的天然单质或化合物、矿物的加工品、动物或动物骨骼化石入药的一类中药。其来源包括天然矿物，如朱砂、石膏、炉甘石、赭石等；矿物加工品，如轻粉、芒硝和秋石等；动物或动物骨骼化石，如石燕、龙骨等。不同来源的矿物类中药见图 4-1-1。

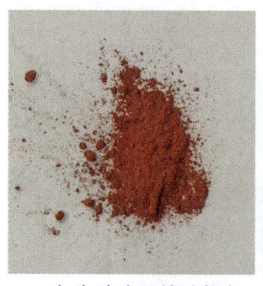 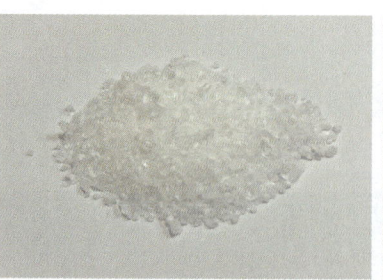 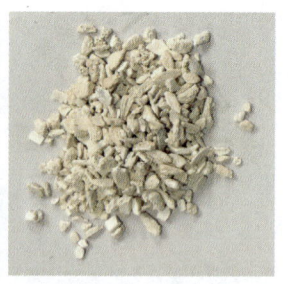

a）朱砂（天然矿物）　　b）芒硝（矿物加工品）　　c）龙骨（动物骨骼化石）

图 4-1-1　不同来源的矿物类中药

 想一想： 矿物类中药有什么性质？

资料卡片

矿物类中药的价值

《中国药典（2020年版）》收载矿物类中药20余种，临床上常用的有80余种。其种类虽然不如植物、动物类中药，但在疾病防治中具有不可替代的作用。一般含铜、铁、钙、磷、锰等成分的矿物药具有滋养和兴奋强壮作用，含镁、钾、钠盐的矿物药具有泻下和利尿作用，含硫、砷、汞的矿物药可用于治疗梅毒及疥癣等，含铝、铅、锌盐的矿物药可用作收敛药等。

二、矿物类中药的性质

矿物类中药除少数是自然元素外，绝大多数是自然化合物，它们大多数是固体，少数是液体，如水银（Hg），或气体，如硫化氢（H_2S）。每一种矿物都有一定的物理和化学性质，这些性质取决于它们的化学成分和结晶构造。

（一）结晶形状

矿物药多数是以晶体的形态存在的。晶体（结晶质）和非晶体（非结晶质）本质上的区别在于组成物质的质点是否作有规律的排列。

晶体的质点呈规律排列，利用X射线对晶体进行研究证明，晶体外表的几何形态和绝大部分理化性质都与它内部质点的排列规律有关。这种排列规律表现为空间格子，它好似无数个相等而细小的平行六面体在三维空间内毫无间隙地堆砌而成。组成空间格子的最小单位（平行六面体）称为晶胞。不同晶体的晶胞大小和形状不同，主要表现在晶胞的棱长（a、b、c）和棱间夹角（α、β、γ）不同，因此将a、b、c和α、β、γ称为晶体常数。各晶系晶体特征见表4-1-1。

表 4-1-1　　　　　　　　　　　　各晶系晶体特征

晶系	晶体常数	晶型举例
等轴晶系	$a=b=c$，$\alpha=\beta=\gamma=90°$	自然铜、磁石
四方晶系	$a=b\neq c$，$\alpha=\beta=\gamma=90°$	轻粉
三方晶系	$a=b\neq c$，$\alpha=\beta=90°$，$\gamma=120°$	朱砂、赭石
六方晶系		绿柱石
斜方晶系	$a\neq b\neq c$，$\alpha=\beta=\gamma=90°$	硫黄
单斜晶系	$a\neq b\neq c$，$\alpha=\gamma=90°$，$\beta\neq 90°$	天然芒硝、石膏、滑石、青礞石、雄黄
三斜晶系	$a\neq b\neq c$，$\alpha\neq\beta\neq\gamma\neq 90°$	胆矾、炉甘石

（二）矿物中水的存在形式

水在矿物中存在的形式，直接影响到矿物的性质。利用这些性质，可以对矿物进行鉴定。

1. 吸附水或自由水

水分子不加入矿物的晶格构造。

2. 结晶水

水以分子形式参加矿物的晶格构造，如石膏（$CaSO_4\cdot 2H_2O$）、胆矾（$CuSO_4\cdot 5H_2O$）等。

3. 结构水

水以 H^+ 或 OH^- 等离子形式参加矿物的晶格构造，如滑石［$Mg_3（Si_4O_{10}）（OH）_2$］等。

（三）透明度

矿物透光能力的大小称为透明度。将矿物磨成 0.03 mm 标准厚度后，比较其透明度，可分为 3 类：透明矿物、半透明矿物和不透明矿物。

（四）颜色

颜色是矿物对自然光线中不同波长的光波均匀吸收或选择吸收所表现的性质。矿物的颜色一般分为 4 类。

1. 本色

本色是由矿物的成分和内部构造所决定的颜色，如朱红色的朱砂、白色的石膏等。

2. 外色

外色是指由混入的带色杂质形成的、与矿物的分子结构无关的颜色。外色的深浅除与带色杂质的量有关外，还与杂质分散的程度有关，如紫石英、大青盐等。

3. 假色

假色是由于投射光与晶体内部裂缝面、解理面及表面氧化膜的反射光的干涉作用而产生的颜色，如云母的变彩现象。

4. 条痕及条痕色

矿物在白色毛瓷板上划过后所留下的粉末痕迹称为条痕，粉末的颜色称为条痕色。条痕色比矿物表面的颜色更为固定，更能反映矿物的本色，更具鉴定意义。有的矿物表面的颜色与粉末颜色相同，如朱砂；有的具不同的颜色，如自然铜，其本身为亮淡黄色或棕褐色，而条痕色为绿黑色或棕褐色。

（五）光泽

光泽是反映矿物表面对投射光反射能力强弱的一个指标。矿物光滑平面的光泽强度由强到弱可分为金属光泽（如自然铜）、半金属光泽（如磁石）、金刚光泽（如朱砂）、玻璃光泽（如硼砂）等；矿物不平滑表面会呈现特殊光泽，有油脂光泽（如硫黄）、绢丝光泽（如石膏）、珍珠光泽（如云母）等。

（六）相对密度

相对密度是指在温度 4 ℃时矿物与同体积水的重量比。各种矿物的相对密度在一定条件下为一常数。如朱砂为 8.1～8.2，石膏为 2.3 等。

（七）硬度

硬度是矿物抵抗外来机械作用（如刻划、研磨、压力等）的能力，分为相对硬度和绝对硬度。矿物类中药的硬度一般采用相对硬度表示，分为 10 级。实际工作中常用四级法，其标准为：指甲（约 2.5 级）、铜钥匙（约 3 级）、小刀（约 5.5 级）、石英或钢锉（约 7 级）。矿物药材中最大的硬度不超过 7。精密测定矿物的硬度，可用测硬仪和显微硬度计等。测定硬度时，必须在矿物单体和新解理面上试验。

（八）解理、断口

矿物受力后沿一定结晶方向裂开成光滑平面的性能称为解理，所裂成的平面称为解理面。解理是结晶矿物特有的性质，其形成和晶体的构造类型有关，是矿物药的重要鉴别依据。矿物受力后不沿一定结晶方向断裂，断裂面不规则和不平整的，这种断裂面称为断口。断口面的形态有下列几种：平坦状断口（如高岭石）、贝壳状断口（如胆矾）、参差状断口（如青礞石）、锯齿状断口（如铜）等。

（九）矿物的力学性质

矿物受到压轧、锤击、弯曲或拉引等力的作用时，常表现出一定的力学性质，主要有脆性（如自然铜）、延展性（如金）、挠性（如滑石）、弹性（如云母）、柔性（如石膏）等。

（十）磁性

磁性指矿物可以被磁铁或电磁铁吸引或自身能够吸引其他物体的性质，如磁石。

（十一）气味

有些矿物具有特殊的气味，如雄黄灼烧时放出砷的蒜臭气，胆矾具有涩味，芒硝具有苦、咸味。矿物受锤击、加热或湿润时气味较为明显。

（十二）其他

少数矿物具有一定的吸水能力，可表现出粘舌或湿润双唇的现象，如龙骨、龙齿、高岭石等。有的有滑腻感，如滑石。

三、矿物类中药的分类

矿物类中药主要含有无机化合物和自然元素，其分类是以矿物中所含的主要或含量最多的某种化合物为根据。矿物类中药的分类常见的有两种方法。

阳离子分类法：按阳离子的种类进行分类。阳离子通常对药效起着重要作用。一般分为汞化合物类，如朱砂、轻粉等；铁化合物类，如自然铜、赭石等；铅化合物类，如密陀僧、铅丹等；铜化合物类，如胆矾、铜绿等；铝化合物类，如白矾、赤石脂等；砷化合物类，如雄黄、信石等；矽化合物类，如白石英、玛瑙等；镁化合物类，如滑石等；钙化合物类，如石膏、寒水石等；钠化合物类，如硼砂等；其他类，如炉甘石、硫黄等。

阴离子分类法：按阴离子的种类进行分类。在矿物学的分类中，通常以阴离子为依据而进行分类。《中国药典（2020年版）》就采用了此法，如把朱砂、雄黄、自然铜等归为硫化合物类，石膏、芒硝、白矾归为硫酸盐类，磁石、赭石、信石归为氧化物类，炉甘石、鹅管石归为碳酸盐类，轻粉归为卤化物类。

四、矿物类中药的鉴别

性状鉴别：除对矿物类中药的形状、大小、颜色、质地、气味进行鉴别外，还应注意对其硬度、相对密度、条痕色、透明度等进行检查。矿物类中药的形状常与其内部的构造有关，呈方块形的如自然铜，呈球形的如蛇含石，呈片状的如红粉、青礞石，呈斜方柱形的如方解石，呈针状或毛发状集合体的如天然硝石。矿物类中药均有固定的条痕色，樱红色或红棕色的如赭石，浅橘红色的如雄黄，淡黄色的如硫黄，黑色的如磁石，白色的如芒硝。有的具有磁性，如磁石。

显微鉴别：对外形无明显特征或呈细小颗粒状，特别是粉末状的矿物类中药或需进一步鉴定和研究的矿物类中药，可用光学显微镜观察其形状、透明度和颜色等。此外，可使用透射偏光显微镜观察透明的非金属矿物的晶形、解理和化学性质，如折射率、双折射等；用反射偏光显微镜对不透明与半透明矿物的形态、光学性质进行观察和测试。

理化鉴别：用一般的物理、化学分析方法，能对矿物类中药的成分进行定性和定量分析，这对外形无明显特征，或呈粉末状，或剧毒的矿物类中药尤为重要。X射线衍射法是测定晶体具体结构的最重要的基本手段，如自然铜显黄铁矿的特征值，煅自然铜显磁黄铁矿的特征值。傅里叶变换红外光谱分析法可分析不同来源的矿物类中药，如青礞石（绿泥石化云母碳酸盐片岩）、青礞石（黑云母片岩）和金礞石（蛭石片岩）均有明确的特征峰。也可用极谱分析法、原子吸收光谱分析法、热分析法、显微化学分析法和斑点法对矿物类中药进行鉴别。

五、矿物类中药的品质要求

矿物类中药要求干燥、无杂质和非药用部位。

六、矿物类中药的贮藏要求

矿物类中药要求置阴凉干燥处，防潮。

七、常见矿物类中药

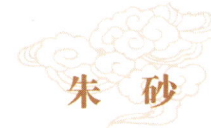

朱　砂

【别名】丹砂。
【来源】硫化物类矿物辰砂族辰砂，主含硫化汞（HgS）。
【产地】主产于湖南、湖北、贵州、四川、广西。以湖南辰州（今沅陵）所产为好，故得"辰砂"之名。
【采收加工】采挖后，选取纯净者，用磁铁吸净含铁的杂质，再用水淘去杂石和泥沙。
【性状】朱砂药材见图4-1-2a），性状描述见表4-1-2。

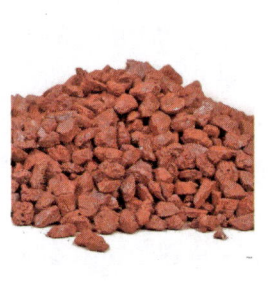
a）朱砂药材

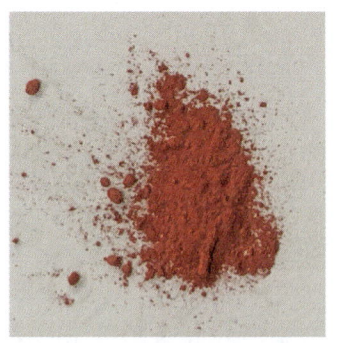
b）朱砂饮片

图4-1-2　朱砂

表 4-1-2　　　　　　　　　　　　　　朱砂药材性状描述

项目	性状描述
形状	粒状或块状集合体，呈颗粒状或块片状
形态	鲜红色或暗红色，条痕红色至褐红色，具光泽
质地	体重，质脆，片状者易破碎，粉末状者有闪烁的光泽
气味	气微，味淡

【饮片性状】朱砂饮片见图 4-1-2b）。朱砂粉为朱红色极细粉末，体轻，以手指撮之无粒状物，以磁铁吸之，无铁末。气微，味淡。

【品质要求】以色红、鲜艳、有光泽、半透明、质脆、无细粉、不染手、无杂石者为佳。

【功效】清心镇惊，安神，明目，解毒。

【贮藏要求】置干燥处。

> **资料卡片**
>
> 朱砂粉的制取
>
> 朱砂粉多采用水飞法制取：取朱砂药材，除去杂质，用磁铁吸去铁屑，加适量水共研至成糊状，再加多量水搅拌，取上层混悬液。剩余粗粉继续加水共研，反复操作直至全部药材研磨完毕。所得混悬液合并、沉降，倾去上清液，将湿粉干燥，即得朱砂粉。水飞朱砂可显著降低游离汞和可溶性汞的含量，降低毒性。
>
> 朱砂加热后发生氧化反应，会产生有毒的 Hg 和 SO_2，因此忌火煅。

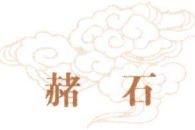

赭石

【别名】代赭石。

【来源】氧化物类矿物刚玉族赤铁矿，主含三氧化二铁（Fe_2O_3）。

【产地】主产于山西、河北、山东、湖南、四川、广东等地。

【采收加工】采挖后，除去杂石。

【性状】赭石药材及饮片见图 4-1-3，药材性状描述见表 4-1-3。

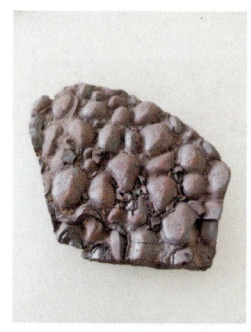 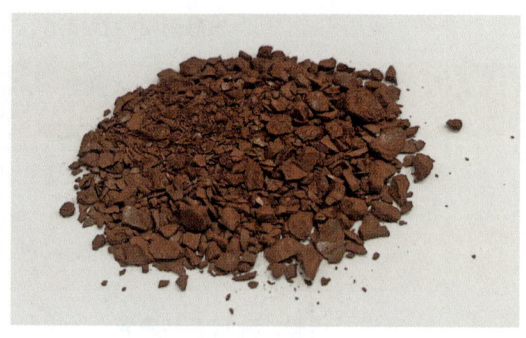

a）赭石药材　　　　　　　　b）赭石饮片

图 4-1-3　赭石

表 4-1-3　赭石药材性状描述

项目	性状描述
形状	为鲕状、豆状、肾状集合体，多呈不规则的扁平块状
形态	暗棕红色或灰黑色，条痕樱红色或红棕色，有的有金属光泽。一面多有圆形的突起，习称"钉头"，另一面与突起相对应处有同样大小的凹窝。砸碎后断面显层叠状
质地	体重，质硬
气味	气微，味淡

【品质要求】以色红棕、断面层次明显、有钉头、无杂石者为佳。
【功效】平肝潜阳，重镇降逆，凉血止血。
【贮藏要求】置干燥处，防尘。

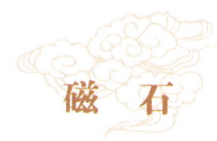

磁　石

【别名】灵磁石、吸铁石。
【来源】氧化物类矿物尖晶石族磁铁矿，主含四氧化三铁（Fe_3O_4）。
【产地】主产于河北、山东、辽宁、江苏等地。
【采收加工】采挖后，除去杂石，选择吸铁能力强者（称"活磁石"或"灵磁石"）入药。若放置日久，或煅烧后发生氧化，其磁性便会减弱，乃至失去吸铁能力（称"死磁石"或"呆磁石"），影响药效，故应用铁屑或泥土包埋，以保持其磁性。已失去磁性者，与活磁石放在一起，磁性可逐渐恢复。
【性状】磁石药材见图 4-1-4a），性状描述见表 4-1-4。

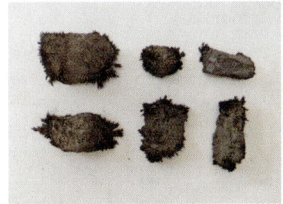 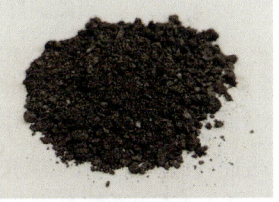

a）磁石药材　　　　　　b）磁石饮片

图 4-1-4　磁石

表 4-1-4　磁石药材性状描述

项目	性状描述
形状	为块状集合体，呈不规则块状，或略带方形，多具棱角
形态	灰黑色或棕褐色，条痕黑色，具金属光泽。断面不整齐。具磁性
质地	体重，质坚硬
气味	有土腥气，味淡

【饮片性状】磁石饮片见图 4-1-4b）。磁石块为不规则的碎块。灰黑色或褐色，条痕黑色，具金属光泽。质坚硬。具磁性。有土腥气，味淡。

【品质要求】以色灰黑、断面致密有光泽、能吸铁者为佳。

【功效】镇惊安神，平肝潜阳，聪耳明目，纳气平喘。

【贮藏要求】置干燥处。

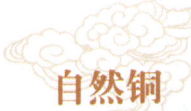

自然铜

【别名】石髓铅、方块铜。

【来源】硫化物类矿物黄铁矿族黄铁矿，主含二硫化铁（FeS_2）。

【产地】主产于四川、云南、广东、湖南等地。

【采收加工】采挖后，除去杂石。

【性状】自然铜药材见图 4-1-5，性状描述见表 4-1-5。

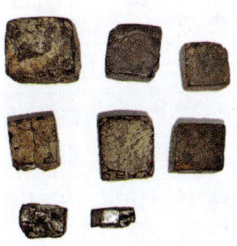

图 4-1-5　自然铜药材

表 4-1-5　　　　　　　　　　　　　自然铜药材性状描述

项目	性状描述
形状	晶形多为立方体，集合体呈致密块状
形态	表面亮淡黄色，有金属光泽；有的黄棕色或棕褐色，无金属光泽。具条纹，条痕绿黑色或棕红色。断面黄白色，有金属光泽；或断面棕褐色，可见银白色亮星
质地	体重，质坚硬或稍脆，易砸碎
气味	无臭，无味

【品质要求】以块整齐、色黄而光亮、断面有金属光泽且不含岩石杂质为佳。
【功效】散瘀止痛，续筋接骨。
【贮藏要求】置干燥处。

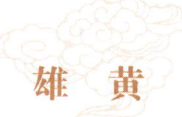

雄 黄

【别名】明雄黄、石黄、黄金石。
【来源】硫化物类矿物雄黄族雄黄，主含二硫化二砷（As_2S_2）。
【产地】主产于湖南、贵州、云南等地。
【采收加工】采挖后，除去杂质。
【性状】雄黄药材见图 4-1-6a），性状描述见表 4-1-6。

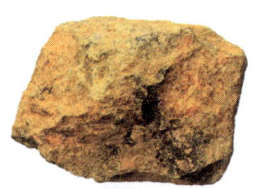 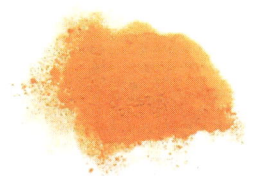

a）雄黄药材　　　　　　　b）雄黄饮片

图 4-1-6　雄黄药材

表 4-1-6　　　　　　　　　　　　　雄黄药材性状描述

项目	性状描述
形状	为块状或粒状集合体，呈不规则块状
形态	深红色或橙红色，条痕淡橘红色，晶面有金刚石样光泽。断面具树脂样光泽。精矿粉为粉末状或粉末集合体，橙黄色，无光泽
质地	质脆，易碎。精矿粉质松脆，手捏即成粉
气味	微有特异的臭气，味淡

【饮片性状】雄黄饮片见图 4-1-6b）。雄黄粉为橙黄色或橙红色极细粉末，易粘手，气特异。

【品质要求】一般以色红、块大、质松脆、有光泽者为佳。

【功效】解毒杀虫，燥湿祛痰，截疟。

【贮藏要求】置干燥处，密闭。

> **资料卡片**
>
> 商品雄黄
>
> 雄黄商品常分为雄黄、明雄黄等。明雄黄又名"腰黄""雄黄精"，多成块状，色鲜红，半透明，有光泽，松脆，质最佳，但产量甚少。

石 膏

【别名】白虎、冰石、细理石。

【来源】硫酸盐类矿物石膏族石膏，主含含水硫酸钙（$CaSO_4 \cdot 2H_2O$）。

【产地】主产于湖北省应城，山东、山西、河南等地亦产。

【采收加工】采挖后，除去杂石及泥沙。

【性状】石膏药材见图 4-1-7，性状描述见表 4-1-7。

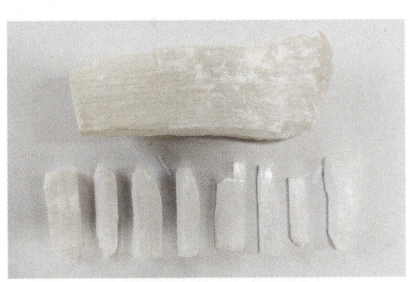

图 4-1-7 石膏药材

表 4-1-7　　　　　　　　　　　石膏药材性状描述

项目	性状描述
形状	为纤维状的集合体，呈长块状、板块状或不规则块状
形态	白色、灰白色或淡黄色，有的半透明。纵断面具绢丝样光泽
质地	体重，质软
气味	气微，味淡

【品质要求】以块大、色白、半透明、纵断面如丝者为佳。

【功效】清热泻火，除烦止渴。

【贮藏要求】置干燥处。

资料卡片

煅石膏

本品为石膏的炮制品，为白色的粉末或酥松块状物，表面透出微红色的光泽，不透明。体较轻，质软，易碎，捏之成粉。气微，味淡。具有收湿、生肌、敛疮、止血的功效。外治溃疡不敛、湿疹瘙痒、水火烫伤、外伤出血。

芒　硝

【别名】朴硝、皮硝、马牙硝。

【来源】硫酸盐类矿物芒硝族芒硝，经加工精制而成的结晶体。主含含水硫酸钠（$Na_2SO_4 \cdot 10H_2O$）。

【产地】主产于沿海各产盐区及四川、内蒙古、新疆等地。

【采收加工】取天然土硝或含有大量硫酸钠的土壤，加水溶解，放置，使杂质沉淀，滤过，滤液加热浓缩，放冷后析出结晶，在上的芒状结晶即为芒硝，凝结在下的为朴硝，可重结晶产生芒硝。

【性状】芒硝药材见图4-1-8，性状描述见表4-1-8。

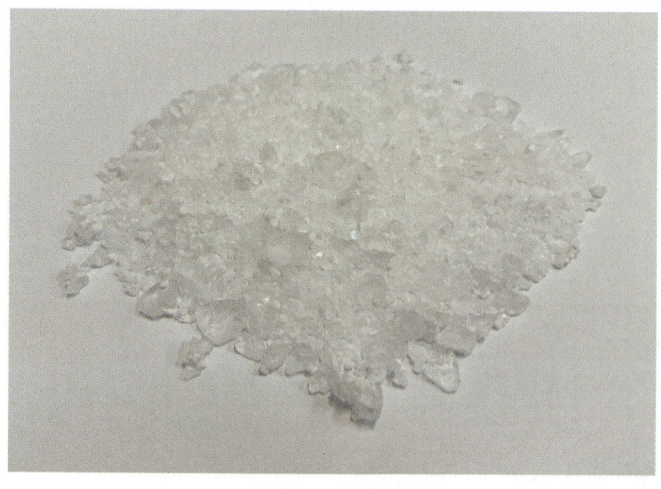

图4-1-8　芒硝药材

表 4-1-8　芒硝药材性状描述

项目	性状描述
形状	为棱柱状、长方形或不规则块状及粒状
形态	无色透明或类白色半透明。断面呈玻璃样光泽
质地	质脆，易碎
气味	气微，味咸

【理化鉴别】（1）取本品少许，在火焰中燃烧，火焰呈黄色。

（2）取本品少许，置具有小孔软木塞的试管内灼烧，管壁有水生成，残留物变成白色粉末。

【品质要求】以无色、透明、呈长条棱柱结晶者为佳。

【功效】泻下通便，润燥软坚，清火消肿。

【贮藏要求】密闭，在 30 ℃以下保存，防风化。

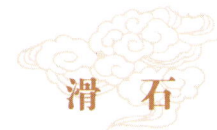

滑　石

【别名】硬滑石。

【来源】硅酸盐类矿物滑石族滑石，主含含水硅酸镁 $[Mg_3(Si_4O_{10})(OH)_2]$。

【产地】主产于山东、江苏、陕西、山西、辽宁等地。

【采收加工】采挖后，除去泥沙和杂石。

【性状】滑石药材见图 4-1-9，性状描述见表 4-1-9。

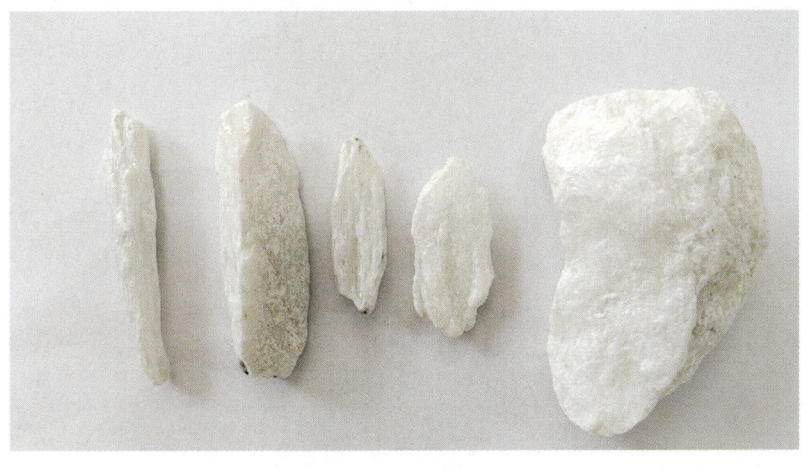

图 4-1-9　滑石药材

表 4-1-9　滑石药材性状描述

项目	性状描述
形状	多为块状集合体。呈不规则的块状
形态	白色、黄白色或淡蓝灰色，有蜡样光泽。无吸湿性，置水中不崩散
质地	质软，细腻，手摸有滑润感
气味	气微，味淡

【品质要求】以块体整洁、色白、质滑、无杂石者为佳，习惯以江西所产为优，习称"西滑石"。

【功效】利尿通淋，清热解暑；外用祛湿敛疮。

【贮藏要求】置干燥处。

炉甘石

【别名】甘石、卢甘石、羊肝石。
【来源】碳酸盐类矿物方解石族菱锌矿，主含碳酸锌（$ZnCO_3$）。
【产地】主产于广西、四川、云南、湖南等地亦产。
【采收加工】采挖后，洗净，晒干，除去杂石。
【性状】炉甘石药材见图 4-1-10，性状描述见表 4-1-10。

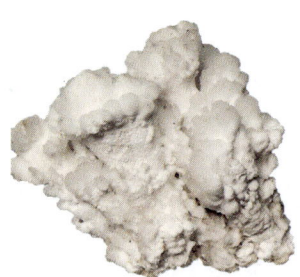

图 4-1-10　炉甘石药材

表 4-1-10　炉甘石药材性状描述

项目	性状描述
形状	为块状集合体，呈不规则的块状
形态	灰白色或淡红色，表面粉性，无光泽，凹凸不平，多孔，似蜂窝状
质地	体轻，易碎
气味	气微，味微涩

【饮片性状】煅炉甘石为白色、淡黄色或粉红色的粉末；体轻，质松软而细腻光滑。气微，味微涩。

【品质要求】一般以体轻、质松、色白者为佳。

【功效】解毒明目退翳，收湿止痒敛疮。

【贮藏要求】置干燥处。

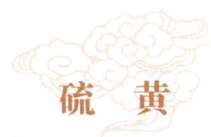

硫 黄

【别名】石硫磺、黄硇砂。

【来源】自然元素类矿物硫族自然硫。

【产地】主产于山西、河南、山东、湖北、湖南、广东等地。

【采收加工】采挖后，加热熔化，除去杂质；或用含硫矿物经加工制得。

【性状】硫黄药材及饮片见图 4-1-11，药材性状描述见表 4-1-11。

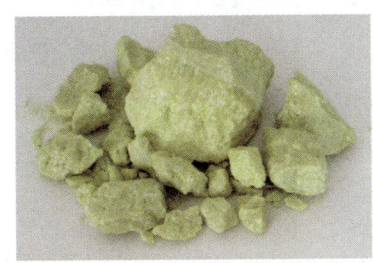
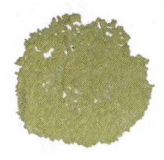

a）硫黄药材　　　　b）硫黄饮片

图 4-1-11　硫黄药材

表 4-1-11　　硫黄药材性状描述

项目	性状描述
形状	呈不规则块状
形态	黄色或略呈绿黄色。表面不平坦，呈脂肪光泽，常有多数小孔。用手握紧置于耳旁，可闻轻微的爆裂声。断面常呈针状结晶形
质地	体轻，质松，易碎
气味	有特异的臭气，味淡

【理化鉴别】本品燃烧时易熔融，火焰为蓝色，并有二氧化硫的刺激性臭气。

【品质要求】以块整齐、色黄、有光泽、质松脆、无杂质者为佳。

【功效】外用解毒杀虫疗疮，内服补火助阳通便。

【贮藏要求】置干燥处，防火。

实训十一

矿物类中药的鉴定

【实训目标】

1. 能够运用矿物类中药的性状鉴定方法,说出相应的中药正名。
2. 能够用火试的方法鉴别硫黄的真伪。

【实训准备】

1. 器具

放大镜、烧杯、紫外分析仪等性状、显微及理化鉴定常用实验器具。

2. 药材及饮片

朱砂、赭石、磁石、自然铜、雄黄、石膏、芒硝、滑石、炉甘石、硫黄等。

【实训内容】

1. 常用矿物类中药的鉴定。
2. 火试法鉴别硫黄。

【实训步骤】

1. 取矿物类中药标本,注意观察其形状、大小、色泽、表面特征、质地、断面、气味等。
2. 取硫黄少许,点火燃烧,观察现象变化。

【实训提示】

1. 常用矿物类中药鉴定要点

(1) 朱砂:注意形状、颜色、条痕色(红色至褐红色)、光泽、质地、气味等。

(2) 赭石:注意形状、颜色、条痕色(樱红色或红棕色)、表面特征(一面多有圆形的突起,习称"钉头",另一面与突起相对应处有同样大小的凹窝)、光泽、质地、气味等。

(3) 磁石:注意形状、颜色、条痕色(黑色)、光泽、断面、性质(具磁性)、质地、气味等。

(4) 自然铜:注意形状、颜色、条痕色(绿黑色或棕红色)、光泽、断面、质地、气味等。

(5) 雄黄:注意形状、颜色、条痕色(淡橘红色)、光泽、断面、质地、气味等。

(6) 石膏:注意形状、颜色、断面(纵断面具绢丝样光泽)、质地、气味等。

(7) 芒硝:注意形状、颜色、断面(呈玻璃样光泽)、质地、气味等。

(8) 滑石:注意形状、颜色、光泽、质地、气味等。

(9) 炉甘石:注意形状、颜色、形态、质地、气味等。

(10) 硫黄:注意形状、颜色、表面、质地、断面、气味等。

2. 硫黄火试

硫黄燃烧时易熔融,火焰为蓝色,并有二氧化硫的刺激性臭气。

模块四　矿物类中药的鉴定

【实训思考】
石膏与芒硝的性状特征有何不同点？

【实训考核】
随机抽取矿物类中药，学生能够正确写出中药的正名、来源及功效等。

序号	考核内容	考核标准	配分	得分
1	中药正名	能根据中药饮片快速、准确写出正名	30	
2	中药来源	能根据矿物类中药饮片快速、准确写出来源	30	
3	中药功效	能根据中药饮片快速、准确写出功效	40	
4	职业素养	能够诚实、严谨鉴别中药，具有依法鉴定、质量第一的意识	一票否决项：中药鉴定过程中出现不诚实、不严谨现象，则考核为0分	
	总计			

学完本任务，你应该知道

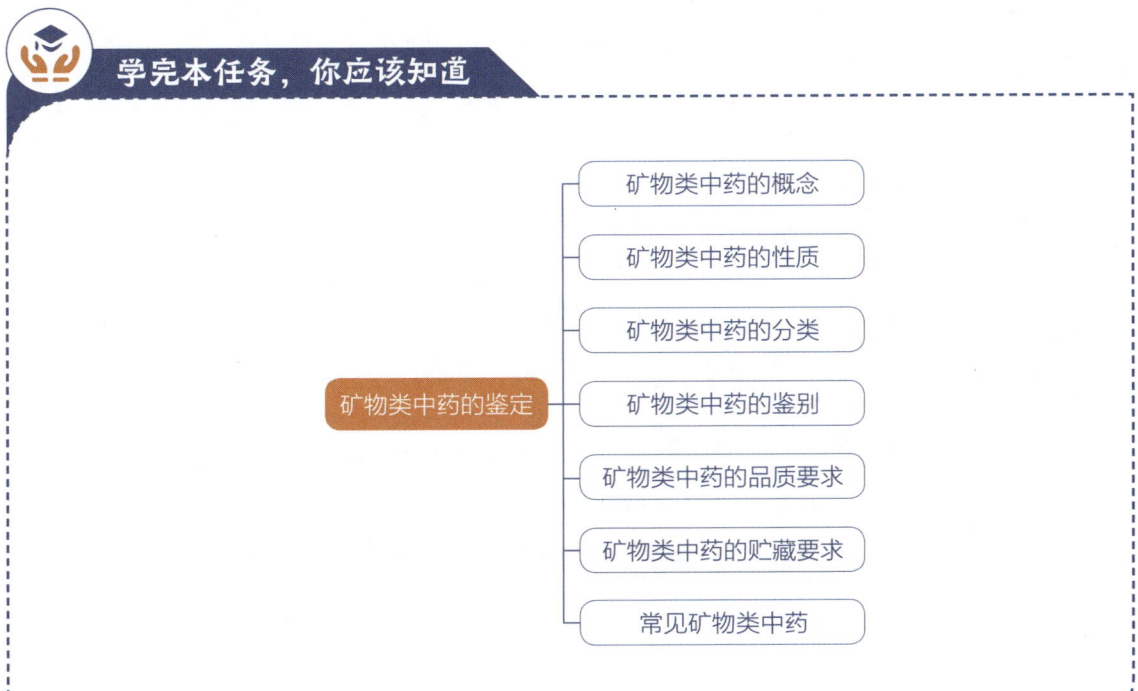

思考与练习

一、单项选择题

1. 取（　　）一小块置具有小孔软木塞的试管内灼烧，管壁有水生成，残留物变成白色粉末。
   A. 石膏　　　　B. 朱砂　　　　C. 芒硝　　　　D. 雄黄

2. （　　）燃烧时易熔融，火焰为蓝色，并有二氧化硫的刺激性臭气。
   A. 赭石　　　　B. 滑石　　　　C. 硫黄　　　　D. 炉甘石

3. 芒硝的化学成分主要是（　　）。
   A. 硫酸钠（Na_2SO_4）　　　　B. 含水硫酸钠（$Na_2SO_4 \cdot 10H_2O$）
   C. 碳酸锌（$ZnCO_3$）　　　　D. 含水硫酸钙（$CaSO_4 \cdot 2H_2O$）

4. 雄黄的形状和颜色是（　　）。
   A. 块状或粒状集合体，表面深红色或橙红色
   B. 方块形，表面深红色或鲜红色
   C. 方块形，表面深黄色或黄红色
   D. 块状或粒状集合体，表面深黄或黄绿色

5. 来源于硫化物类矿物黄铁矿族黄铁矿的中药是（　　）。
   A. 自然铜　　　　B. 赭石　　　　C. 磁石　　　　D. 滑石

二、多项选择题

1. 以下矿物中含汞化物的有（　　）。
   A. 朱砂　　　　B. 轻粉　　　　C. 滑石　　　　D. 炉甘石

2. 含硫的中药有（　　）。
   A. 朱砂　　　　B. 石膏　　　　C. 自然铜　　　　D. 炉甘石

3. 以下是石膏的性状特征的是（　　）。
   A. 体重，质硬　　　　B. 纵断面具绢丝样光泽
   C. 呈长块状、板块状或不规则块状　　　　D. 黑色、灰黑色